イラストでわかる
発達障害の作業療法

上杉　雅之　監修
辛島千恵子　編集

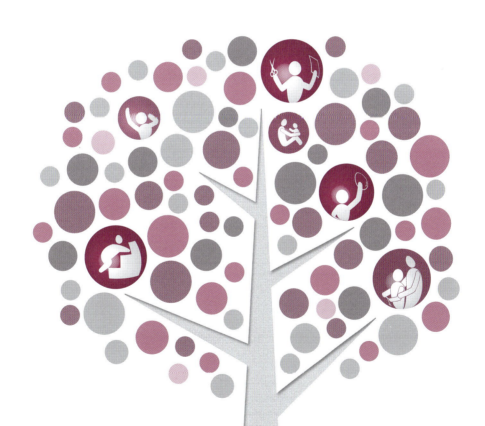

医歯薬出版株式会社

執筆者一覧

監修者

上杉　雅之　神戸国際大学リハビリテーション学部理学療法学科

編集者

辛島千恵子　名古屋大学名誉教授
　　　　　　びわこリハビリテーション専門職大学リハビリテーション学部作業療法学科

執筆者（50音順）および担当章

有川　真弓　千葉県立保健医療大学健康科学部リハビリテーション学科作業療法学専攻（第3章）
五十嵐　剛　名古屋大学大学院医学系研究科　総合保健学専攻包括ケアサイエンス領域（第11章）
石附智奈美　広島大学大学院医系科学研究科（第5章）
板垣　正樹　花ノ木医療福祉センター（第9章）
伊藤　信寿　聖隷クリストファー大学リハビリテーション学部作業療法学科（第8章）
辛島千恵子　前掲（第1, 4, 9, 11, 12章）
小松　則登　愛知県医療療育総合センター中央病院リハビリテーション診療部（第6章）
笹井　久嗣　合同会社コクシネル（第9章）
篠川　裕子　元・神戸大学大学院保健学研究科（第10章）
仙石　泰仁　札幌医科大学保健医療学部作業療法学科（第2章）
長野清一郎　株式会社 Unique（第7章）
西川貴久子　名古屋大学医学部附属病院リハビリテーション部（第12章）
濱本　孝弘　医療福祉センター聖ヨゼフ園（第7章）
星野　藍子　名古屋大学大学院医学系研究科　総合保健学専攻包括ケアサイエンス領域（第4章）
本多ふく代　東北文化学園大学医療福祉学部リハビリテーション学科作業療法学専攻（第13, 14章）
松井　泰行　名古屋大学医学部附属病院リハビリテーション部（第12章）
籔押佐永巳　愛知県医療療育総合センター中央病院リハビリテーション診療部（第6章）
吉田　彬人　名古屋大学大学院医学系研究科　総合保健学専攻包括ケアサイエンス領域（第12章）

This book is originally published in Japanese
under the title of :

IRASUTO-DE WAKARU HATTATSUSHOGAI-NO SAGYORYOHO

(Occupational Therapy in the developmental disabilities to understand by Illustration)

Editors :
UESUGI Masayuki
　Professor, Faculty of Rehabilitation, Kobe International University
KARASHIMA Chieko
　Professor Emeritus, Nagoya University

Ⓒ 2016　1st ed.

ISHIYAKU PUBLISHERS, INC.
　7-10, Honkomagome 1 chome, Bunkyo-ku,
　Tokyo 113-8612, Japan

編集者の序

　本書は，2013年5月に出版された『イラストでわかる小児理学療法』の姉妹書として誕生いたしました．姉の誕生から約3年の月日が経ち産声を上げることになりました．

　近年，教科書は大きく様変わりしており，従来の教科書の要点を，イラストや写真，レイアウトの工夫などでわかりやすくまとめた新世代向けの教科書がお目見えしています．本書は，それらの教科書とも一線を引き，誕生しました．

　本書の特長の1つ目は，作業療法をイラストと写真を豊富に使用しながら，具体的に示すことを重視したことです．2つ目は，各章の冒頭「エッセンス」で内容のガイドラインを示したことです．これは，学生が学習内容を大よそ予測することで，その後の学習を進めやすくするための支援です．3つ目は，各章末の「確認してみよう！」で国家試験の出題内容を考慮しながらも，本文では，発達障害の作業療法の病態理解，作業療法（臨床像，評価，治療・支援）をできるだけ具体的に示していることです．そして，4つ目の特長は，臨床的な視点からのアドバイスを「先輩からのアドバイス」として加えたことです．これらすべてが「わかりやすい」・「興味がもてる」・「ポイントを絞った」などの本書の柱となり，養成校と臨床の架け橋となる教科書として誕生しました．

　本書は，養成校の学生・教員のみならず，臨床実習において教育指導を担当される作業療法士の方々にもぜひお読みいただきたいと思います．学生がどのようなプロセスで発達障害の作業療法を学んでいるかを短時間で再考できると思います．ご自身の経験からだけでなく最新の情報とスタンダードの融合でできあがった本書をご活用いただけることを望みます．養成校の教員には，作業療法士としてのご経験を盛り込んだ，臨場感溢れるご講義とともに本書の活用を期待いたします．そして，学生が本書を手にとり，学び，考え，悩みながら発達障害の作業療法のおもしろさを体感してくださることが，編集者にとっての最高の喜びとなります．

　本書の執筆者は，教員と臨床家が半数ずつを占めております．また，これからの作業療法を担う30代から40代の先生方です．素直でかつ情報豊かな内容が紡がれた「発達障害の作業療法」が示されています．改めまして，執筆者にお礼を申し上げたいと思います．

　最後になりましたが，還暦を迎える年になっても教科書を通じて未来を担う学生に発達障害の作業療法の種を蒔ける機会をくださいました上杉雅之先生に感謝いたしますとともに，ていねいに編集，校正をしてくださいました医歯薬出版株式会社編集部にお礼を申し上げます．

2016年1月
編集者　辛島千恵子

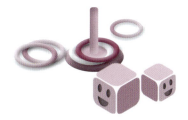

目次 イラストでわかる
発達障害の作業療法

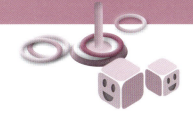

執筆者一覧 ····· ii 　　編集者の序 ····· iii

第1章　小児の作業療法過程　●辛島千恵子 ····· 1

- エッセンス ····· 1
- 小児の作業療法について ····· 2
  - 作業療法の目的 ····· 2
  - 対象 ····· 3
- 小児の作業療法と人間発達 ····· 3
  - 発達理論 ····· 3
  - 発達段階と発達課題 ····· 4
  - 児の発達と作業遂行課題と作業遂行要素 ····· 4
- 児の生活と作業遂行 ····· 4
  - 作業遂行課題と作業遂行要素 ····· 4
  - 作業遂行と環境— ICF の活用 — ····· 6
- 小児の作業療法の実践過程 ····· 6
  - 乳幼児期 ····· 7
  - 学童期，青年期 ····· 8
- 確認してみよう！・解答 ····· 10
- ●先輩からのアドバイス／ 8，トピックス／ 8

第2章　評価・治療・援助のための基礎知識　仙石泰仁 ····· 13

- エッセンス ····· 13
- 発達の基礎 ····· 14
  - 社会性・コミュニケーションの発達 ····· 14
  - 認知の発達 ····· 18
  - 日常生活活動の発達 ····· 20
  - 遊びの発達 ····· 20
  - 学習関連活動 ····· 20
- 活動・参加の発達過程 ····· 23
- 評価・治療・援助の理論とモデル ····· 24
  - 運動コントロールモデル ····· 24
  - 知覚−認知モデル ····· 26
- 感覚統合理論 ····· 27
- 応用行動分析理論 ····· 28
- 人間作業モデル ····· 29
- 発達評価 ····· 29
  - 発達評価とは ····· 29
  - 全般的発達検査 ····· 29
  - 運動発達検査 ····· 32
  - 感覚−知覚−認知検査 ····· 32
  - 心理・社会機能検査 ····· 34
- 確認してみよう！・解答 ····· 36
- ●先輩からのアドバイス／ 34，トピックス／ 26，27

第3章　心身機能の発達過程　●有川真弓 ····· 39

- エッセンス ····· 39
- 運動機能の発達（粗大運動） ····· 40
  - 発達の原則 ····· 40
  - 運動機能の発達 ····· 40
- 反射・反応の発達 ····· 46
  - 原始反射 (primitive reflex) ····· 46
  - 姿勢反応 (postural reaction) ····· 49
  - 平衡反応 (equilibrium reaction) ····· 51
- 感覚統合機能の発達 ····· 52
- 第1段階 ····· 52
- 第2段階 ····· 53
- 第3段階 ····· 53
- 第4段階 ····· 53
- 上肢機能の発達 ····· 53
  - 新生児期 ····· 53
  - 3〜6カ月 ····· 53
  - 6カ月〜 ····· 54
  - 8カ月〜 ····· 54

1歳〜 ……………………………………… 55	哺乳から離乳へ ………………………… 58
認知機能の発達 ………………………… 56	離乳初期（5〜6カ月）…………………… 58
視覚機能の発達 ………………………… 57	離乳中期（7〜8カ月）…………………… 58
新生児期 ………………………………… 57	離乳後期（9〜11カ月）………………… 58
3カ月〜 ………………………………… 57	確認してみよう！・解答 ……………… 60
6カ月〜 ………………………………… 57	●先輩からのアドバイス／**46**, **58**, トピックス／**40**, **44**
摂食機能の発達 ………………………… 57	

第4章　発達障害—自閉スペクトラム症/自閉症スペクトラム障害　●辛島千恵子, 星野藍子 ……… 63

エッセンス ……………………………… 63	評価 ……………………………………… 64
発達障害とは？ ………………………… 64	作業療法 ………………………………… 67
発達障害 ………………………………… 64	青年期 …………………………………… 71
発達性協調運動症 ……………………… 64	臨床像 …………………………………… 71
自閉スペクトラム症/自閉症スペクトラム障害 ……………………………… 64	OTとして臨床像をどう捉えるのか …… 71
乳幼児期，学童期 ……………………… 64	評価 ……………………………………… 72
臨床像 …………………………………… 64	作業療法 ………………………………… 73
OTとして臨床像をどう捉えるのか …… 64	確認してみよう！・解答 ……………… 78
	●先輩からのアドバイス／**72**, **76**, トピックス／**76**

第5章　発達障害—注意欠如・多動症　●石附智奈美 ……… 81

エッセンス ……………………………… 81	プログラム立案 ………………………… 85
注意欠如・多動症とは？ ……………… 82	留意点 …………………………………… 87
原因 ……………………………………… 83	ホームプログラム ……………………… 87
発生率 …………………………………… 83	環境を調整する ………………………… 87
臨床像 …………………………………… 83	対応方法を教示する …………………… 88
評価（手段と方法，実施上の留意点） … 84	確認してみよう！・解答 ……………… 89
作業療法 ………………………………… 85	●先輩からのアドバイス／**88**, トピックス／**83**
目標設定 ………………………………… 85	

第6章　発達障害—学習障害　●小松則登, 籔押佐永巳 ……… 91

エッセンス ……………………………… 91	作業療法 ………………………………… 96
定義 ……………………………………… 92	支援の考え方 …………………………… 96
原因 ……………………………………… 93	発達支援に基づいたアプローチ ……… 97
分類 ……………………………………… 93	生活支援に基づいたアプローチ ……… 97
発生率 …………………………………… 93	ホームプログラム ……………………… 98
臨床像 …………………………………… 93	確認してみよう！・解答 ……………… 101
評価 ……………………………………… 94	●先輩からのアドバイス／**99**, トピックス／**100**

第7章　脳性麻痺─痙直型脳性麻痺　●濵本孝弘，長野清一郎 …… 103

- エッセンス …… 103
- 定義 …… 104
  - 脳性麻痺の定義 …… 104
  - 痙直型とは …… 104
- 原因 …… 104
- 分類 …… 105
- 発生率 …… 105
- 臨床像 …… 105
  - 痙直型両麻痺 …… 105
  - 痙直型片麻痺 …… 107
  - 痙直型四肢麻痺 …… 108
- 評価 …… 110
- 作業療法 …… 112
  - プログラム立案 …… 112
  - 目標 …… 113
  - 手段・方法 …… 113
- ホームプログラム …… 122
  - 四肢のROM維持・向上のためのマッサージ …… 122
  - 四肢の運動性を促す機会をもつ …… 122
  - 生活介助における指導 …… 122
  - 身辺動作の練習 …… 123
  - 住環境への配慮 …… 123
- 確認してみよう！・解答 …… 124

●先輩からのアドバイス／122，トピックス／123

第8章　脳性麻痺─アテトーゼ型脳性麻痺　●伊藤信寿 …… 127

- エッセンス …… 127
- 定義 …… 128
- 原因 …… 128
- 分類 …… 128
- 発生率 …… 128
- 臨床像 …… 129
- 評価 …… 130
- 実施上の注意点 …… 134
- 作業療法 …… 134
  - 実際の治療 …… 135
- ホームプログラム …… 141
  - 抱っこ …… 141
  - 対称的な姿勢の保持 …… 141
  - 遊ばせ方 …… 142
  - ADL …… 142
- 確認してみよう！・解答 …… 144

●先輩からのアドバイス／140，142，トピックス／141

第9章　重症心身障害　●笹井久嗣，板垣正樹，辛島千恵子 …… 147

- エッセンス …… 147
- 定義 …… 148
- 原因 …… 148
- 分類 …… 149
- 発生率 …… 149
- 臨床像 …… 149
- 評価 …… 149
  - 情報収集 …… 149
  - 日常生活活動 …… 149
  - 遊び・活動 …… 150
  - 姿勢・運動発達 …… 150
  - 変形・拘縮 …… 150
  - 合併症 …… 151
  - 上肢機能 …… 151
  - 感覚・知覚 …… 151
  - 統合と解釈 …… 151
  - 作業療法 …… 151
- ホームプログラム …… 156
- 確認してみよう！・解答 …… 157

●先輩からのアドバイス／156，トピックス／148

第10章 知的障害・ダウン症候群　●篠川裕子 …… 159

- エッセンス …… 159
- 知的障害 …… 160
  - 定義 …… 160
  - 原因・発生率 …… 160
  - 分類 …… 161
  - 臨床像 …… 163
  - 作業療法評価 …… 164
  - 作業療法実践 …… 165
- ダウン症候群 …… 170
  - 定義 …… 170
  - 原因・分類・発生率 …… 170
  - 臨床像 …… 170
  - 作業療法評価 …… 172
  - 作業療法実践 …… 172
- 確認してみよう！・解答 …… 174

●トピックス／172

第11章 デュシャンヌ型筋ジストロフィー　●五十嵐剛，辛島千恵子 …… 177

- エッセンス …… 177
- 定義 …… 178
- 原因 …… 178
- 分類 …… 178
- 発生率 …… 179
- 臨床像 …… 179
- 評価 …… 181
- 作業療法 …… 184
  - 歩行期（Stage Ⅰ～Ⅳ）…… 184
  - 車いす期（Stage Ⅴ～Ⅶ）…… 185
  - 臥床期（Stage Ⅷ）…… 187
  - 社会的な活動 …… 188
- ホームプログラム …… 188
  - Stage Ⅰ～Ⅱ …… 188
  - Stage Ⅲ～Ⅳ …… 189
  - Stage Ⅴ～Ⅵ …… 189
  - Stage Ⅶ～Ⅷ …… 189
- 確認してみよう！・解答 …… 190

●先輩からのアドバイス／188，トピックス／188

第12章 小児整形疾患（二分脊椎・分娩麻痺・骨形成不全症）　●吉田彬人，松井泰行，西川貴久子，辛島千恵子 …… 193

- エッセンス …… 193
- 二分脊椎 …… 194
  - 定義 …… 194
  - 原因 …… 194
  - 分類 …… 194
  - 発生率 …… 194
  - 臨床像 …… 194
  - 評価 …… 194
  - 作業療法 …… 197
- 分娩麻痺 …… 200
  - 定義 …… 200
  - 原因 …… 200
  - 分類 …… 200
  - 発生率 …… 200
  - 臨床像 …… 201
  - 評価 …… 203
  - 作業療法 …… 204
- 骨形成不全症 …… 206
  - 定義 …… 206
  - 原因 …… 206
  - 分類 …… 206
  - 発生率 …… 206
  - 臨床像 …… 206
  - 評価および作業療法 …… 208
  - ホームプログラム …… 208
- 確認してみよう！・解答 …… 209

●先輩からのアドバイス／207，トピックス／199

第13章 小児リハビリテーションと支援制度　本多ふく代 …… 211

- エッセンス …… 211
- 障害児の育ちと支援制度 …… 212
  - 障害児の育ちを支援する制度 …… 212
  - 障害の発見・気づき …… 213
  - 障害児の育ちの概略 …… 214
- 児童福祉法と関連制度 …… 214
  - 改正児童福祉法に基づく支援の概略 …… 214
  - 乳幼児期の発達支援 …… 215
  - 学童期の発達支援 …… 217
- 特別支援教育制度 …… 217
  - 特別支援教育制度とは …… 217
  - 特別支援教育と作業療法 …… 219
- 青年期への移行支援制度 …… 220
- 確認してみよう！・解答 …… 221
- ●トピックス／213, 216

第14章 障害児の保護者への子育て支援　本多ふく代 …… 223

- エッセンス …… 223
- 児の障害 …… 224
  - 障害の分類 …… 224
  - 障害の発見 …… 224
  - 児の障害と保護者の立場 …… 225
- 保護者と障害児のよりよい関係への支援 …… 228
  - 保護者の子育てを支援する体制 …… 228
  - 子育て支援のための専門職連携 …… 228
  - 作業療法過程における子育て支援 …… 229
- 確認してみよう！・解答 …… 231
- ●トピックス／225, 226, 227, 229

索引 …… 233

カバー・表紙・本扉・目次デザイン／三宅正登
イラスト／町田あつ子，花輪泰憲

第1章 小児の作業療法過程

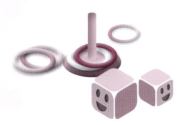

エッセンス

- 小児の作業療法が対象とする**発達障害**は，①18歳になる前に発症，②生涯継続する，③本人にとって重度の障害となっている，④発達遅滞，**脳性麻痺**，**自閉症**，**てんかん**等，⑤発達遅滞にきわめて類似している状態の障害を網羅します．
- 対象とする疾患は，①**中枢神経疾患**では，**脳性麻痺**，脳炎後遺症，**二分脊椎**など，②**末梢神経疾患**では，分娩麻痺，神経炎など，③**整形外科疾患**では，切断，奇形など，④神経・筋疾患では，**進行性筋ジストロフィー**など，⑤**内科疾患**では，呼吸器障害，循環器障害など，⑥感覚器の障害では，視覚障害，聴覚障害，⑦**小児精神疾患**では，**知的能力障害（知的障害）**，**限局性学習症（学習障害）**などを指します．
- **発達段階**と**発達課題**は，①乳児期は，基本的信頼関係の獲得と生理的満足，②幼児期前期は，自己主張と基本的生活活動の自立，③幼児期後期は，自己統制と想像の世界の広がりです．
- **作業遂行課題**は，**日常生活活動**（activities of daily living : ADL），**遊び・余暇**，**学業・仕事**があります．これらの課題を遂行するためには児のさまざまな**作業遂行要素**の発達が必要です．それは，①**運動機能**，②**感覚-知覚-認知機能**，③**心理機能**，④**社会機能**を大カテゴリーとする多くの機能から構成されます．
- **ICF**（国際生活機能分類，International Classification of Functioning, Disability and Health）は，児が作業課題を遂行するうえで環境との関係を総合的にとらえるための道具として臨床で使用されています．生活機能（心身機能・身体構造，活動・参加）と背景因子の環境因子と個人因子から構成されています．
- 小児の作業療法の**実践過程**は，①**情報収集**，②**評価**および**作業療法実施**期間，③**再評価**，④フォローアップ期間から構成されます．

小児の作業療法について

小児の作業療法とは，表1に示す発達障害（developmental disabilities）の作業療法（occupational therapy）を意味します[1]．作業療法の実施場所は，おもに病院，児童福祉施設（母子，単独通園施設），発達支援センター，特別支援学校，特別支援学級，児童デイサービスなどで実施されています．

● 作業療法の目的

1) 生活機能の改善

生活上の作業遂行課題（活動，参加）とその要素的機能である作業遂行要素（心身機能，身体構造）についての医学的知識をもって改善，対応策を提案します．前者は，後者がうまく機能して遂行されます[2]（図1）．

2) 対象児と家族の生活を支援する

対象児の生活機能の改善と社会参加の適応に関して大きな環境因子となるのが家族です．家族の健やかな生活は，対象児にとってよりよい環境です．そのため，作業療法士（occupational thera-

表1 米国の発達障害者権利擁護法（2002年）による「発達障害」の定義

①18歳になる前に発症
②生涯継続する
③本人にとって重度の障害となっている
④発達遅滞，脳性麻痺，自閉症，てんかん
⑤発達遅滞にきわめて類似している状態の障害

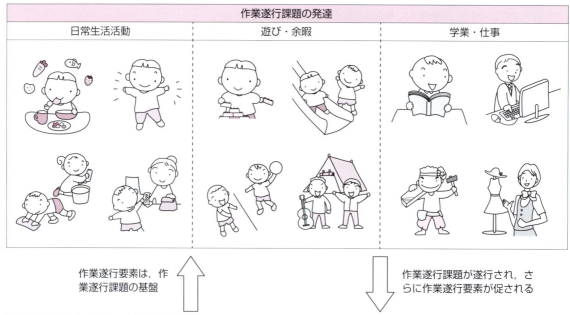

図1 作業遂行課題と作業遂行要素

pist：OT）をはじめとするリハビリテーションスタッフや福祉スタッフとともに対象児や家族の社会的要望を聞き取り，医療的，福祉的資源を検討して支援を行います．

3）対象児を取り巻く地域社会への働きかけと各種機関，専門家との協働

生まれてすぐに遭遇する家族という社会から幼児期（1～6歳）の保育園や幼稚園，そして学校へと対象児の重要な作業は集団や社会のなかで多様になっていきます．OTは，対象児の重要な作業課題を遂行するそれぞれの社会の物理的・人的環境と作業課題の遂行状況を評価しながら，社会的適応を支援します．

● 対象

小児の作業療法の対象とする疾患を表2に示します．2005年の調査では，対象疾患の多い順では，脳性麻痺（91.3%），知的障害（75.5%），広汎性発達障害（66.4%）の順となります[3]．

小児の作業療法と人間発達

小児期の作業療法の評価や治療を行うにあたっての多くの根拠は人間の発達過程にあります．児が発達する過程には，児自身が主体的に作業（食べる，寝る，排泄する，入浴するなどの基本的なADLや遊び，学習など）を遂行するために大人や社会的環境が相互に関与し合います．

● 発達理論

子どもの発達過程を研究した代表的な理論について紹介します．

1）ゲゼル（Arnold Gesell：1880-1961）

米国の小児科医で，児童心理学者です．行動発達を中枢神経系の成熟と関連させて，運動行動，適応行動，言語，個人-社会の4領域に分類をして基準年齢を示しました[4]．

2）ピアジェ（Jean Piaget：1896-1980）

スイスの発達心理学者です．子どもは感覚機能や運動機能を通して環境を探索・操作し，認識するというシェマ（schema）を示しました．そのシェマのなかで同化と調整を繰り返し，新しいシェマを獲得しながら知的機能が発達することを提示しました[4]．

3）エリクソン（Erik Homburger Erikson：1902-1994）

米国の発達心理学者です．人間の誕生から死までの生涯の発達を人生周期説として提唱し，8つの発達段階があり，個体の生物学的成熟と同時に社会的環境からの要請に影響されることを示しま

表2　小児の作業療法の対象となる主要疾患と障害

中枢神経疾患	末梢神経疾患	整形外科疾患
脳性麻痺	分娩麻痺	切断
脳炎後遺症	神経炎	奇形
脳外傷	末梢神経麻痺	関節リウマチ
二分脊椎	その他	骨系統疾患
てんかん		その他
その他		

神経・筋疾患	内科疾患	感覚器の障害
進行性筋ジストロフィー	呼吸器障害	視覚障害
脊髄小脳変性症	循環器障害	聴覚障害
その他	その他	

小児精神疾患	その他	
知的能力障害（知的障害）	重症心身障害	
限局性学習症（学習障害）	重複障害	
注意欠如・多動症〔注意欠如（欠陥）・多動性障害〕	低出生体重児，ハイリスク児	
広汎性発達障害（自閉性障害，アスペルガー障害など）	その他	
発達性協調運動症（発達性協調運動障害）		

した[4]．

4）フロイト（Sigmund Freud：1856-1939）

ウィーン（現・オーストリア）の精神科医です．意識の奥に無意識の世界があり，無意識の世界に抑圧された願望と抑圧する自我（ego）の力とのあいだの葛藤が人間の精神生活を支配していることを示しました[4]．

● 発達段階と発達課題[5]

図2に示した発達段階に沿って発達課題を以下にまとめます．

1）乳児期（0〜1歳）：基本的信頼関係の獲得と生理的満足

養育者に生理的欲求を全面的に満たしてもらうなかで「快」感情を共有し信頼関係を形成する時期です．それらの信頼関係が非言語的コミュニケーションの発達を促し，相手の表情や動作から感情や意図を読み取ることができるようになり，1歳過ぎの言葉の発達につながります．

2）幼児期前期（1〜3歳）：自己主張と基本的生活活動の自立

基本的な運動能力が発達すると同時に探索活動が増し，好奇心とともに自己主張をし始めて自我が目覚める時期です．自己主張してもうまくできないと反抗し，逆に甘えるなどの行動をとり大人を翻弄させる時期です．しかし，児の主体性を尊重しながら適切に援助することで，自身の出来栄えを評価し，自尊感情を発達させて知的な活動を促進する結果となります．その結果，幼児期後期の自己統制につながります．

3）幼児期後期（3〜6歳）：自己統制と想像の世界の広がり

生活全般の作業遂行に自信をもち，課題を集団のなかで遂行できる時期です．自分の行動を客観的にとらえることができ，正しく自己評価ができると同時に他者の気持ちも客観的に言葉で表現ができます．現実にみえない心の動きなどから日常生活という現実を踏まえた推測する力がつくと同時に知的には抽象概念が発達して，知的な学習の準備ができる段階となります．また，社会の現象をモデルとして再現するようなごっこ遊びを通じて，社会的規範，正義なども理解することができるようになります．

4）学童期（6〜12歳）：手段的生活活動の自立と精神的自立の準備

幼児期に獲得した身体的・行動的自立により，主体的な自己を確立させて社会生活がさらに発展する時期です．社会のルールを守る，仲間と協力し合う経験を通じて公正，勇気，忍耐などを学びます．

5）青年期（12〜22歳）：精神的自立

青年期には精神的自立を迎えます．しかしその反面，判断や行動が感情に左右されやすい時期でもあります．ともに人として生きる先輩と後輩という関係に作りあげていくことが精神的自立を支援するために大切です．

● 児の発達と作業遂行課題と作業遂行要素（図2）

児は作業を行うことで発達します．作業を人と共有することで社会機能が促されます．

児の作業遂行要素（運動機能，感覚-知覚-認知機能，心理機能，社会機能）の発達をベースにして作業遂行課題に取り組みます（図1）．そして，その作業遂行要素の相互発達を通して社会機能が促されます．また，同時に作業遂行課題を保護者（家族）や児と共有しながら遂行能力を高め，自信や自尊感情が発達します．図2は，発達段階に応じた児の作業遂行要素，作業遂行課題の発達と特徴とその時期の支援者をまとめたものです．

児の生活と作業遂行

● 作業遂行課題と作業遂行要素（図1）

作業遂行という用語は，「個人の役割と役割の発達段階に応じた課題をなし遂げる個人の能力である」と米国作業療法協会は定義しています[6]．作業遂行課題として，ADL，遊び・余暇，学業・仕事をあげています．また，それらの課題を遂行するためには，作業遂行要素に示された児自身のさまざまな能力の発達が必要です．課題を遂行するためには，運動機能，感覚-知覚-認知機能，心理機能，社会機能などの作業遂行要素の総合的な心身機能の発達が必要条件です．たとえば，児が

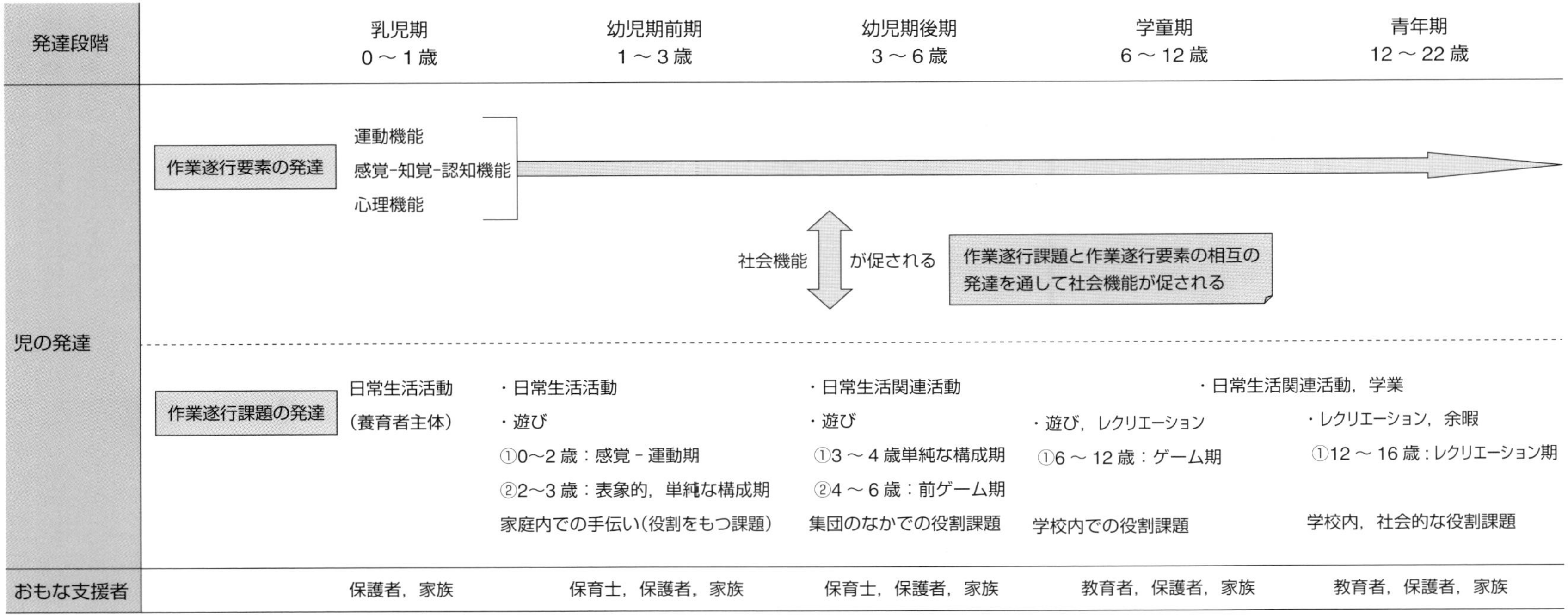

発達段階	乳児期 0〜1歳	幼児期前期 1〜3歳	幼児期後期 3〜6歳	学童期 6〜12歳	青年期 12〜22歳
児の発達	**作業遂行要素の発達** 運動機能 感覚-知覚, 認知機能 心理機能	**作業遂行課題の発達** ・日常生活活動（養育者主体） ・遊び ①0〜2歳：感覚-運動期 ②2〜3歳：表象的, 単純な構成期 家庭内での手伝い（役割をもつ課題）	・日常生活関連活動 ・遊び ①3〜4歳：単純な構成期 ②4〜6歳：前ゲーム期 集団のなかでの役割課題 社会機能 ⇔ 作業遂行課題と作業遂行要素の相互の発達を通して社会機能が促される	・日常生活関連活動 ・遊び, レクリエーション ①6〜12歳：ゲーム期 学校内での役割課題	・日常生活関連活動, 学業 ・レクリエーション, 余暇 ①12〜16歳：レクリエーション期 学校内, 社会的な役割課題
おもな支援者	保護者, 家族	保育士, 保護者, 家族	保育士, 保護者, 家族	教育者, 保護者, 家族	教育者, 保護者, 家族

→ すべての発達段階で機能する.
⇕ 作業遂行要素が作業遂行課題の基盤となり, 作業遂行課題を日常生活で繰り返し経験するなかで作業遂行要素の機能は向上する.

図2 児の発達と作業遂行課題と作業遂行要素

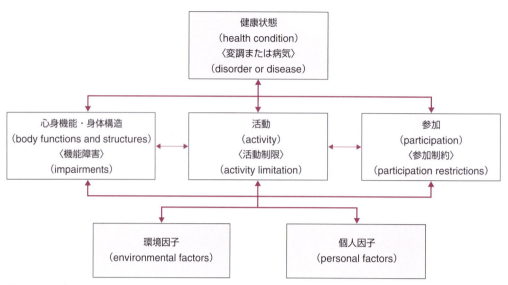

図3 ICF（International Classification of Functioning, Disability and Health）の活用—作業遂行と環境の相互関係—

［心身機能・身体構造］：神経筋骨格と運動に関する機能，精神機能，感覚機能，心血管系機能，代謝系機能，音声と発話の機能，ほか
［活動］：日常生活活動，日常生活関連活動，コミュニケーション活動，学業と知識を応用する活動，運動活動，移動活動，ほか
［参加］：個人生活維持への参加，情報交換への参加，社会的関係・援助への参加，教育への参加，仕事，経済活動への参加，ほか
［環境因子］：個人，サービス，制度
［個人因子］：性別，年齢，健康状態，ライフスタイル，習慣，ストレスへの対処法，性格，ほか

スプーンを使用してご飯が食べられるようになるためには，座るために必要な姿勢反応（運動機能）や筋緊張，スプーンを操作するための目と手の協調性（感覚-知覚-認知機能），自分で食べるという意欲や自信，そして，楽しく友人や家族と食べるなど（心理・社会機能）の作業遂行要素が基盤です．そして，毎日スプーンで食べることが目と手の協調性や手指の機能を高め，「お父さんやお母さんのようにお箸を使って食べたい」という新たな意欲につながり，作業遂行要素をも促進する力につながります．小児の作業療法を学ぶにあたって，図1，2の作業遂行要素と作業遂行課題の概念は基本です．

●作業遂行と環境—ICFの活用—

児は作業課題の遂行を通して環境とかかわります．言いかえると環境を調整することで児の作業課題を遂行する能力を変えることも可能です．児と環境の関係を総合的に把握し，児に必要な支援を導くための道具としてICF（国際生活機能分類，International Classification of Functioning, Disability and Health）は有効です[2]．図3のように生活機能（心身機能・身体構造，活動・参加）および背景因子として環境因子と個人因子から構成されています．それぞれの機能を肯定的側面と否定的側面からとらえます．作業遂行要素は，心身機能・身体構造に対応し，作業遂行課題は，活動・参加に対応します．また，作業課題を遂行するうえで環境因子や個人因子との相互作用からとらえることが重要です．評価を統合解釈するときにICFの概念を活用してプログラム立案を行います．

小児の作業療法の実践過程

図4に小児の作業療法の実践過程を示しました．病院のカルテや療育施設の個別支援計画表から対象児の診断名，障害名を確認したうえで，教科書などでその臨床像を明確にします．次に医学

的情報，基礎的情報，社会的情報から個人因子，環境因子を整理して，対象児固有の臨床像や要望を導き，面接と観察を行ったうえで（図4，①②③），評価実施計画を立案します（図4，④）．評価項目を選択して評価を実施したあと〔図4，④(1)(2)〕に，評価ごとのまとめを行い〔図4，④(3)〕，ICFの概念にしたがって情報を分類します〔(図4，④(4)〕．そして，心身機能・身体構造，活動・参加，個人因子，環境因子の肯定的側面，否定的側面を相互に関連づけたうえで，対応すべき課題の焦点化を行います〔図4，④(5)〕．次に課題に沿って長期目標と短期目標を立て〔図4，⑤(1)〕，それを達成するための作業療法の目的，手段・方法を計画し〔図4，⑤(2)〕，実施へと進めます．ある時期がきたら効果判定を行います（図4，⑥）．再評価の時期は，作業療法の目標やリハビリテーションカンファレンスや個別支援会議での依頼内容，対象児とその家族のニーズによって異なります（図4，⑦）．フォローアップ期間とは，外来診療などで，一定期間作業療法やOTによるサービスが中断される時期です．必要に応じてその間に家庭，幼稚園，学校などで取り組んでほしい計画を提案することもあります（図4，⑧）．

● 乳幼児期

乳幼児期は，家庭での養育が中心となり，保護者と家族の養育観や態度が対象児の発達に大きく影響を与える時期です．そのため，学童期や青年期に比べると情報収集にじっくりと時間をかける必要があります．保護者の不安や悩み，対象児と保護者の生活の情報を得ることに多くの時間を費

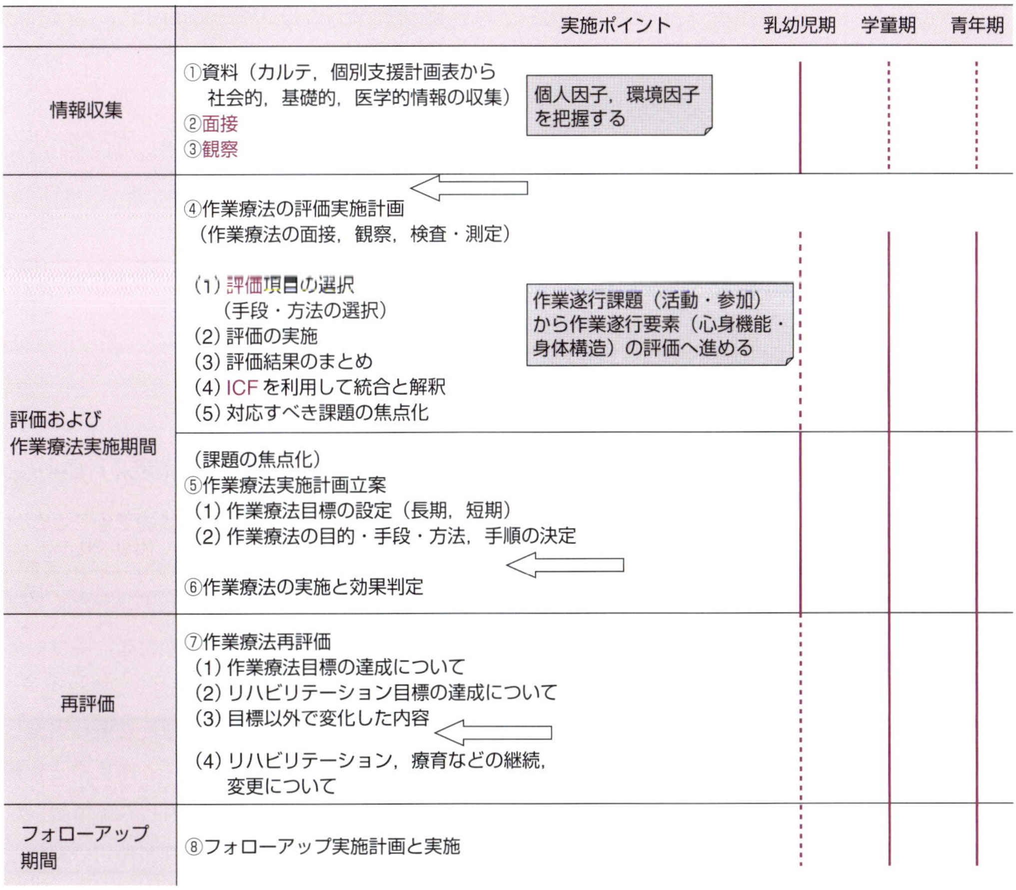

図4 小児の作業療法の実践過程

⇐ リハビリテーションカンファレンスおよび個別支援会議を実施する時期．病院，施設により異なります．

──｝図の作業療法過程は，乳幼児期，学童期，青年期とすべてに共通するものです．しかし，実線はより重
‥‥｝視することを意味します．

やすなかで，対象児の背景因子である物理的環境因子と人的環境因子を整理することが大切です．

● 学童期，青年期

学童期や青年期では，障害の重い対象児は乳幼児期と同じく，保護者からの情報が重要です．しかし，心身の障害とは別に対象児の感情，社会性は健全に発達していることも多いので，対象児から情報を収集することが大切です．そのため，乳

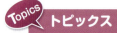 **トピックス**

小児リハビリテーションの評価・治療に寄与した代表的理論

1．運動機能の発達理論

①マックグロー（1899-1988）：子どもの運動の発達を定期的に観察し，時間の経過による変化をとらえました．特定の行動の発達が，中枢神経系の解剖学的構造と関係することを説明しました．

②ボバース（1908-1991）：神経生理学的な知見のもとに臨床的な検証を重ね，中枢性姿勢制御機構，治療理論，治療手技を発展させました．そのなかでも反射抑制肢位（Reflex Inhibition Posture：RIP）[7]という治療手技は有名です．

③エアハルト（1928-1971）：多くの脳性麻痺児と定型発達児の把持機能を臨床的に分析したうえで，把持理論とその臨床への応用を「発達学的把持能力評価（Erhardt Developmental Prehension Assessment：EDPA）」としてまとめました．

2．感覚・知覚機能の発達理論

エアーズ（1923-1988）：米国のOTで，人間の無意識下で機能している感覚（触覚，固有覚，視覚，聴覚）が相互に機能することで社会的な適応行動が可能になることを研究し，感覚統合理論を提唱しました．

 先輩からのアドバイス

インテーク面接のコツ：保護者が初めて作業療法を受けるときは，対象児の障害やこれからのことで心配や不安がいっぱいです．そのため，保護者の気持ちに共感し，その情動を受け止めながら傾聴することが大切です．話を聴きながら頷くというサインは話し手に安心を与えます．

作業療法実施内容の変更について：小児期の作業療法は保護者の養育上の要望にも対応していかなくてはなりません．図4のリハビリテーションカンファレンスや個別支援会議まで待って検討できない場合もありますので，臨機応変に「報告書」を用いて実施状況を他職種と共有する必要があります．

作業療法と並行して評価を進める：図4のように評価の統合と解釈をして作業療法計画を立案し実施します．しかし，現実的な臨床場面では，20分程度の評価から解釈（推論）をして計画を立て作業療法を実施します（クリニカルリーズニング）．その結果（作業療法実施中の観察という手段から得られる情報）から判断されたことが評価内容に加わり，次の作業療法の計画に活かされます．このように作業療法の実施と評価は並行して行われます（検査・測定を除く）．

幼児期に比べると，作業療法での面接，観察，検査測定に重点がおかれます．また，学童期からは病院や専門機関で定期的に作業療法を受けることをいったん中断するケースが多くなります．しかし，**脳性麻痺児**であれば，フォローアップ期間に，**変形・拘縮**や生活活動内容のチェックを行うことが大切です．また，**広汎性発達障害児**や**知的障害児**であれば，生活環境のチェック，生活活動内容のチェック，社会適応状況のチェックなどを行います．フォローアップ期間は，対象児とその家族が地域社会へ参加するために必要な過程と考えます．

確認してみよう！

- 小児の作業療法の対象は，中枢神経疾患，末梢神経疾患，（ ① ），（ ② ），内科疾患などです．
- （ ③ ）期の発達課題は，基本的信頼関係の獲得と生理的満足です．幼児期前期は，（ ④ ）です．幼児期後期は，自己統制と想像の世界の広がりです．
- 作業遂行課題とは，（ ⑤ ），（ ⑥ ），（ ⑦ ）を示し，作業遂行要素とは（ ⑧ ），（ ⑨ ），（ ⑩ ），（ ⑪ ）を示します．
- ICFは健康状態，心身機能・身体構造，（ ⑫ ）・（ ⑬ ），環境因子，（ ⑭ ）から構成されます．
- 作業療法の過程は，（ ⑮ ），評価および作業療法実施期間，再評価，フォローアップ期間から構成されます．

解答

①整形外科疾患　②神経・筋疾患　③乳児　④自己主張と基本的生活活動の自立　⑤日常生活活動（ADL）　⑥遊び・余暇　⑦学業・仕事　⑧運動機能　⑨感覚-知覚-認知機能　⑩心理機能　⑪社会機能　⑫活動　⑬参加　⑭個人因子　⑮情報収集

※①と②，⑤〜⑦，⑧〜⑪はそれぞれ順不同

（辛島千恵子）

引用・参考文献

1) 大塚　晃：発達障害者支援法ガイドブック（発達障害者支援法ガイドブック編集委員会編集）．河出書房新社，2005，pp100-101.
2) 福田恵美子：発達過程における対象児の作業．発達過程作業療法学（福田恵美子編集），医学書院，2006，pp32-33.
3) 日本作業療法士協会：作業療法白書2005．作業療法25(33)：33-34，45，2006.
4) 福田恵美子編集：人間発達学．2版，中外医学社，2010，pp9-20.
5) 辛島千恵子：発達障害をもつ子どもと成人，家族のためのADL　作業療法士のための技術の絵本．三輪書店，2008.
6) 田村良子：発達障害に対する作業療法の理念と役割．発達障害（田村良子編集），協同医書出版社，2014，p9.
7) Bobath K（寺沢幸一，梶浦一郎訳）：脳性麻痺の運動障害．医歯薬出版，1985.

第2章 評価・治療・援助のための基礎知識

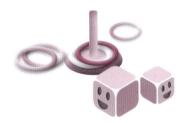

エッセンス

- 社会性やコミュニケーションの発達の基礎には乳幼児期の保護者との関係が重要です．そのかかわりにおいて，**選好注視**と**馴（順）化・脱馴（順）化**，**愛着（アタッチメント）行動**，**共同注意**といった機能を理解する必要があります．
- 児は人とのかかわりや環境との相互関係を深めることで社会性を発達させていきます．
- 最初の言葉は1歳前後で出現し（初語），**三項関係**の成立に伴って語彙が増えていきます．
- 語彙の発達では，1歳半には約数十語であった語彙も，2～3歳では800～1,000語，3～4歳で1,500語，4～5歳で2,000語程度と急速に増加します．
- 2歳以降の急速な語彙の増加は「**語彙爆発，ボキャブラリー・スパート（vocabulary spurt）**」とよばれています．
- 人は，視覚，聴覚，嗅覚，味覚，触覚等の感覚器を通じて外界情報を取り込み（感覚），その情報から行動を遂行するのに必要な情報を抽出し外界の表象を作り上げ（知覚），その表象から，個人の知識に従って対象を理解し意味づけしています（認知）．
- ピアジェ（Jean Piaget）は，子どもは**同化と調整**の均衡をとりながら新しい知識や行動のパターンを獲得し表象を作り上げることで発達していくと提唱しました．
- 日常生活活動（activities of daily living：ADL）は運動機能や認知機能などの諸機能の発達が基盤となり発達します．
- 遊びを遊びととらえるかどうかは主体である児の意識が重要であり，その役割もライフサイクルに応じて変化していきます．
- 学習は，書字や文字を読むこと，計算すること，推論することなど多様な能力が必須であり，これらはさまざまな機能の発達の結果としてもたらされるものです．
- 家族集団が社会適応の基盤を作る場所であり，児はそのなかで基本的生活習慣の獲得，他者への信頼や協調性といった心理的成長，社会的規範や価値の習得，季節の行事や地域のお祭りなどといった文化の継承などを育みます．
- 運動制御に関する理論には「**反射理論**」「**階層理論**」「**システム理論**」などがあります．
- 運動学習では比較的遅い運動の学習では高次脳機能によるものや脊髄レベルでのフィードバックループを利用したメカニズムがあります．**フィードバック**によらない**フィードフォワード**の運動を説明するためにλ（ラムダ）モデルなどの仮想軌道制御仮説があります．速い運動の学習には小脳に保持される運動指令と実際の運動の情報（**内部モデル**）を運動を修正することによって学習していく方法があります．
- 人は遺伝的要因と環境的要因が相互に影響しながら発達していくと考えられます．

発達の基礎

●社会性・コミュニケーションの発達

社会性やコミュニケーションの発達が遅れると，他者との交流，ときには両親とのあいだでも適切な関係が築けない，保育園や幼稚園・学校などの集団生活への適応が困難となるなどさまざまな問題が生じます．精神疾患の診断・統計マニュアル 第5版（DSM-5）[1]に記載されている疾患との関係では，自閉症スペクトラム障害（Autism Spectrum Disorder）や社会コミュニケーション障害（Social Communication Disorder）などの病態を理解するうえで，社会性・コミュニケーションの発達を熟知する必要があります．

社会性やコミュニケーションの発達の基礎は，乳幼児期の保護者（おもに母親）との関係が重要です．乳幼児は保護者に注意を向け，保護者からのかかわりを受け止め，少しずつ反応を返していけるようになることで相互交渉能力を獲得し，コミュニケーションやかかわり方の基本を獲得していきます．ここではいくつかの重要なキーワードを説明していきます．

1）選好注視と馴（順）化・脱馴（順）化

米国の心理学者であるファンツ（R. L. Fantz）[2]は，言葉で応答ができない乳児の心理的テストの方法として，提示した視覚刺激に注視する時間から視覚機能評価を行う方法を提案しました．この方法は選好注視法とよばれ，図1にあるように乳児期には幾何学的な図形より人の顔に類似した図形を，静止画より動画をよく見ることがわかっています[3]．また，その後の研究では，9カ月ごろまでは小さいものより大きいものを好む傾向があり，その後，徐々に消失していくこと，形や奥行きのある図形を好んで見る傾向が年々増えていくことなども知られています[4]．このように，一定の形や色を好んで見ることを選好注視といいます．選好注視は乳児の興味を価値のある対象物へ誘導し認識させるために重要であると考えられており，母子関係や視覚認知の発達における基盤の1つといえます．一方で，同じ対象物に興味が固定してしまうと，興味の広がりが制限されてしまい環境への適応が難しくなります．そのため，乳児では繰り返し与えられる刺激に対しては，生体の反応が次第に減弱していきます．このような反応は「馴れ」「適応」といった現象であり，馴（順）化とよばれています．また，馴化した状態で異なった刺激が提供されることでふたたび反応が現れる現象を脱馴（順）化といいます．馴（順）化-脱馴（順）化は乳児の知覚・認知発達を調べるうえで用いられますが，児が環境からの多様な刺激に注意を向けて適応していく過程で，重要な役割を担っていると考えられています．

2）母子のアタッチメント

保護者と子どもとの相互関係に関する愛着（アタッチメント）理論（Attachment theory）は，第二次世界大戦後の戦災孤児の施設を調査したボウルビィ（John Bowlby）[5]によって提唱された理論です．ボウルビィは，戦争によって両親がいなくなったり環境にうまく適応できていなかったりする子どもに，成長の遅れや病気に対する抵抗力，精神的な問題が多いことを報告し，社会的・精神的発達には保護者との親密な関係を維持する必要があることを明らかにしました．愛着（ア

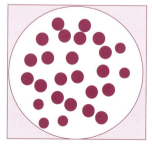 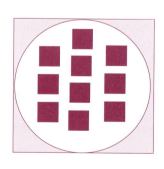 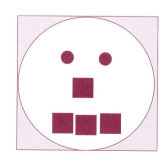

図1　乳児が好む図形パターン

表1 愛着（アタッチメント）行動の発達過程[5]

段階	発生時期	愛着行動の対象	愛着行動
第1段階	出生～12週	特定の対象はない	見つめる，手を伸ばす，ほほえむ，喃語
第2段階	12週～6カ月	保護者	特定の対象（おもに母親）に対して見つめる，手を伸ばす，ほほえむ，喃語といった行動で親密に働きかける．保護者からの分離に抵抗はしない．
第3段階	6カ月～2, 3歳	保護者，見知った身近な人	保護者や見知った人と見知らぬ人で明らかに異なった反応を示し「人見知り」をする．保護者がそばにいなくなると泣いたり探したりするなど分離不安を示し，他者よりも保護者のそばにいようと努める．
第4段階	3歳以降	特別な他者	保護者がいることを確認しながら自ら探索行動を行う．言語的な交渉を通じて自分の要求と相手の期待を調整しながら行動を修正する（目標修正的協調性）．保護者がそばにいなくても耐えられるようになる．

タッチメント）行動は対象となる人（母親など）との親密さを維持するために行われる行動であり，次の4段階に分けて考えました（**表1**）．第1段階は生後12週くらいまでで，この時期の乳児は誰に対しても顔を見つめほほえみます．一般的には「天使のほほえみ」とよばれます．このほほえみは外界刺激との結びつきはなく反射的なものと考えられており「内発的微笑（生理的微笑）」ともよばれています．第2段階は12週を過ぎるころから，ほほえむ，声を出す（喃語）行動が保護者に選択的に反応するようになります．第3段階である6カ月以降は，保護者や見知った人と見知らぬ人をはっきり区別し，人見知りが始まります．四つ這い移動や歩行などの移動動作を獲得すると，自分から保護者に近寄ったり，抱っこを要求したり，保護者が離れるとあとを追うような行動もとるようになります．2歳を過ぎると保護者から一定の距離をとりながらでも行動ができるようになりますが，同じ空間に保護者がいないと不安になり泣いてしまうといった「分離不安」を示します．3歳を過ぎると第4段階に入り，保育園などで保護者と別れる際にも戻ってくるということが理解でき我慢ができるようになります．また，夜に本を読んでくれたら1人で寝るといったような交渉を保護者とするようになり，自分の要求と相手の期待を調整しながら行動を修正する「目標修正的協調性」がみられるようになります．

このような愛着（アタッチメント）行動の発達は保護者からの適切な応答性が必要であり「自分が働きかけると，相手がきちんと応えてくれ快反応がもたらされる」という経験の積み重ねが，人とのあいだの信頼感を育み社会性の発達にも影響すると考えられます．

3）共同注意

共同注意とは，他者と関心を共有する対象や話題へ注意を向けるように行動を調整する能力[6]とされています．この能力があることで，児は他者と興味や感情を共有し，自分の要求を相手に伝え，言語などのコミュニケーション手段を獲得できると考えられています．相手の考えや感情を読み取る心の理論（Theory of mind）の提唱者の1人であるBaron-Cohenは，共同注意は心の理論の基盤の1つであり，その獲得には他者の意図と視線の検出が必要であると述べています[7]．前述の愛着行動で示したように，乳児期初期には「内発的微笑」によって保護者からのかかわりが促され，その後，相互の能動的なかかわりを増やしていくことで保護者とのより濃密な関係（二項関係）を構築していきます．保護者が玩具で遊んでくれる際に，乳児が保護者と一緒に玩具を見たり（視線の検出），快の感情を共有したりする（意図の検出）といったことは，この時期に一般的に観

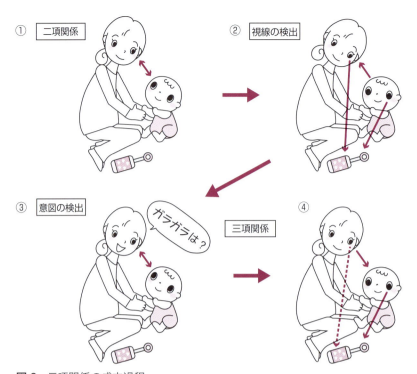

図2 三項関係の成立過程
①二項関係では他者もしくはもののどちらかにしか注意を向けられない．②視線の検出などを通して自分-他者-ものの関係ができ始める．③④他者とのあいだでものに関する理解を共有する．

察される行動といえます．さらに9カ月を過ぎたころには視線の検出がなくても保護者の意図を読み取り注意を向けるといった自分-他者-ものという三項関係の基盤ができあがるとしています（**図2**）．18カ月を過ぎるとさらに他者を，意図をもった存在として認識し，相手の意図を読み取り，協力的な行動をとれるようになると考えています．この時期には目の前にないものでも他者が見た方向にあるものへ注意を向ける（空間表象メカニズム）こと（たとえば自分の後ろにある玩具へ，注意を向け振り返る）もできるようになります．さらに，言語の発達に伴い目の前にないものを表象する能力が獲得され始め，自分と他者との行動が時間的にも空間的にも分化され始めます．3歳ぐらいになると児が隠しごとをしようと考えたときに，保護者に対して「こっち見ないで」と訴え，かえって注意を向けさせてしまう，といった行動がみられます．このような行動は，本人は他者との関係で自分の行動は見つかってはいけないということを理解していますが，その行動を他者が見

ないかどうかまで推測できないことに起因していると考えられます．このような子どもの行動はワイマー（H. Wimmer）とパーナー（J. Perner）[8]が誤信念の課題として発達的特徴を研究しており，子どもに図版とともに，「マキシーは緑の箱にチョコレートをしまう」「マキシーが遊びに行ったあとに母親がチョコレートを緑の箱から青の箱へと移し替える」「母親が卵を買うために出て行ったあと，マキシーが遊び場から戻ってくる」「さて，マキシーはどっちの箱を探すだろうか？」という質問に対して，4〜5歳児では4割程度しか正しい回答ができなかったことを報告しています．このことから，他者の考えや意図を読み取り，それに基づいて他者の行動を予測するといった高度な社会的技能は，幼児期の後半から育まれると考えることができます．

4）社会性の発達とライフサイクル

上述の1）〜3）の機能などを基盤として，児は人とのかかわりや環境との相互関係を深めることで社会性を発達させていきます．**表2**に社会

表2 社会性の発達

0〜3カ月	内発的微笑（生理的微笑）
3〜6カ月	愛着行動の始まり（保護者への選択的反応）
8カ月	人見知り／分離不安
9カ月	後追い／相手の視線や意図の検出
1歳	自分と他者の区別（名前を呼ばれると応える） 困難な場面で助けを求める
1歳8カ月	感情表出が豊かになる（おどけ，ふざけ，驚き，恐れ，不安など）
2歳	自己所有感／社会的参照
3〜4歳	許可を求める／親を安全基地として探索行動の範囲を広げる 自己中心的行動／第一反抗期 2〜3人の集団で遊ぶ／幼い子どもに対しては自制的な行動がとれる 人まねやごっこ遊びを始める
5〜6歳	5人程度の集団で遊ぶ／ごっこ遊び，ルールのある遊び 社会的生活にルールや協力の必要なことを理解し始める
児童期	ギャングエイジ（8〜9歳ごろ：継続的な友人関係が築けるようになり，仲間以外を排他的に扱い集団で行動するようになる）
青年期前期	個人同士の深いつながりがもてる 親からの心理的離乳／第二反抗期

表3 エリクソンの自我の発達段階[9]

年齢（発達段階）	心理・社会的課題	おもな関係性	導かれる要素	心理・社会的様式
0〜1歳 乳児期	信頼 対 不信	母親的な人物	希望	得る お返しに与える
1〜3歳 幼児期前期	自律性 対 恥・疑惑	両親的な人物 （複数）	意思	保持する 手放す
3〜6歳 幼児期後期	積極性 対 罪悪感	基本的家族	目的	思いどおりにする （＝追いかける） まねをする （＝遊ぶ）
6〜11歳 児童期	勤勉性（生産性） 対 劣等感	地域，学校	有能感	ものを作る （＝完成する） ものを一緒に作る
11〜19歳 青年期	同一性 対 同一性の拡散	仲間集団，ロールモデル	忠誠心	自分自身

性の発達の流れを示していますが，社会性の発達を人間関係や社会との関係から研究を行ったのがエリクソン（Erik Homburger Erikson）[9]です．エリクソンは「心理-社会的」観点から発達段階を表3のようにまとめ（実際には成熟期までの8段階），各段階には発達させるべき自我の課題があるとしました．乳児期にはミルクや排泄後の不快な状況に対して保護者である母親が適切な対応を行うことで「信頼」が獲得されますが，すべてに応えてもらえるわけではないので「不信」も生じます．この「不信」を克服することで自身の存在に対する基本的な希望と安心感が獲得されると考えています．

5）コミュニケーションの発達

社会性の発達に伴い，他者交流において言語の役割が大きくなってきます．9カ月を過ぎたころに共同注意の成熟に伴い自分-他者-ものという三項関係ができ始めると，指差しや手差し行動を行うようになります．この行動は「これがほしい」という欲求，「これは○○だ」という共有といった意図を相手に伝える最初の能動的なコミュニケーションといえます．この時期には喃語にもアクセントやイントネーションがついてきて，「わわ」「うう」といった反復音から「ワムワム」「ノニノニ」といった異なった音を組み合わせることもできるようになってきます．相手との意図の交流（一緒に楽しむ）や知覚の共有（同じものを見る）を通じて情動的なかかわりが増え，音声としての言葉にもバリエーションが出てきます．このバリエーションのある発声がシンボル化され，「ママ」が母親であり，「マンマ」がご飯といった言語となっていきます．

最初の言葉は1歳前後で出現し（初語），三項関係の成立に伴って語彙が増えてきます．最初は指差しなどの非言語的な行動で表されていた共感や要求，質問や応答，命名といった機能が徐々に言葉に置き換えられコミュニケーションの主体となっていきます．1歳半には約数十語であった語彙も，2～3歳では800～1,000語，3～4歳で1,500語，4～5歳で2,000語程度と急速に増加します．この増加は「語彙爆発，ボキャブラリー・スパート（vocabulary spurt）」とよばれ，当初は品詞としては名詞が多いのですが，徐々に動詞や形容詞が増えてきます．

言葉は最初コミュニケーションの手段としては不十分な道具であり，行動が先行していることが多いようです．2歳ごろの児では自分の使っている玩具に他の児が手を出すとたたいたり無理に取り返そうとしたりといったことも多くみられます．2歳後半から3歳になると，「かして」「じゅんばん」といった言葉でのやりとりが増えて児同士のやりとりがみられるようになります．このような変化には周りの大人の誘導もありますが，児自身が自分の感情を制御できるように自制することができるようになることが大きいと考えられています．この自制には自分に向ける言葉が非常に大きな役割を果たします．旧ソ連の心理学者であるヴィゴツキー（L. S. Vygotsky）[10]はこれを「内語（内言）」とし，他者や外界に対して声に出して話す言葉である「外言（外語）」と区別しました．この内語は思考の道具であり社会的活動や自我の成立にきわめて重要であり，ヴィゴツキーは「他者との相互作用」によって成熟すると考えました．言語の基礎が完成する5～6歳になると，「自分はこうしたい」「こうあるべきだ」といった子どもなりの思考に基づいた行動を行うための内面の思考力をもつにいたると考えられています．

● 認知の発達

私たちは視覚，聴覚，嗅覚，味覚，触覚等の感覚器を通じて外界情報を取り込み（感覚），その情報から行動を遂行するのに必要な情報を抽出し外界の表象を作り上げ（知覚），その表象から，個人の知識にしたがって対象を理解し意味づけしています（認知）．児ではさまざまな経験から得られた知識がまだ十分とはいえないので，繰り返し表象を作り上げることで知識の蓄積を行っていると考えることもできます．ピアジェ（Jean Piaget）[11]は，子どもは同化と調整の均衡をとりながら表象を作り上げると考え，表4のような認知的発達段階を提唱しました．図3のように同化と調節を繰り返し行うことで新しい知識や行動のパターン（スキームもしくはシェマ）を獲得していきます（均衡化）．2歳ぐらいまではおもに運動と感覚の相互関係のなかで「なめる」「口に含む」「見る」「聞く」「触る」などの動作で体験した外界の事象を認識し，それに自らかかわっていくことができるようになります．自らかかわれるようになることで隠れているものを見つけたりすることができるようになり，見えなくてもなくなったわけではないという，ものの永続性を認識できるようになると考えました．その後，2～7歳で象徴的活動が獲得されてくると積み木を車に見立てたり，ごっこ遊びをしたりと「見立て遊び」が可能となってきます．また言語の発達に伴い行動を自制したり，「スコシマッテ」「ライシュ

表4 ピアジェの認知的発達段階（文献11を一部改変）

段階	年齢	特徴
感覚-運動期	0～2歳	感覚-運動を通した経験から自ら外界へ働きかける ものの永続性を獲得 象徴的な思考が可能となる 反射期（0～1カ月）－第2次分化期（1～4カ月）－再生産期（4～8カ月）－シェマの調整（8～12カ月）－実験期（12～18カ月）－表象期（18～24カ月）に段階づけられる
前操作期	2～7, 8歳	言語や描画に代表されるような象徴的活動を獲得 経験したことに依存するが，記憶した事象に基づいて推測・思考することができる 2～4歳ぐらいまでは「見立て遊び」のような象徴的な遊びが盛んになるが，経験に強く依存しており前概念的思考段階とよばれる 4～7歳では言語が発達して概念化が進み，事象の分類や関係づけが成熟しそれに基づいた直感的な判断が可能となる．論理的な思考は困難な段階であり，見かけの状態に依存して判断をしたり，他者の視点で事象を理解することができない時期で直感的思考段階とよばれる
具体的操作期	7, 8～11, 12歳	他者の視点で事象を理解できるようになる（自己中心性の消失） 具体的なこと，現実に起こっていることについて，考え，判断をすることができる
形式的操作期	11, 12～14, 15歳以上	抽象的，仮説的にものを考えることが可能となる 抽象的概念を操作できる

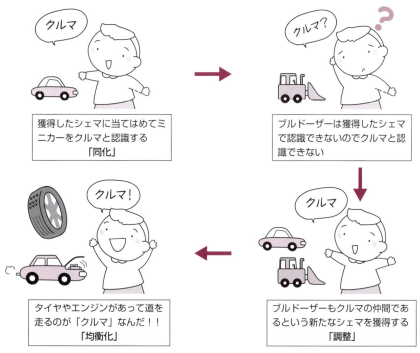

図3 同化・調整・均衡化

ウ」といった時間的な感覚も身についてきます．7歳以降になるとより抽象的・象徴的思考が可能となり論理性を身につけていきます．12歳前後までは自分が具体的に理解できる範囲のものに関して，その後は仮説-演繹的な推論を行うことができるようになります．このようなピアジェの発達理論は**発生的認識論**ともよばれ，生じる時期に個人差はあるもののおのおのの発達段階の順序は

変わらず，各段階はその全体構造によって特徴づけられ，先行する構造を積み重ねていくことで成熟するとされています．一方で発達の個別性や環境とのかかわりで生じる多様性に対して十分な説明ができないといった批判もあります．

● 日常生活活動の発達

日常生活活動（activities of daily living：ADL）は，運動・認知・対人関係などの発達が基盤となり発達してくると考えられます．4カ月には頸が座ってくることで口腔-嚥下にかかわる筋群が働くようになり，その結果として，さじから水分を吸い込むような動作が可能となってくると考えられます．7カ月になって座位が安定し上肢が比較的自由に使えるようになると，上肢は自力で食物を取り込む役割を果たすようになってきます．1歳6カ月ごろには手指の巧緻動作であるピンチ動作が可能となり，コップやストローといった道具の操作が上達し，衣類では袖や胴ぐりをつまんで脱ぐことができ始めます．2歳には2足立位での姿勢が安定し，言語面でも2語文が獲得され始めると，排泄（排尿）に関して言語的に予告し排泄動作も可能となってきます．3歳になると対人面で家族以外の他者を意識するようになり，衣類の着脱や整容動作といった社会的活動も自立し始めます．表5にそれらの関係の一部を示していますが，諸機能の発達を基盤としてADLの発達を理解することが必要です．

● 遊びの発達

遊びについてホイジンガ（J. Huizinga）[12]やカイヨワ（R. Caillois）[13]らは以下のように定義しています．遊びは，①自由な活動である．子どもが自分の意思で取り組め，いつ始めてもやめてもよい活動である．②隔離された活動である．決められた場所で決められた時間で行われる活動である．③未確定の活動である．結果の見通しがはっきりとしないが，期待がもてる活動であること．④非生産的活動である．褒められることや快を目的とした活動ではない．⑤規則のある活動である．なんらかのルールや役割がある活動であること．このように定義をすると，人の活動はすべて遊びとなりうる可能性があり，遊びととらえるか

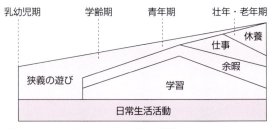

図4　ライフサイクルにおける作業

否かは主体である子どもの意識にあると考えることもできます．作業療法では人の行う活動を「作業」としてとらえ，それを治療的に用いたり，目標として設定したりします．ライフサイクルにおける作業を考えると（図4），狭義の遊びは乳幼児から学齢期に最も多く時間が費やされ，諸機能の発達の基盤となっていることが考えられます．学齢期以降になると学習や仕事といった作業が中心となりますが，遊びは社会的交流の促進や心理的発達などに影響すると考えられます．したがって遊びの発達は，その年齢の発達課題を獲得できる形式で行われていると考えることもできます．表6[14]にはピアジェの認知的発達段階にそった遊びの発達を，表7にはパーテン（M. B. Parten）[15]が提唱した社会的行動の視点からみた遊びの類型を示しました．

● 学習関連活動

学習は，書字や文字を読むこと，計算すること，推論することなど多様な能力が必須であり，これらはさまざまな機能の発達の結果としてもたらされるものです．この項では書字にかかわる具体的な能力と数概念の理解の発達的な特徴について紹介します．

1）描画・書字

字を書くには，文字の理解とともに文字の形を描くための運動機能も必要です．描画は1〜2歳ごろには錯画期（スクリブル）とよばれるなぐり書きの状態から始まりますが，何を描くかという目的がなく無秩序な線を描いています．2〜3歳になると言語が発達してくることにより，なぐり書きしたものに意味づけをする目的をもった錯画期となります．児は一見無秩序な線を描いていますが，何を描いているかと説明を求めると，意

表5　日常生活活動とその他の諸能力との関係

	移動運動	手の運動	基本的習慣	対人関係
1カ月		手にふれたものをつかむ 体にかけてあるものをけとばす	空腹時に抱くと顔を乳のほうに向けてほしがる	泣いているときに抱き上げると静まる 顔を見つめる
4カ月	頸が座る	玩具をつかむ	さじから飲むことができる	あやされると声を出して笑う 気にいらないことがあると，反り返る
7カ月	腹這い移動 支えなしで座れる	玩具をつかんでいる一方の手から他方に持ち替える 1人で座っていて，両手で玩具を持って遊ぶ	コップから飲む さじを母親の手から取り上げて，自分の口の中に持っていこうとする	玩具などに向かって声を出す
9カ月	ものにつかまって立ち上がる	玩具のたいこを叩く	コップなどを両手で口に持っていく	玩具をとられると不快を示す
11カ月	手押し車，歩行器などを押して歩く	玩具の車を手で走らせる 箱，びんなどのふたを，開けたり閉めたりする	コップを自分で持って飲む	人見知りをする ものなどを，相手にわたす
1歳	1人で立ち上がれる	鉛筆で，なぐり書きをする	さじで食べようとする	父や母の後追いをする 大人のまねをしようとする
1歳6カ月	直立二足歩行	母指と示指での tip pitch	コップ・ストローからは1人で飲める 衣類の着脱に協力する	感情表出が豊かになる
2歳	走る 言葉による動作の調節ができ始める	絵本のページを1枚ずつめくり始める	衣服を着てボタンをかけることができ始める 排泄の予告ができる／排尿を自分で行うようになる（2歳半）	動詞などを使った二語文 他者の名前の理解
3歳	片足で立つ つま先歩き，踵歩きができる	折り紙を折る／粘土を丸めることができる	衣類の前後左右がわかる／ボタンかけは完全にはできない 洗面・入浴・食事なども基本的にはでき始める 大便の後始末ができ始める	自分のことを一人称で呼ぶ 好きな友達ができ始める
4歳	片足で跳ぶ	左右手の交互開閉ができる	ボタンかけができる／ひもが結べる 入浴中に自分で体を洗える	協力してものを運ぶことができる 同性で遊ぶことが増える
5歳	両足で交互に跳ぶ		入浴後，体を拭くことができる	買い物をしておつりをもらえる

味づけを行うことが可能です．3〜4歳になると手指の巧緻性が向上することもあり，横線や縦線を組み合わせた十字や四角形，さらに円などを描けるようになります．またこれらの単純な図形を組み合わせてシンボル的な絵も描くことができ，頭足人とよばれる円に手足に見立てた4本の線を加えたような人物画も描けるようになってきます．4〜5歳になると空間的な配置やシンボル的な形のイメージが成熟するに伴って，人物画であれば胴体や手指，髪の毛などが描かれますが，写

表6 ピアジェの認知的発達段階に基づく子どもの遊び[14]

感覚-運動期	0～2歳	活動を通じて感覚-運動の結びつきが促進する遊び．積み木を打ち付けて音を楽しんだり崩すといったような行動のパターン（スキーム）を繰り返したり，それによって変化する環境を楽しむ．
前操作期	2～7, 8歳	象徴的活動が獲得されることによって，象徴遊び（ごっこ遊びや見立て遊び）が行われる．さらに，素材を操作したり（粘土・折り紙・紙切りなど），道具を用いたり（三輪車・ボールなど）してイメージしたことを実際に行うことが楽しみにつながるようになる．
具体的操作期	7, 8～11, 12歳	組織化されたルールや論理性のある遊びを行い，ストーリー性のあるゲーム，役割分担のある遊びのなかで，内面化された表象に関係があることに関心がよせられる．
形式的操作期	11, 12～14, 15歳以上	仮説-演繹という論理操作が可能である．「もし～であるとすると」という仮説を立て，それを証明するような実験的な遊びにも取り組める．

表7 遊びの類型[15]

社会的な関係の型	それぞれの型の具体的な内容
ぼんやりしている	とくに何かで遊ぶわけでもない．そのとき注意を引いたことをなんとなく見ている．興味を引くものがなければ自分の体を動かす，指をくわえる，うろつく．
傍観（傍観的遊び）2～3歳まで	同じ年齢の子どもが何かして遊んでいても，とくにそのなかに入ろうとする意志を示さない．他の子どもが遊んでいるのを見ている．ときおり遊んでいる他の子どもに声をかけたり，質問したり，遊びに口出ししたりするが，その遊びの仲間に入っていこうとはしない．しかし，ある特定の子どものグループの遊びに注意を向けているという点で，＜ぼんやりしている＞のとは区別される．
独り遊び	他の子どもとは別の玩具を使って1人で遊ぶ．他の子どもと関係をもとうとせず，他の子どものすることにはかかわりなく自分だけの遊びに集中している．
平行遊び 2～3歳まで	他の子どもの遊びの仲間に入らないで，1人だけ独立して，他の子どもと同じ遊具や道具を使って遊ぶ． 自分だけで遊んではいるが，周りの子どもと同じような玩具を使い，同じようなことをしている．しかし，他の子どものしていることに干渉したりはしない．そばで遊んでいるのがどのような子どもでも気にしないし，また誰かそばに来て同じようなことをし始めても気にしない．
連合遊び 3～4歳	他の子どもと一緒に遊び，そこで行われている活動に関して会話のやりとりがある．玩具を貸したり借りたりする．ときには誰と一緒に遊ぶかについて選り好みすることもある．一緒に遊んでいる子どものあいだにはほぼ同じような活動がみられ，分業はみられない．全体のために自分の欲求を抑えたりすることもみられない．
協同遊び（協調的遊び）	何かを作るとか，ある一定の目的のために一緒に遊ぶ．全体の動きが少数の子どもの指示，命令によって決められる．分業がみられ，それぞれの子どもが違った役割をとる．

実的ではなく定型的なシンボルとして描かれています．この2～5歳までの時期は**象徴期**ともよばれています．その後，5～8, 9歳の時期は**図式期**とよばれ，象徴期で獲得した図形を組み合わせるパターン化した表現がより複雑に，そして多様になってきます．実際に目の前になくても知っていれば描けるようになってきており，見えない部分を描いたり，立体的な表現もできるようになってきます．

文字を書くという行為は，文字を描画する能力，シンボルとしての文字の意味理解が必要であり，描画の発達との関係では象徴期の後半にならないと習得が難しいと考えられます．また，書く場面としては，見て書く（試写），聴いて書く

（聴写）ことがあり，それぞれで関連する能力の成熟が前提となっています．試写するためには手本となる文字の形をきちんと把握し（形態認知），それを一次的に記憶しながら書き写す（視空間認知＋巧緻動作）ことが求められます．また，聴写では聞いた音と対になった文字を想起する必要があり，文字がきちんと記憶されていることが重要です．拗促音などの特殊音節の聴写は小学校2年生までにはほぼ習得できるとの報告もあり，ひらがなであればおおむね小学校低学年までには聴写ができるようになっています．さらに，文章を作成するためには文字が書けるだけでなく文字の組み合わせである単語（語彙）の習得，表記法の習得，文法の習得が必要です．小学校における書くことの教育目標[16]としては，以下のように段階を設定しこれらの能力の獲得を目標としています．

(1) 1～2学年

経験したことや想像したことなどについて，順序を整理し，簡単な構成を考えて文や文章を書く能力を身につけさせるとともに進んで書こうとする態度を育てる．

(2) 3～4学年

相手や目的に応じ，調べたことなどが伝わるように，段落相互の関係などに注意して文章を書く能力を身につけさせるとともに，工夫をしながら書こうとする態度を育てる．

(3) 5～6学年

目的や意図に応じ，考えたことなどを文章全体の構成の効果を考えて文章に書く能力を身につけさせるとともに，適切に書こうとする態度を育てる．

2) 数概念の発達

幼児期から児は数唱を行い，3歳ごろまでには20以下の数，4歳ぐらいまでには20以上の数，8歳には100以上の数唱が可能となります．この数唱が加減算を身につけるうえで基盤となっています．数唱の発達段階としてフュソン（K. Fuson）[17]は5つの段階を紹介しています．①量的な概念はなく一塊の言い回しとして唱えている糸状段階，②系列としては理解し，1から順番に数えて量も示すことができるが，「4の次は？」というような問には答えられない分割できない数詞の系列段階，③数の途中から系列的に数を理解でき始め，効率的な足し算ができるようになる数詞の系列の分割段階，④年長児から小学校低学年になると，「5から3つ増えるといくつになるか？」「6から8までのあいだにいくつ増えるか？」がわかるようになる数量化段階，⑤どの数からも上昇・下降とも理解が可能となり，数詞の分割もできるようになる数の基本理解の段階があります．このように，ものの数をカウントする計数は数の規則性を理解するうえで重要な能力です．また，数詞と数字の対応，数の合成・分解，対象の判断などもかかわっていることが知られています．ピアジェ[11]は，数の保存が数概念には重要な要素であると考えており，前操作期では，数が同じでも，間隔の大小や文字の大きさの大小があると，見た目に左右され直観的に判断することが多くあるとしています．これが具体的操作期になると可逆性が獲得され，見た目の特徴に左右されなくなってきます．普段の生活のなかで，家族でお菓子を分ける（1対1対応），大きい順番に玩具を並べる（順序性の認識），男の子と女の子で分ける（分類）などのさまざまな行為が数量概念の基盤となっています．

活動・参加の発達過程

人が社会に適応していくためには，自我を確立していくこと，社会を構成するさまざまな集団の価値観や信念を自我との調整を図りながら受け入れていくことが必要です．ライフサイクルの初期においては家庭や家族的な集団（家族集団）が最初の参加する集団であり，家族集団が社会適応の基盤を作る場所であるといえます．児は家族集団のなかで基本的生活習慣を獲得していきます．また，他者への信頼や協調性といった心理的成長，社会的規範や価値の習得，季節の行事や地域のお祭りなどといった文化の継承など，家族集団が基点となって育まれます．望月[18]は家庭のなかで行われる社会化の形態を4つに分類しています

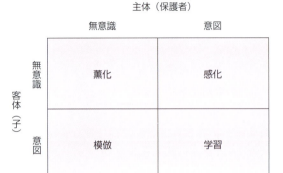

図5 社会化の諸形態[18]

(図5).しつけは,保護者が意図的に子どもに身につけさせようとする行動と,子どもの側も意図的に「学習」しようとする意図的しつけとしての形態が考えられます.また,保護者の側がとくにしつけとして意識していなくても,子どもが積極的に保護者の姿を見て身につける「模倣」という意識されないしつけもあります.さらに子どもが意図的に学習しようとしていなくても,保護者の側でよい影響を与えたいと意図的に生活環境を整えたりする「感化」という形態もあります.また,親子がともに意図していないにもかかわらず相互に影響し合うということもあります.家庭の雰囲気などがそれに当たりますが,これは薫りが自然に染みこむようにという意味で「薫化」とよんでいます.このように,家族集団内での子どもの社会化は複雑なメカニズムによって発達していると考えられます.さらに幼児期になると,親だけでなく兄弟・姉妹との関係などの家族成員との相互関係,保育園や幼稚園などの教育機関,地域,テレビなどのマスメディアなど関係性を広げながら形成されてくると考えられます.学齢期に入って子どもが学校や地域における対人関係の社会化に関連する要因として,①社会的スキルの獲得,②社会的スキル訓練,③友人関係・仲間関係の構築,④ソーシャルサポート,⑤学校・学級の対人関係,⑥学校・学級適応,⑦教師と生徒の関係,⑧逸脱行為,があります[19].

このように子どもが参加する場である家庭や学校などでは,子ども自身がそこで学習していくことで参加が促されると考えられます.パーソンズ(T. Parsons)[20]は「社会化の効果として共通価値が個人のなかに内面化され,他者とのあいだで相補的な役割期待を構成するにいたるように,他者の役割に対して相補的な役割のなかに自我が統合されることと考えられる」と述べています.そのなかで社会化されるものの内部では,パーソナリティーに内面化した文化によって思考し,新しい行動様式を作り上げている「発明」,他者をまねて技術や技能を通じて文化をも内面化していく「模倣」,他者と同じようになろうとする「同一化」の3種類の学習メカニズムが働くとしています.

評価・治療・援助の理論とモデル

●運動コントロールモデル
1)運動制御理論
(1) 反射理論

反射活動の連鎖や複合が行動の構成単位となっていると考える理論です.シェリントン(C. S. Sherrington)は,脳は体の部分的な反射活動を,より全体的で統合された反射活動へと結合することで,個体の行動を構成すると考えました[21].カエルが虫を捕まえる例では,カエルが虫を視覚的に捕らえると,舌による捕食のための反射活動が起こり,舌を伸ばして虫を捕まえます.また,虫が舌に接触することで口を閉じる反射活動が,虫が口に入ることで飲み込むための嚥下反射を引き起こし,結果として虫を捕るという行為が行われると考えました.

反射理論は新規の運動を行うメカニズムが説明できないことや,自発運動や随意運動の基本に反射運動をおくこと,連続的で速い動作の組み合わせでの運動制御の説明ができないなど問題点も多くあげられています.しかし,臨床的には痙性の抑制や姿勢調整などでは補強されながら現在でも有益な理論の1つと認識されています.

(2) 階層理論

中枢神経では上位・中位・下位の制御レベルをもち,姿勢では下位の伸張反射と緊張性頸反射が,それらが中位の階層の立ち直り反応やさらに高位の階層の平衡反応によって抑制・統合される

と考える階層理論をジャクソン（H. Jackson）[22]は提唱しました．この階層的な制御はトップダウン式に行われ，上位レベルが常に下位レベルを制御すると考えています．この理論では上位中枢が損傷を受けることで下位の中枢が優位となり，結果として原始反射や伸張反射の解放が起こると考えました．1940年代に入って発生学者であるゲゼル（Arnold Gesell）らは，身体・運動的に十分な時期がくるとレディネスが形成され，短期間で次の発達段階が獲得されると考え，その背景には中枢神経系内での皮質化の増加にあると考えています[42]．ゲゼルらの考え方は成熟説ともよばれていますが，現在の多くの発達検査の基礎となっています．

（3）システム理論

身体運動は自由度の高い運動であり，自身の動きと行為の内容，環境の多様な要因によって影響を受けると考えています．1900年代初頭にベルンシュタイン（N. Bernstein）[21]が提唱し，運動の自由度を制限し適切な運動を行うための戦略や運動の予測性・適応性に関するメカニズムについて研究が行われています．彼は，歩行運動などの基礎的な運動を分析し，運動中の筋群間には一時的で柔軟な結合（シナジー，synergy）があることを発見しました．これはフェンシングや野球の捕球の際にも，原始反射様の運動が組み込まれていることからも，ある行為には随意運動と反射的運動の2側面が組み込まれているととらえることができると考えました．また，この組み合わせも運動を最適化させるために，トルク，筋緊張，ニューロンの発火頻度などの評価関数によって自由度を制限し共同して働くシナジーを利用することで可能となると考えられています．また，このシナジーが脳に蓄えられ，一連の運動指令パターンであるエングラムが作られると考えています．

2）運動学習

運動全体の抽象的な形での記憶である**エングラム**が強化されるためにも，運動学習が不可欠となります．運動学習として一般的に知られているのは，体性感覚や視覚の**フィードバック**による高次脳機能としての学習があります．脊髄レベルでのフィードバック機構としては，フィードバックループを利用した仮説が提唱されていますが，いずれにしても速い運動の制御にはフィードバックに掛かる時間の遅れからも適していないと考えられています．

一方，λ（ラムダ）モデルは筋の張力を調整して関節を動きのなかで釣り合いのとれた位置に保ちながら（仮想軌道）運動を発現し，その際には緊張性伸張反射の閾値となる筋長を指すλが閾値より長いときは筋活動が生じ，短ければ停止することで調整をしているとされています．このλモデルはフィードバックではなく**フィードフォワード**運動指令を出力することによって，複雑な随意運動が発現するといった視点を提供した点で評価されています．

日常生活のなかでのリーチのような比較的速い運動では，フィードバック情報に頼ることなく運動を制御する必要があり，中枢神経系内に運動を発現させるための情報がなければいけません．この情報は小脳に保持されていることが明らかになってきており「内部モデル」とよばれています．この内部モデルの情報を利用して運動指令から軌道を出力する順モデルや，逆に軌道に見合った運動指令を出力する逆モデルが推定できるとしています．Kawatoは，内部モデルを含む随意運動の制御モデルである**フィードバック誤差学習理論**[23]を**図6**のように提案しました．この理論では，まず連合野から運動野に目標軌道が送られ，運動野から運動指令が脊髄へ伝えられます．運動の情報は，大脳皮質を介するトランスコーチカルループによって運動野にフィードバックされますが，この回路では速い滑らかな運動はできません．そこで，小脳外側部−赤核系は，目標軌道と運動指令をモニターし，運動に見合った運動指令を出力する**内部モデル**（逆モデル）を学習によって小脳に形成するとしています．また，小脳傍虫部−赤核系は，実現軌道のフィードバック情報と運動指令を受け取り，運動指令から軌道を予測する内部モデル（順モデル）を小脳に形成し，運動前に軌道誤差を予測して運動指令の修正を行うことが可能となります．この，目標軌道と実現軌道

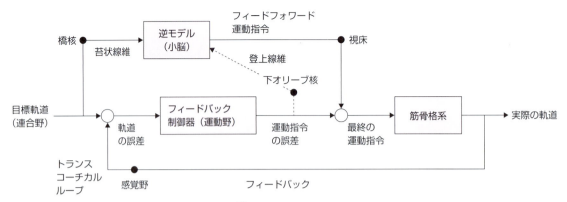

図6 Kawatoのフィードバック誤差学習理論[23]

のあいだの誤差が信号（教師信号）として下オリーブ核から小脳に伝達され，小脳の内部モデルの修正が行われるとする理論です．

● **知覚-認知モデル**[24]

私たちは外界の情報をそれぞれの感覚器を通じて習得し，なんらかの意味づけをして記憶し，それに基づいて行動したり判断したりしています．**感覚**とは感覚器が刺激によって反応し感じるレベルであり，光や色，音の存在がわかる程度のものであり要素的であるといえます．**知覚**は感覚よりも高次ですがものの大きさや形，音の高低やパターンがわかるという統合的ですが表象的なレベルと考えられます．**認知**は知覚されたものが何であるかを認識し，意味や概念がわかる最も高次なレベルと考えられます．認知を行うためにはさまざまな経験や学習によって記憶された内容と照合し，それに基づいて判断したり行動内容が決定され，筋骨格系などの効果器に情報が送られます．これらの情報の処理は感覚器から中枢神経系へボトムアップ的に処理されるだけでなく，ある一定の経験に基づいてトップダウン的に処理されることもあります．

視覚刺激は網膜上で感知され，投影像の**輝度**と**スペクトル**が処理されます．知覚系ではこの情報に基づいて網膜上の二次元的な像を脳内で三次元構造として推定します．そこでは対象物の動き，両眼視差，陰影，テクスチャー等の視覚モジュールが独立して処理されています．認知系ではこの知覚系の情報を元にして対象の同定がなされますが，たとえば表情や相手の動作などの認知では，自己の動作（運動制御）と対応されていると考えられます．得られた視覚情報と自分のもっている

Topics トピックス

アフォーダンス理論[25]

・J.J. ギブソンが新たに提唱した知覚のメカニズムに関する仮説であるアフォーダンス理論は，環境そのものが人（動物）の行為を促すさまざまな情報であり，その情報は人が環境に働きかけることで変化していくと考え，この環境と人（動物）との相互関係を重視しています．たとえば山登りをしていて疲れたので近くにあった岩に腰掛けるような場面で，腰掛ける岩は日常的に見ている椅子と同じような形のものを選択するとは限りません．この際は座ることができる座面の平らな岩や座り心地が良さそうな表面が滑らかなもの，高さが適切なものなどさまざまな選択基準があります．しかし私たちはこれらをすべて認識し判断して岩を選択するという過程は経ておらず，周りの岩がもつ情報を私たちが意味づけをせずにピックアップして獲得していると考えています．つまり，環境がもつ情報そのものが行為を誘発するとしており，作業療法を行う際の環境設定を考えるうえで重要な視点です．

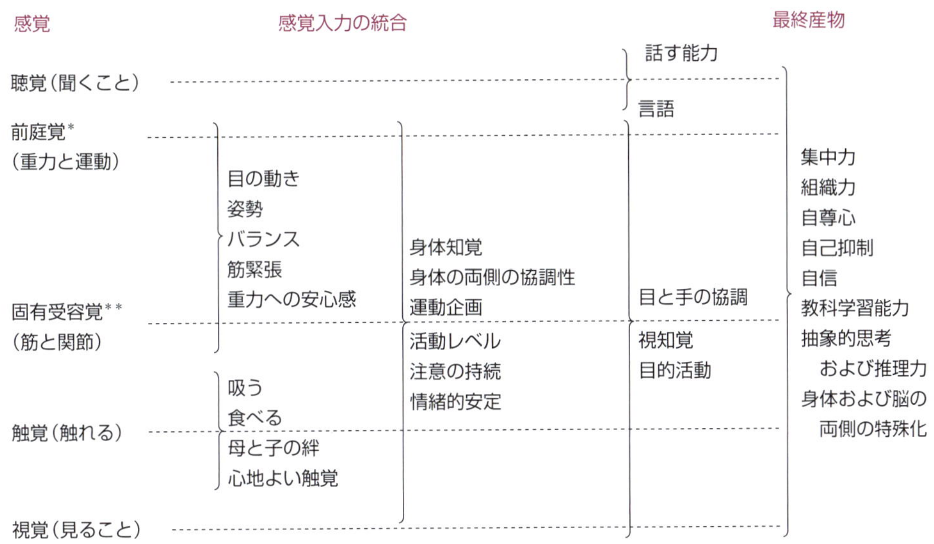

感覚	感覚入力の統合		最終産物
聴覚（聞くこと）			話す能力 言語
前庭覚* （重力と運動）	目の動き 姿勢 バランス 筋緊張 重力への安心感	身体知覚 身体の両側の協調性 運動企画	集中力 組織力 自尊心 自己抑制 自信
固有受容覚** （筋と関節）		活動レベル 注意の持続 情緒的安定	目と手の協調 視知覚 目的活動	教科学習能力 抽象的思考 および推理力 身体および脳の 両側の特殊化
触覚（触れる）	吸う 食べる 母と子の絆 心地よい触覚		
視覚（見ること）			

図7 感覚統合の発達と最終産物[26]　　　　*注：前庭感覚　**注：固有感覚

運動イメージ（笑顔の顔の筋の動きやジェスチャーなど）との相互関係から認知されると考えられます．1996年に発見されたミラーニューロン（Mirror neuron）[26]はこの相互作用を裏づける証左であり，物体の認知は行動を起こすうえで重要であり，運動系との強い相互作用があると考えられています．同様に空間の認識では，眼球運動や姿勢調整機能，文字の認識は発声機能などとの関連も示唆されています．

●感覚統合理論

感覚統合理論は米国の作業療法士（occupational therapist：OT）であるエアーズ（A. Jean Ayres）[27]によって提唱され，理論化されました．エアーズは，学習障害児に対する神経学的・心理学的検査結果の因子分析によりいくつかの症候群に分かれることを報告しました．読み書きの障害は，前庭刺激に対する低反応，眼球運動の未熟さ，利き側の未確立，姿勢反応の未熟さ，視空間認知の未熟さなどと関連し，前庭性-両側性統合障害と考えました．また，不器用さや書字障害は，運動模倣が稚拙で，触覚の過敏性や識別性に未熟さがあり，両手の協調動作の未熟さなどと関連し，発達性行為障害と分類されています．その他，多動や衝動性との関連では触覚防衛，言語発達との関連では左大脳半球障害，視覚認知の顕在化した問題を呈する右大脳半球障害という症候群に分けています．エアーズはこれらの組織化された皮質での機能の問題が，皮質下で行われる前庭系や体性感覚系などの感覚系の統合が背景にあると考えている点が特徴の1つといえます．また，教科学習だけでなく集中力や自信などを感覚統合の最終産物と位置づけ，各感覚間の関連について**図7**のように考えています．前庭感覚と固有感覚との統合はおおむね1歳ぐらいまで，それに触覚との統合が図られるのが3〜4歳，視覚・聴覚と統合されるのが5〜6歳程度とされています．これら

トピックス

- ミラーニューロンは，自らが行動するときと，他者の行動を見ているときとの両方で活動電位を発生させる神経細胞です．1996年にイタリアのジャコモ・リゾラッティ（Giacomo Rizzolatti）[26]らがマカクザルの下前頭回（F5領域）と下頭頂葉で発見しました．人間においてもその存在が強く示唆されており，他者の意図の理解や共感，言語の発生などとの関与が推察されています．

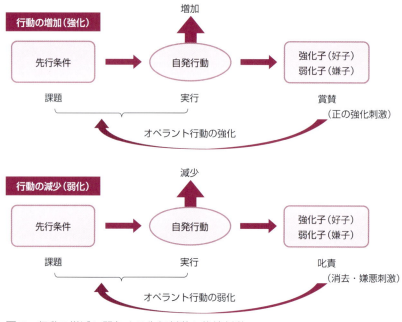

図8 行動の増減に関与する先行刺激と後続刺激

の理論的背景に基づいて独自の評価方法を考案し，さまざまな治療方法についても提案されています．

●応用行動分析理論[28]

応用行動分析理論（Applied Behavior Analysis：ABA）は行動分析学で得られたさまざまな行動の予測性や制御方法を人に応用しようという試みで，とくに行動問題の分析と修正を目的として1970年代ごろから発展してきました．ABAの活用はリハビリテーションの領域だけでなく，教育，ゴミの投棄の予防，シートベルト着用などさまざまな分野で応用されています．大きな特徴は人が行う行動を個々の能力との関連から分析する方法と，環境との相互関係から分析する方法があり，ABAは後者を選択するという点にあります．応用行動分析では，行動の形成，維持，自発化を実現する理論的基盤と方法を提供するとされ，人と環境のあいだで一定の安定した状態（定常状態）の繰り返しのある行動を扱います．私たちの行動は初めに環境からの影響を受けて発現します．この行動のきっかけを与える刺激を「先行刺激」，行動した結果与えられる刺激を「後続刺激」といい，この関係性を分析することが基本です．

たとえば試験が1週間後にあるという先行刺激がある場合，自発行動として試験勉強をします．そして結果として思ったような点数がとれた場合には，これが後続刺激となり，試験前には勉強するという行動が増加（強化）します．一方で結果が思ったようにいかない場合や成果が出ても周りから何の賞賛もない場合には，試験前の勉強をしなくなる（弱化）ことが考えられます．このように先行刺激と後続刺激によって変更する行動のことをオペラント行動といいます（図8）．行動を増加させる刺激のなかでも食べ物や快となる感覚刺激など身体的に直接働きかけるものを一次強化子，賞賛や役割負荷など心理的に働きかけるものを二次強化子とよんでいます．一方，行動を減少させる弱化子としては，無視や与えていた強化子を与えなくなるなどの消去，叱責や罰を与えるような嫌悪刺激があります．消去と嫌悪刺激では行動が減少するまでには時間的な差がないことが報告されており，臨床の場では消去を用いることが望ましいとされています．

応用行動分析理論を用いて自閉症児にみられる問題行動への対応や教育現場での適応行動の促進などに関するさまざまな報告がなされています．

● 人間作業モデル

　米国のOTであるキルフォナー（G. Kielhofner）[29]が提唱した作業療法の実践モデルです．人間を外界とのあいだでの解放システムととらえ，自己の内部が自己完結的ではなく外界との関係では常に開かれているとしています．そしてそこで行われる人と環境との交流が作業行動であるとしています．そしてこの作業行動を行うシステムは，意志・習慣化・遂行の3つのサブシステムからなっていると考えています．意志・習慣化・遂行は階層的に配列されています．意志のサブシステムは最も高位なシステムであり，主体としての自身の認識や外界への興味，価値観などを内在化するシステムです．次が習慣化のサブシステムであり，日常的に行われる反復される活動を維持するシステムとされています．そして最も下位にあるのが遂行のサブシステムで，上位の2つのサブシステムにしたがって作業遂行をする基本的能力としての技能からなっています．障害をもつことは環境との交流において不適応循環を起こしていると考えられ，結果として作業機能障害となっているため，サブシステムにおける要因間の関係を明確にしていくことで，治療の方向性や対象者の作業遂行レベルの決定が可能となると考えています．

発達評価

● 発達評価とは

　人は，遺伝的要因と環境的要因が相互に影響しながら発達していくと考えられます．ゲゼルは乳幼児の発達過程を精細に観察し，発達には一定の法則性と機序があることを明らかにし，遺伝的な要因が優位であると考えました[42]．一方，ワトソン（J. B. Watson）らは，発達は経験による条件づけにより成り立つと考え，環境による影響が大きいと主張しています[43]．現在では，遺伝と環境どちらかが優位という単一要因説ではなく相互が深く関与しているということが一般的には考えられています．発達評価は，児の検査時点での各能力の成熟度を客観的に示すものではありますが，その状態が遺伝と環境のどのようなかかわりから生じたのかを分析することが重要です．また，前節までで概観してきたように各能力は結びつきながら発達しているため，どの関連性についても分析を行うことが発達評価となります．

　発達評価を行うことは，OTが対象児の状況を客観的に把握するだけではなく，保護者にも対象児の状態を理解してもらううえで重要な手段です．また，障害児の支援の効果判定にも有用な知見を得ることができます．

● 全般的発達検査

　各能力間の発達状況を全体的に評価できるもので，OTや保護者が観察して評価を行うものと，いくつかの課題を行わせ評価を行うものがあります．多くは障害を判定するためのものではなく，発達状態のスクリーニングとして用いられています．

1）遠城寺式・乳幼児分析的発達検査（表8）[30]

　1958年に遠城寺によって発表され，乳幼児向けの発達検査法としては日本で最初のものです．現在は1977年に改訂された「九州大学小児科改訂版」が用いられています．この検査は，乳幼児の発達を『運動』『社会性』『言語』の3つの分野から把握しようとするもので，『運動』を「移動運動」と「手の運動」，『社会性』を「基本的習慣」と「対人関係」，『言語』を「発語」と「言語理解」に分けて，6つの領域から構成されています．適応年齢は0～4歳8カ月で，1歳未満は1カ月ごと，1～1歳6カ月までは2カ月ごと，1歳6カ月～3歳までは3カ月ごと，3～4歳8カ月までは4カ月ごとの年齢区分で評価を行います．すべての課題について年齢ごとの通過率を示しており，たとえば「2～3歩あるく」という課題では，11カ月で44.2％，1～1歳1カ月で68.3％，1歳2カ月～1歳3カ月で89.5％，1歳4カ月～1歳5カ月で98.0％の通過率となっています．検査は発達相当の年齢から始め，できた項目には○，できない場合は×をつけ，合格が3つ続けばそれ以下の項目は通過したとみなし，逆に，3つできない項目が続いた場合にはそれ以上進める必要はないと判断します．発達年齢を折れ線グラフとして示すことができ，発達の全体像が

表8 遠城寺式・乳幼児分析的発達検査表（九州大学小児科改訂版）[30]

氏名			男女	外来番号		検査年月日	1. 年 月 日	3. 年 月 日
				外来番号			2. 年 月 日	4. 年 月 日
	生年月日	年 月 日		診 断				

(年:月)		移動運動	手の運動	基本的習慣	対人関係	発語	言語理解
4:8		スキップができる	紙飛行機を自分で折る	ひとりで着衣ができる	砂場で二人以上で協力して一つの山を作る	文章の復唱（2/3）「子供が二人ブランコに乗っています。山の上に大きな月が出ました。きのうお姉さんと買物に行きました。」	左右がわかる
4:4		ブランコに立ちのりしてこぐ	はずむボールをつかむ	信号を見て正しく道路をわたる	ジャンケンで勝負をきめる	四数詞の復唱（2/3） 5-2-4-9 6-8-3-5 7-3-2-8	数の概念がわかる（5まで）
4:0		片足で数歩とぶ	紙を直線にそって切る	入浴時、ある程度自分で体を洗う	母親にことわって友達の家に遊びに行く	両親の姓名、住所を言う	用途による物の指示（5/5）（本、鉛筆、時計、いす、電燈）
3:8		幅とび（両足をそろえて前にとぶ）	十字をかく	鼻をかむ	友達と順番にものを使う（ブランコなど）	文章の復唱（2/3）「きれいなお花が咲いています。飛行機は空を飛びます。じょうずに歌をうたいます。」	数の概念がわかる（3まで）
3:4		でんぐりがえしをする	ボタンをはめる	顔をひとりで洗う	「こうしていい？」と許可を求める	同年齢の子供と会話ができる	高い、低いがわかる
3:0		片足で2～3秒立つ	はさみを使って紙を切る	上着を自分で脱ぐ	ままごとで役を演じることができる	二語文の復唱（2/3）（小さな人形、赤いふうせん、おいしいお菓子）	赤、青、黄、緑がわかる（4/4）
2:9		立ったままでくるっとまわる	まねて○をかく	靴をひとりではく	年下の子供の世話をやきたがる	二数詞の復唱（2/3） 5-8 6-2 3-9	長い、短いがわかる
2:6		足を交互に出して階段をあがる	まねて直線を引く	こぼさないでひとりで食べる	友達とけんかすると言いつけにくる	自分の姓名を言う	大きい、小さいがわかる
…							
0:7		腹ばいで体をまわす	おもちゃを一方の手から他方に持ちかえる	コップから飲む	親しみと怒った顔がわかる	おもちゃなどに向って声を出す	親の話し方で感情をききわける（禁止など）
0:6		寝がえりをする	手を出してものをつかもうとする	ビスケットなどを自分で食べる	鏡に映った自分の顔に反応する	人に向かって声を出す	
0:5		横向きに寝かせると寝がえりをする	ガラガラを振る	おもちゃを見ると動きが活発になる	人を見ると笑いかける	キャーキャーいう	母の声と他の人の声をききわける
0:4		首がすわる	おもちゃをつかんでいる	さじから飲むことができる	あやされると声を出して笑う	声を出して笑う	
0:3		あおむけにして体をおこしたとき頭を保つ	頬に触れたものを取ろうとして手を動かす	顔に布をかけられて不快を示す	人の声がする方に向く	泣かずに声を出す（アー、ウァ、など）	人の声でしずまる
0:2		腹ばいで頭をちょっとあげる	手を口に持っていってしゃぶる	満腹になると乳首を舌でおし出したり顔をそむけたりする	人の顔をじいっと見つめる	いろいろな泣き声を出す	
0:1		あおむけでときどき左右に首の向きをかえる	手にふれたものをつかむ	空腹時に抱くと顔を乳の方に向けてほしがる	泣いているとき抱きあげるとしずまる	元気な声で泣く	大きな音に反応する
0:0	暦年齢／移動運動／手の運動／基本的習慣／対人関係／発語／言語理解	運 動		社 会 性		言 語	

わかりやすくなるように工夫されています．

2）**改訂日本版デンバー式発達スクリーニング検査**（Revised Japanese Version of Denver Developmental Screening Test：JDDST-R）（表9）[31]

1967年に米国のフランケンバーグ（W. K. Frankenburg）とドッヅ（J. B. Dodds）の「デンバー式発達スクリーニング検査（DDST）」が発表され，それを日本の乳幼児向けに上田礼子らが東京都，沖縄県，岩手県の検査結果に基づいて標準化し1980年に公表したものです．1992年に改訂して標準化したもの（DENVER II-デンバー発達判定法）[31]が広く使われています．この検査は，乳幼児の発達について「個人-社会」「微細運動-適応」「言語」「粗大運動」の4領域，125項目から評価します．**適応年齢は生後16日～6歳まで**で，各検査項目において特定の行動が獲得される正常な年月齢期間が視覚的に図示されていて，「90％達成月（同年齢の子どもの90％が達成可能な発達課題）」を知ることができます．検査はまず暦年齢を基準として近接する項目から実施します．それぞれの領域で3項目が不合格と判断されるまで続けます．

3）**KIDS（キッズ）乳幼児発達スケール**（Kinder Infant Development Scale）[32]

1989年に全国38都道府県の乳幼児6,000名を

表9 改訂日本版デンバー式発達スクリーニング検査[31]

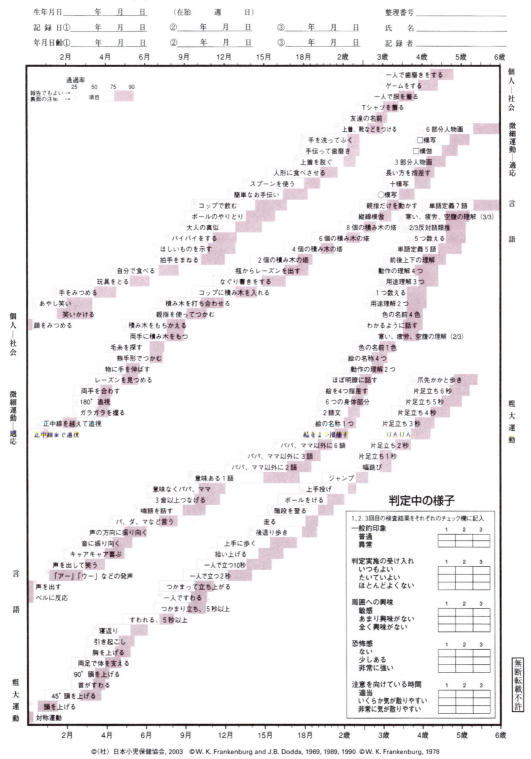

対象とした調査から標準化された，約130項目からなる発達検査です．4つの検査用紙があり，タイプAは0歳1カ月～0歳11カ月用，タイプBは1歳0カ月～2歳11カ月用，タイプCは3歳0カ月～6歳11カ月用，タイプTは0歳1カ月～6歳11カ月の発達遅滞児向きです．検査領域は体全体の大きな動きをみる「運動」，手指などの意図的な動きをみる「操作」「理解言語」「表出言語」，状況依存によらない言語的理解である「概念」，友人との協調行動である「対子ども社会性」，大人との関係，とくに親子関係をみる「対成人社会性」，社会生活における基本的なルールをみる「しつけ」，衛生感覚や食事の基本的なルールをみる「食事」の9領域から構成されています．検査結果は領域ごとに獲得している能力の数を集計し，領域別と総合の発達年齢・発達プロフィール・発達指数が求められます．

4) **新版K式発達検査** [33]

この検査は現・京都市児童福祉センターで1983年に開発された検査で，2001年に「新版K式発達検査2001」が刊行されています．この検査は詳細な発達を全体的にとらえることを目的としており，スクリーニングを目的としたものではないという特徴があります．「姿勢・運動」(P-M)，「認知・適応」(C-A)，「言語・社会」(L-S)の3領域について評価し，3歳以上では「認知・適応」面，「言語・社会」面に，検査の重点をおいている点も特徴といえます．**適応年齢は，生後100日ごろ～14歳ごろまで**とされています．検査を行うためには所定の手順を検者が理解している必要があり，検査中の子どもの動作，言語反応，感情・情緒，社会的・対人的行動など，反応の全般を観察する必要があります．結果は項目ごとに通過したかどうかの判定結果を記録し，通過した項目には＋，未通過の項目には－の符号を付け，その境界を線で結び折れ線グラフを描きます．3つの領域別と全領域の得点を計算し，発達年齢と発達指数を計算します．

これらの検査以外にも津守・稲毛式乳幼児精神発達診断，幼児総合発達診断検査，TK式幼児発達検査などさまざまな全般的な発達検査があります．

● **運動発達検査**

運動発達は前項の全般的発達検査すべてに含まれており，運動に限定した発達検査はそれほど多くはありません．「改訂版　随意運動発達検査」は帝京大学の田中らが開発した検査で，顔面・口腔，躯幹・上下肢の各領域について意図的に身体部位を操作する運動機能の発達状態を確認できます．適応年齢は2歳0カ月～6歳11カ月までの幼児で検者がいくつかの運動パターンを提示し，子どもに模倣させる際の状態を観察し，通過率90％の基準年齢からの逸脱を評価するものです．また，わが国ではまだ標準化が行われていませんが Movement Assessment Battery for Children (M-ABC) は，海外では比較的用いられている検査法です．Hendersonら [34] によって開発された4～12歳の子どもを対象とした検査であり，「手先の器用さ」「ボール・スキル」「静的・動的バランス」の3領域から構成されています．作業療法の臨床ではこれらの検査とともに，課題遂行中の観察や神経学的検査（筋緊張や協調運動，姿勢反射など）に基づいて質的な評価を行い，正常発達との比較を行うことが多くなります．また，疾患ごとに特徴的な評価も多く開発され，脳性麻痺児であれば**粗大運動能力尺度（GMFM）**や**リハビリテーションのための子どもの能力低下評価法（PEDI）**など有用な評価方法もあります．

● **感覚-知覚-認知検査**

言語機能を評価する **ITPA**（Illinois Test of Psycholinguistic Abilities）言語学習能力診断検査や標準失語症テスト，視知覚認知や視知覚運動，構成能力を測定する人物画検査やベンダーゲシュタルトテスト，**フロスティッグ視知覚発達検査**などの標準化されたテストバッテリーがあります．また，これらの認知機能を包括して検査するものとして，知能検査や認知処理過程を測定する**日本版K-ABC心理・教育アセスメントバッテリー**，さらにスクリーニング検査として協調運動も含めたより広い範囲を測定する**日本版ミラー幼児発達スクリーニング検査**など多数存在します．認知機能の評価は子どもの学習面や行動面での問

題を引き起こす背景を推定することができます．

1）ITPA言語学習能力診断検査（ITPA）[35]

ITPAは，カーク（S. A. Kirk）を中心に，イリノイ大学で言語学習障害児の診断検査として開発されました．適応年齢は3歳0カ月〜9歳11カ月で10の下位検査から構成されています．ITPAでは知的能力の個人内差に着目し，言語学習機能を「回路」「過程」「水準」の三次元構造で分析することで構造的・分析的に評価を行います．「回路」は，情報伝達の経路で音声情報を言葉で表現する「聴覚-音声回路」と，視覚情報を動作で表現する「視覚-運動回路」とに分かれています．言葉を習得する「過程」としては，情報を入力する「受容過程」と，入力した情報を内的に操作する「連合過程」，情報に基づいた言葉や動作を表出する「表現過程」の3過程が考えられています．コミュニケーション行動の組織化を行う「水準」では，複雑で高度な「表象水準」と，反応が自動的に行われる「自動水準」に分けられています．検査結果は各下位検査から言語学習年齢（PLA）と評価点（SS）を，全検査粗点より全検査PLA，言語学習指数（PLQ）として算出されます．

2）日本版K-ABC心理・教育アセスメントバッテリー（Japanese Kaufman Assessment Battery for Children：K-ABC）[36]

K-ABCは教育的評価を行う目的で開発されたテストバッテリーであり，知能を問題解決のための情報を処理する個人の認知処理様式として定義しています．K-ABCではこの情報処理様式を，連続的に分析処理する過程としての継次処理尺度と，全体的な統合を必要とする課題で測定される同時処理尺度の2タイプに設定しています．また，これらの情報処理様式とは別に，従来から一般的知能検査や学力検査などで測定されてきた知識や技能を測定する習得度尺度を設けています．検査は14の下位検査とそれらを組み合わせた4種類の総合尺度からなり，適応年齢は2歳6カ月〜12歳11カ月となっています．結果の解釈には，同時処理，継次処理の下位検査の粗点を評価点（平均10，標準偏差3）として算出し，習得度尺度および総合尺度については標準得点（平均100，標準偏差15）を算出し，各尺度間の比較や下位検査の分析を通して行われます．

3）南カリフォルニア感覚統合検査（Southern California Sensory Integration Tests：SCSIT）[37]

SCSITは感覚統合理論に基づいて開発された検査で，感覚間の統合の状態，ラテラリティ機能，視空間知覚機能，聴覚-言語機能などの状態を検査する17項目の下位検査からなっています．適応年齢は，下位検査により若干の相違はありますが，おおむね4〜9，10歳であり，視知覚，運動覚，触知覚，協調性，姿勢調節能，行為遂行能力など発達をさまざまな視点から評価するものです．現在はSCSITの一部を割愛し，さらに構成行為，連続的な運動行為，言語指示による行為，口唇・舌運動行為などを含めた新たなSensory Integration and Praxis Testとよばれるものが米国では標準化されています．またわが国では日本感覚統合学会が開発した日本版感覚統合検査JPAN感覚処理・行為機能検査が標準化されています．

4）日本版ミラー幼児発達スクリーニング検査（Japanese Version of Miller Assessment for Preschoolers：JMAP）[38]

JMAPは1982年にミラー（L. J. Miller）博士が米国において開発したミラー幼児発達スクリーニング検査を，日本版として日本感覚統合障害研究会が改訂したものです．JMAPでは中〜軽度発達障害児の乳幼児期における発達上の問題をスクリーニングすることを目的として作成されており，2歳9カ月〜6歳2カ月の幼児期を対象に7つの年齢群に分けて検査項目が設定されています．下位検査ごとに，標準化された通過率得点によって判定され，通過率5％以下，6〜25％以下，26％以上の分類が，それぞれ「赤」「黄」「緑」で表現され，わかりやすく評価ができるような工夫がなされています．発達障害のスクリーニングを目的としたJMAPでは，障害の詳細な状況は評価できませんが，諸能力の発達の偏りや，その神経心理学的・感覚統合的原因を抽出することが可

能と考えられています．

● 心理・社会機能検査

　心理・社会機能検査を実施するうえで重要なことは，検査を何の目的で行うのかを明らかにし，必要な検査を適切に選択することです．そのため，おのおのの検査で測定される内容について十分な知識をもっていることが必要不可欠です．たとえば，検査の数値的な結果（知能指数や発達指数など）だけではなく，実際の検査課題を解決するために必要な能力について熟知し，それを分析することが重要です．また，検査中の課題への取り組み姿勢や集中度，そして誤り方などもときには重要な情報です．

　心理学的な検査としては一般的には知能検査を最初に実施することが多く，<u>ウェクスラー式の各種検査</u>（WISC-Ⅲ・WISC-Ⅳ）や<u>ビネー式検査（田中ビネー知能検査Ⅴ）</u>があります．ビネー式もウェクスラー式も検者と被験者が1対1で行う個別検査であり，多人数の知能を測定するのには不向きです．ビネー式は日常的・常識的な問題が多く，ウェクスラー式に比べ知能指数が高くなる傾向も指摘されています．

1) WISC-Ⅳ知能検査[39]

　ウェクスラーは知能を「目的的に行動し，合理的に思考し，その環境を効果的に処理する個人の総合的・全体的能力」と定義し，抽象的思考，学習，環境適応の能力などを包括的に知能に結びつけている点が特徴です．そのため検査に含まれる課題は，言語的シンボルや単語を使って質問に答える言語理解検査，数字や数的なシンボルを操作させて意志疎通を図る算数推論検査，材料の非言語的な操作によって視覚的な型について理解力を確かめる視覚運動能力検査などが含まれています．<u>適応年齢は5歳0カ月～16歳11カ月まで</u>で，15の下位検査で構成され，全検査IQ，4つの指標得点の5つの合成得点が算出されます．指標得点としては言語の概念形成や言語による推理力・習得知識の指標である「言語理解」，非言語的な推理力や空間認知，視覚-運動協応の指標としての「知覚推理」，聴覚的ワーキングメモリーや注意・集中の指標である「ワーキングメモリー」，視覚情報の処理速度や視覚的短期記憶，視覚-運動の協応の指標としての「処理速度」があります．

2) 新版S-M社会生活能力検査[40]

　ドル（E. A. Doll）は，社会生活に必要な能力の成熟度を社会成熟度（social maturity）と定義し，「ヴァインランド社会的成熟度尺度」を作成しました．これを1953年に三木らが翻案し，「S-M社会生活能力検査」を作成しました．その後，1980年に改訂され，新版「S-M社会生活能力検査」が完成しました．<u>適応年齢は1～13歳まで</u>で，領域別に<u>社会生活年齢</u>（SA）と<u>社会生活指数</u>（SQ）が算出され，SAプロフィールを描くことで子どもの特徴がわかります．社会生活能力の測定領域は衣類の着脱や食事等の生活能力の「身辺自立」，自分の行きたいところに移動する能力の「移動」，道具の扱いなどの作業遂行に関する能力の「作業」，コミュニケーション能力の「意志交換」，社会参加する能力の「集団参加」，

先輩からのアドバイス

　作業療法では児の生活全般に関与するため，さまざまな機能の状態についての発達的な評価とともに，疾患による特性，環境とのかかわりを総合的に評価し介入を行わなければなりません．社会性やADL，学習といった作業は，運動発達や感覚-知覚-認知機能が適切に発達してきた成果として達成されるものであり，機能間のかかわりに関する基本的な知識が必須です．発達評価や各機能に関する検査結果は，発達指数や知能指数など総合的な評価結果を提供しているものが多いのですが，なぜそのような結果になっているのかを，下位項目の個人内差や行動特性，環境要因などから分析する視点も重要です．

自己制御し目的に行動を方向づける能力の「自己統制」の6領域からなっています．

3）ASA 旭出式社会適応スキル検査[41]

本検査は2012年に旭出学園教育研究所が刊行した検査で，社会適応に不可欠な基礎的なスキルの評価を行うために用いられます．全検査スキルと4つのスキル（言語，日常生活，社会生活，対人関係）について，7段階の相対的位置や相当年齢をみることができます．また，4つのスキルを構成する32の下位領域の発達が，平均以上であるかどうか，個人内差もわかります．

4）学習評価

学習面では教科学習の評価以外にも，製作活動の説明や手順の理解度，さらには作業への習熟度などを通じて間接的に言語学習や運動学習の能力を知ることができます．とくに，作業活動や遊びのなかでの学習能力を評価することが重要です．

教科学習における問題は，読みにおけるつまずきが，文章題で出される計算問題や分数・小数の概念を獲得するうえでのつまずきとなるなどであり，各学習領域のつまずきの関連を評価することが重要です．

実際の教科学習への影響を分析するためには以下にあげるテストバッテリーを利用することも有効です．学習評価ではおもに読書力検査である幼児児童・読書力テスト（金子書房）や領域別診断学力検査（日本文化科学社），基礎学力診断検査（金子書房）などが利用できます．また，読み書き計算能力にかかわる評価では，旭出学園教育研究所が試作した学力チェックリストなどもあります．これらの評価を行う際には多動や注意散漫，衝動性などの行動上の問題の関連，認知評価の結果との適合性などを行い慎重に判断していくことが望まれます．

確認してみよう！

- （ ① ）は乳児の興味を価値のある対象物へ誘導し認識させるために重要です．
- 乳児では繰り返し与えられる刺激に対しては，生体の反応が次第に減弱し「馴れ」「適応」といった現象が起こり，これを（ ② ）とよびます．
- 保護者と子どもとの相互関係のなかで生じる（ ③ ）は，対象者に対する親密さを達成し，それを維持する目的で機能しています．
- 他者と関心を共有する対象や話題へ注意を向けるように行動を調整する能力を（ ④ ）といい，相手の考えや感情を読み取る（ ⑤ ）の基盤の1つです．
- 保護者との濃密な関係である二項関係を構築していくと保護者と一緒に玩具を見る（ ⑥ ）や意図の検出が行われるようになります．
- 他者の行動を予測するといった高度な社会的技能は（ ⑦ ）から育まれます．
- 共同注意の成熟に伴い自分-他者-ものという（ ⑧ ）ができ始めると，指差しや手差し行動を行うようになり，語彙数も急速に増加します．
- ピアジェは，子どもは（ ⑨ ）の均衡をとりながら表象を作り上げ，新しい知識や行動のパターン（スキームもしくはシェマ）を獲得していくと考えました．
- 2〜7歳では（ ⑩ ）が獲得されてくると積み木を車に見立てたり，ごっこ遊びをしたりと「見立て遊び」が可能となってきます．
- （ ⑪ ）には頸が座ってくることで口腔-嚥下にかかわる筋群が働くようになり，その結果としてさじから水分を吸い込むような動作が可能となってきます．
- （ ⑫ ）では他の児の遊びの仲間に入らないで，1人だけ独立して，他の児と同じ遊具や道具を使って遊びます．
- 描画は1〜2歳ごろには（ ⑬ ）とよばれるなぐり書きの状態から始まります．
- 運動全体の抽象的な形での記憶である（ ⑭ ）が強化されるためにも，運動学習が不可欠となります．

解答

①選好注視　②馴（順）化　③愛着（アタッチメント）行動　④共同注意　⑤心の理論　⑥視線の検出　⑦幼児期の後半　⑧三項関係　⑨同化と調整　⑩象徴的活動　⑪4カ月　⑫平行遊び　⑬錯画期（スクリブル）　⑭エングラム

（仙石　泰仁）

引用・参考文献

1) 日本精神神経学会監修：DSM-5 精神疾患の診断・統計マニュアル．医学書院，2014．
2) Fantz RL：Pattern vision in newborn infants. Science 140(3564)：296-297, 1963.
3) Otsuka Y, Yamaguchi MK：Infants' perception of illusory contours in static and moving figures. Journal of Experimental Child Psychology 86(3)：244-251, 2003.
4) 山口真美：赤ちゃんは世界をどう見ているのか．平凡社新書，2006．
5) ジョン ボウルビィ（二木 武訳）：母と子のアタッチメント―心の安全基地．医歯薬出版，1993．
6) Scaife M, Bruner JS：The capacity for joint attention in the infant. Nature 253：265-266, 1975.
7) Simon Baron-Cohen（長野 敬，今野義孝，長畑正道訳）：自閉症とマインド・ブラインドネス．青土社，2002．
8) Wimmer H, Perner J：Beliefs about beliefs：Representation and constraining function of wrong beliefs in young children's understanding of deception. Cognition 13(1)：103-128, 1983.
9) E.H. エリクソンほか（村瀬孝雄，近藤邦夫訳）：ライフサイクル，その完結．みすず書房，2001．
10) レフ・セミョノヴィチ ヴィゴツキー（柴田義松訳）：新訳版・思考と言語．新読書社，2001．
11) 波多野完治編：ピアジェの発達心理学．国土社，1965．
12) ホイジンガ（高橋英夫訳）：ホモ・ルーデンス．中公文庫，1973．
13) ロジェ カイヨワ（多田道太郎，塚崎幹夫訳）：遊びと人間．講談社学術文庫，1990．
14) ジャン ピアジェ（森 楙監訳）：遊びと発達の心理学．黎明書房，2013．
15) Parten MB：Leadership among preschool children. The Journal of Abnormal and Social Psychology 27(4)：430-440, 1933.
16) 文部科学省：小学校学習指導要領解説 国語編．東洋館出版社，2008．
17) Fuson K：Children's counting and concepts of number. New York, Spring-Verlag, 1988.
18) 望月 嵩：家族関係論，改訂版．放送大学教育振興会，1991．
19) 大工谷新一：性について―社会性と再社会化．人間発達学テキスト（シンプル理学療法学作業療法学シリーズ）第10章（細田多穂監修），南江堂，2014．
20) タルコット・パーソンズ（佐藤 勉訳）：社会体系論（現代社会学大系 14）．青木書店，1974．
21) Shumway-Cook A, Woollacott M（田中 繁，高橋 明訳）：モーターコントロール．医歯薬出版，2009．
22) 山鳥 重：ジャクソンの神経心理学．医学書院，2014．
23) Kawato M, Furukawa K, Suzuki R：A hierarchical network model for control and learning of voluntary movement. Biol Cybern 57：169-185, 1987.
24) 乾 俊郎編：知覚と運動（認知心理学）．東京大学出版会，1995．
25) エレノア・J. ギブソン（佐々木正人，高橋 綾訳）：アフォーダンスの発見．岩波書店，2006．
26) ジャコモ・リゾラッティ，コラド・シニガリア（茂木健一郎監修）：ミラーニューロン．紀伊國屋書店，2009．
27) Ayres AJ（佐藤 剛訳）：子どもの発達と感覚統合．協同医書出版社，1982．
28) ポール・A. アルバート，アン・C. トルートマン（佐久間 徹，谷 晋二，大野裕史訳）：はじめての応用行動分析 日本語版．二瓶社，2004．
29) Kielhofner G（山田 孝監訳）：人間作業モデル―理論と応用．協同医書出版社，1999．
30) 遠城寺宗徳：遠城寺式・乳幼児分析的発達検査法―九州大学小児科改訂新装版．慶應義塾大学出版会，2009．
31) Frankenburg WK：DENVER II デンバー発達判定法（日本小児保健協会編）．日本小児医事出版社，2003．
32) 三宅和夫監修：KIDS（キッズ）乳幼児発達スケール．（財）発達科学研究教育センター，1989．
33) 新版K式発達検査研究会：新版K式発達検査法 2001―標準化資料と実施法．ナカニシヤ出版，2008．
34) Henderson SE, Sugden DA, Barnett A：Movement Assessment Battery for Children-Second Edition. Manual. Psychological Corporation, London, 2007.
35) 旭出学園教育研究所，上野一彦ほか：ITPA言語学習能力診断検査手引，1993年改訂版．日本文化科学社，1992．
36) 前川久男，石隈利紀，藤田和弘，松原達哉：K-ABCアセスメントと指導―解釈の進め方と指導の実際―．丸善メイツ，1995．
37) 日本感覚統合障害研究会編：感覚統合研究第1集．協同医書出版社，1984．
38) 日本感覚統合障害研究会MAP標準化委員会編訳：日本版ミラー幼児発達スクリーニング検査．HBJ，1989．
39) アウレリオ・プリフィテラ，ドナルド・H. サクロフスキー，ローレンス・G. ワイス（上野一彦，バーンズ

亀山静子訳）：WISC-IVの臨床的利用と解釈．日本文化科学社，2012．
40) 三木安正監修，旭出学園教育研究所，日本心理適正研究所著：新版S-M社会生活能力検査．日本文化科学社，1980．
41) 旭出学園教育研究所（肥田野 直監修）：ASA旭出式社会適応スキル検査．日本文化科学社，2012．
42) 新井清三郎：ゲゼルAL．発達の理論をきずく（別冊発達（4））（村井潤一編），ミネルヴァ書房，1986，pp105-126．
43) 水田恵三：やさしい心理学．北大路書房，1996．

第3章 心身機能の発達過程

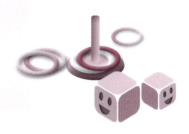

エッセンス

- 心身機能の発達は，**粗大運動**，**上肢機能**，**視覚機能**，**感覚統合機能**，**認知機能**，**摂食機能**などの各要素が相互作用しながら進んでいきます．
- 運動発達は出生後の重力下において，**原始反射**や**立ち直り反応**などを利用しながら抗重力運動を行うことで姿勢保持や随意的な運動が発達していきます．
- 運動発達では，**定頸** 3 カ月，座位と**寝返り** 6 カ月，**四つ這い移動** 10 カ月，**歩行** 12～15 カ月の順序で獲得します．
- 上肢機能の発達には，腹臥位において上肢で身体を支えることによる肩甲帯周囲筋の活性化，前腕・手掌での体重支持による上肢の分離運動の獲得，多種多様なものを扱う経験などが重要となります．そのためには，前庭感覚，固有感覚，触覚をベースとした運動機能の発達に加え，視覚や聴覚機能，玩具への興味を示すだけの認知機能等が総合的に組み合わさり，操作を広げていく必要があります．
- 摂食機能の発達は，胎生期からみられる**口唇（探索）反射**や**吸啜-嚥下反射**を基に哺乳が始まり，成熟嚥下を獲得する 5 カ月ごろから離乳が始まります．離乳食はピューレ状のものから始め，徐々に堅いものに移行し，1 歳を迎えるごろに完成します．

運動機能の発達（粗大運動）[1〜4]

●発達の原則

運動機能の発達にはいくつかの原則があります．ここでは，とくに重要なものを取り上げます．

1）発達の方向性

運動機能の発達には方向性があり，頭部-脚部方向と中枢-末梢方向と粗大-微細方向へと獲得されていきます．頭部-脚部方向の例としては，安定性が，頸→体幹上部→体幹下部→足の順で獲得されます．中枢-末梢方向の例としては，上肢帯の安定性が獲得されてから上肢・手指の操作性が獲得されます．粗大-微細方向の例としては，手掌把握が獲得されてから指先での指腹つまみが獲得されます．

2）発達の順序性

運動機能の発達には順序があり，定頸→座位→四つ這い移動→立位→独歩の順に獲得していきます．

3）発達の相互作用性

児の発達は，たとえば手の操作性の発達であれば，目の機能が発達していることにより促進されますし，また，目の機能は定頸によって頭部が安定することにより発達します．このように児の発達は，とくに乳幼児期は，各要素がお互い影響しあって発達が促進されたり遅滞したりします．

これらの法則を理解しておくことは，作業療法を行うにあたり，次に獲得されうる機能を予測したり，発達を促進するために，さまざまな側面か

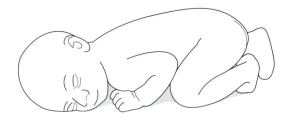

図1　生理的屈曲優位[2]（新生児期）

らアプローチできることにつながります．

●運動機能の発達

1）胎児期

運動機能の発達は，胎生期から始まっています．在胎9週目にはすでに自発運動が出現し，次第に母体の中で把握運動や姿勢支持の運動がみられるようになります．そのような運動で，腹壁と自分の身体との接触により，自分とその外のもの（環境）を知るようになります．次第に身体が大きくなり，自由に動けなくなると，丸まって過ごすなかで身体の中心軸が発達していきます．出生後，重力の影響を受け，運動コントロールは再度学習し直すことになります．

2）新生児期

胎児は母体の中で，屈曲姿勢で過ごしており，出生後もしばらくは屈曲姿勢が続きます（生理的屈曲優位）（図1）[2]．背臥位では手足をランダムに動かす様子がみられます．随意的な動作はできませんが，口唇（探索）反射と吸啜-嚥下反射にて哺乳が可能です．これらの反射は哺乳という目的以外に，頭部の回旋を誘発したり，口腔周辺の動き，呼吸運動を活性化させる働きもあります．モロー反射（Moro reflex）は屈曲姿勢を崩す役

Topics　トピックス

・周産期医療技術の向上などにより，在胎28週以上の500〜1,000gの超低出生体重児の救命率は95％以上となっています[5]が，1,000g未満の超低出生体重児群は，出生体重1,000〜1,499gの極低出生体重児群と比較して知能指数が有意に低いことがわかっています[6]．また，在胎24〜25週児と比べ，在胎22〜23週児のほうが，生命予後，視覚予後，精神運動発達予後が悪く[7]，早期産の未熟児と満期産の成熟児の運動発達の比較では，頭部のコントロールや腹臥位での頭部挙上などで未熟群が有意に遅い[8]など，早産児，低出生体重児の発達的リスクは高いといえます．

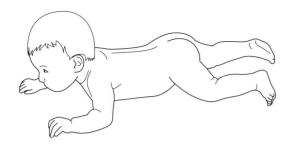

図2　腹臥位での前腕体重支持（on elbows）（3カ月）

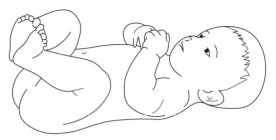

図3　背臥位（4カ月）

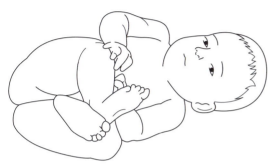

図4　体軸内回旋がみられない寝返り（4カ月）

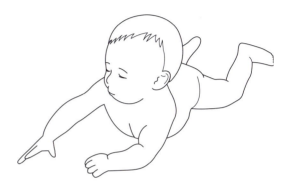

図5　腹臥位での一側へのリーチ（5カ月）

割もあります．

3）1カ月

頭部の位置による身体の反応が顕著にみられる時期です．腹臥位では頸部を左右どちらかに回旋させています．屈曲優位姿勢は続いています．背臥位では両側対称性にキッキングがみられます．

4）2カ月

屈曲優位の姿勢が弱まってきます．腹臥位では頭部を挙上しようとし，また，上肢で体幹部を持ち上げようとして，脊柱の伸展が生じます．背臥位では頭部の回旋がみられるようになりますが，随意性はまだ低い状態です．

5）3カ月

迷路性立ち直り反応（labyrinthine righting reaction）や視覚性立ち直り反応（optical righting reaction）が頸部の筋収縮を促し，腹臥位では前腕体重支持（on elbows）（図2）が可能になり，頭部を中間位で保持できるようになってきます．頸の座り（定頸）の獲得です．背臥位でも頭部を正中位に保ち，左右対称的な正中線定位が始まります（正中位指向，midline orientation）．

6）4カ月

頭部と体幹部，四肢の対称性が特徴的で，引き続き正中位指向が認められます．腹臥位では，頭部，脊柱，股関節の伸展が増大し，上肢で上体を支えて安定的に顔を持ち上げ続けられます．背臥位では正中線上で顎を引いて頭部を保持できます（図3）．腹筋群の収縮により，恥骨を挙上させ，手を膝に運ぶことが可能になります．背臥位での手と膝の抗重力姿勢から重心が一側に移動することで側方への寝返りが生じますが，のちに出現する分節的な寝返りではなく，この時期はまだ体軸内回旋がみられない身体が一体となった寝返りです（図4）．

7）5カ月

腹臥位では頭部の立ち直り反応，平衡反応が出現し，また，ランドウ反応（Landau reaction）により脊柱の安定性が増し，側方への体重移動が発達します．そのため，上肢で体幹部を支え，一側へのリーチが可能となります（図5）．股関節の伸筋の活動も増大しているため，腹部を支点として四肢を挙上する飛行機（エアプレーン）肢位を

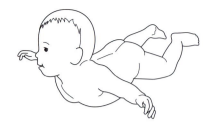

図6　飛行機肢位（5カ月）

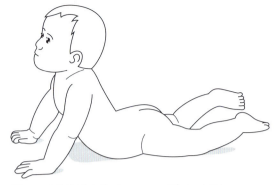

図7　手掌体重支持（on hands）[2]（5カ月）

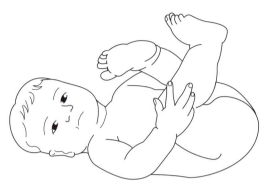

図8　ボトムリフティング（5カ月）

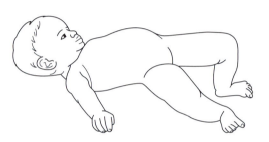

図9　ブリッジ姿勢（5カ月）

とることができます（**図6**）．さらに肩甲帯と上肢のコントロールが増し，**手掌体重支持（on hands）**が可能になります（**図7**）[2]．背臥位では，上肢や下肢を持ち上げて，手足で遊ぶ姿がみられるようになります．足を口に運び骨盤を持ち上げる**ボトムリフティング**（**図8**）や，体幹部を伸展させて殿部を持ち上げる**ブリッジ**姿勢（**図9**）もみられます．身体が一体となった対称的な姿勢から側臥位に達したところで下側が伸展，上側が屈曲し，非対称的な姿勢をとり，背臥位から腹臥位へ姿勢変換します．座位の姿勢は，支持基底面を大きくとり肢位的安定性を用います．手や体幹部を介助されて座っていることができます．

8）6カ月

随意的に非対称性，分離性，交互性の運動を発達させます．抗重力屈曲・伸展活動が盛んな時期で，屈筋のコントロールが増すことにより，背臥位から腹臥位に寝返りし，平衡反応を促します．屈筋群と伸筋群のバランスの上達により，側臥位で頭部と体幹部を活動的に長く側屈します．背臥位から腹臥位へ活発に**寝返り**をし，腹臥位で多くの時間を過ごします．腹部を支点として方向転換

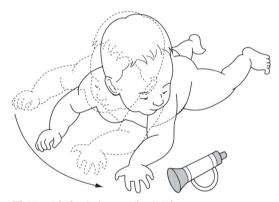

図10　ピボットターン（6カ月）

をする**ピボットターン**が可能となります（**図10**）．肩甲帯がより安定し，肘関節の伸展が可能となり，正中線を越えたリーチが可能となります．背臥位では，下肢の分離運動が可能となり，足を口に運んだり，足部を伸展して持ち上げたりする姿がみられます．腹筋群の発達は，骨盤の回旋，上・下肢の動的な安定性や交互性運動，平衡反応，リブゲージ（肋骨形状）などの発達に影響します．座位の姿勢をとらせると両手で支えて保持ができます（**図11**）．

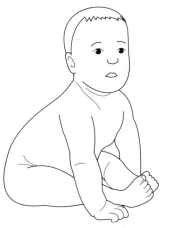

図11 6カ月児の座位[2]（6カ月）

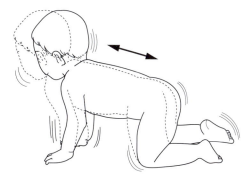

図12 四つ這い位でのロッキング（8カ月）

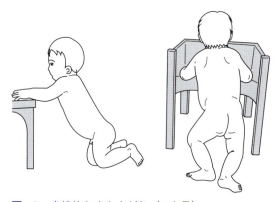

図13 直線的な立ち上がり（8カ月）

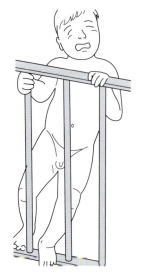

図14 つかまり立ちしたまましゃがむことができない様子（8カ月）

9）7カ月

腹臥位では，非対称性が増し，あらゆる方向に身体を向けることができるようになり，腹這い移動がみられるようになります．背臥位では，寝返りを頻繁に行うため，背臥位でじっとしていることはほとんどみられなくなります．座位では，姿勢の安定性が増し，片手を離すことが可能になります．

10）8カ月

腹臥位では体幹部と骨盤-大腿骨におけるコントロールの増大により四つ這い位になり，その肢位を保ち，身体を前後にゆすることが可能になります（ロッキング）（**図12**）．このロッキングは肩関節と股関節の筋群を増強させます．ロッキングの勢いがコントロールでき，体幹筋群（おもに腹筋群）のコントロールが発達すると骨盤-大腿関節を安定させるため，腹筋群と股関節伸筋群がより活動的になります．するとより広い範囲で前方にロッキングできるようになり，側方や対角線上への体重移動も可能となります．これらのことが四つ這い移動につながっていきます．座位では，平衡反応と**側方への保護伸展反応**により，**支えなしで座っていられる**ようになります．立位では**つかまり立ち**がみられるようになります．つかまり立ちの最初は，片足での体重負荷機能が十分ではないため，ものにつかまり，両足同時に使って直線的に立ち上がります（**図13**）．まだ機能的にしゃがむことが難しく，つかまり立ちのまま，泣いて助けを求めるか尻餅をつく様子がみられます（**図14**）．

11）9カ月

座位では平衡反応と保護伸展反応が存在するた

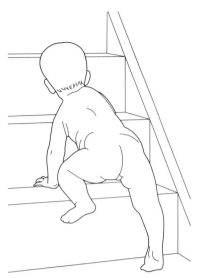

図15　四つ這いでのよじ上り（9カ月）

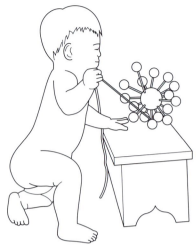

図16　片膝立ち位にとどまって遊ぶ（9カ月）

め，座位から腹臥位や四つ這い位へと容易に姿勢変換ができます．また，四つ這い位から座位に自在に姿勢を変えることができます．玩具を持ったまま座位をとったり，長座位，横座りなど多様な座位をとり，多くの肢位へ移行しながら活動し，どの肢位においても長くはとどまらず，環境を探索するのに忙しい時期です．環境探索では，四つ這い移動で階段や家具のよじ上りにも挑戦します．体重を支えている側では側方への体重移動と伸張，支えていない側では股関節の屈曲・外転・外旋を伴った側方への立ち直りで足をあげます

（図15）．このような経験から四肢と体幹部の協調性や異なった高さや幅のものに挑戦することで運動企画能力を学習していきます．四つ這い位から立位に移行する過程で膝立ち位や片膝立ち位にとどまって遊ぶことで狭い支持基底面でのコントロールを覚えます（図16）．足底把握反射は立位獲得前に消失する必要があります．

12）10カ月

　四つ這い移動を主要な移動手段として用います．高這いも可能になります．四つ這い移動でよじ上ったり，立位になって家具の周りを伝うことに多くの努力を費やします．立位からしゃがむこ

Topics　トピックス

・ある調査では，4カ月での寝返り可否，9カ月での1人での座位可否，四つ這い可否は，独歩確立時期と相関し，四つ這いと座位に関しては，9カ月観察時点での可否のみでなくその形態（たとえば腹這いなのか四つ這いなのか）により，独歩確立月齢は異なることがわかっています[9]．しかしながら，別の健常乳児の運動発達調査では，ある月齢では平均よりも運動発達能力が高く，またある月齢では平均よりも低いという現象が認められ，乳児には新たな運動ができるようになる特定の期間があり，また発達が止まる別の期間があることが認められたとされています[10]．さらに，家庭環境因子は，いくつかの高リスクの生物学的因子と同じくらい小児の運動発達と関連しているという研究結果もあります[11]．これらのことから，児の運動発達を評価し，支援するためには，一般的なマイルストーンを参考にしつつも，その形態をていねいに観察し，ある時点の発達だけにとらわれず，長期的に経過を確認する必要があるといえます．また，生活環境も重要な要素ですので，生活のなかで，児がさまざまな経験を積めるよう環境調整することも大切だといえます．

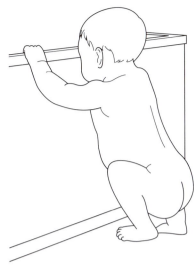

図17 しゃがみ位（10カ月）

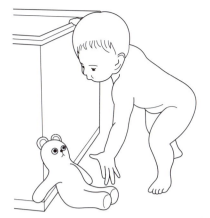

図18 つかまり立ちでの片手リーチ（10カ月）

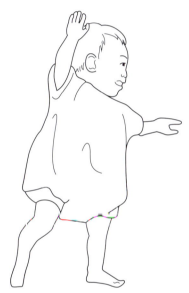

図19 初期歩行（12〜15カ月）

とも多く経験し始めます．体幹部のコントロールが増大して座位は機能的になり，肩関節や前腕の多様な動きが可能となるため両腕を自由に使用します．体幹部と股関節のコントロールが発達しているので自由に体幹部と骨盤を回旋することができます．股関節や体幹部のコントロールが増大し，一側への重心移動や非対称な体重保持が可能となり，伝い歩きが始まります．上肢で家具などにつかまっていれば，**対称性にしゃがむ**ことができます（**図17**）．つかまり立ちから床上の玩具へ手を伸ばすときには，非対称性に身体を低くする動きが起こります．その際には，一方の手は支えるために必要で，他方の手で新しいリーチの範囲を経験します（**図18**）．

13）11カ月

四つ這い移動が効率よくできるようになり，自分で立ったり家具の周りを伝って歩いたり，家具によじ上ったり乗り越えたりがうまくなります．また，家具に寄りかかって自由に両手を使い始めます．支えなしでの立位では，支持基底面を広くとり，下肢のみでバランスをとり両手を使うことができます．

14）12〜15カ月

しゃがみ位をとったり，支えなしで四つ這い位から立位へと立ち上がることができます．下肢のコントロールが増してくることにより，片手をつないで歩くことが可能になります．目標に向かって歩くときには，上部体幹を固定してバランスをとる姿がみられますが，下肢における姿勢コントロールの増大，予期したり姿勢調節をしたりする能力の増大によって，上肢や上部体幹の固定が減少していきます．

(1) 初期歩行の特徴（**図19**）

歩き始めのころには，下肢を広げ，支持基底面を広くとります（**ワイドベース，wide base**）．左右に重心を移動して一側の下肢に体重を乗せて，片方をフリーにするため，前額面での動揺がみられます．また，上肢は肩甲帯を後ろに引き，肘関節を屈曲させて手を上げてバランスをとりま

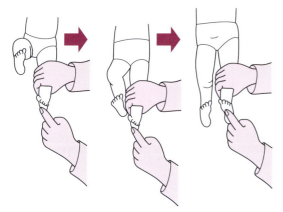

図20　交叉性伸展反射[2]

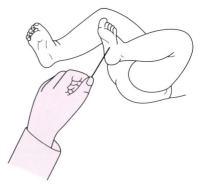

図21　屈筋逃避反射[2]

す（ハイガード，high guard）．バランス能力が増すにつれて，上肢は下がり，支持基底面が狭くなり動揺も減っていきます．

反射・反応の発達[1, 2, 4]

●原始反射（primitive reflex）

　胎生期あるいは出生後早期に出現し，通常生後4〜6カ月で観察されなくなる反射です．一定の時期がくるとより高次レベルの中枢によって原始反射は抑制され，表面上は観察されなくなります．この現象を原始反射の消失または統合といいます．一定月齢を過ぎても観察される場合は，中枢神経系の異常を疑います．原始反射はその個々の発生学的な意味は必ずしも明らかではないのですが，出生後の栄養摂取や危険回避などの生存に直結する保護的な意義があると考えられます．反射・反応の中枢は，脊髄レベル，橋・延髄レベル，中脳レベル，大脳皮質レベルに分かれており，それぞれの反射・反応がもつ意味が異なります．

1）脊髄レベル

　脊髄内に反射中枢をもつ反射です．手掌把握反射と足底把握反射を除いて，生後2カ月以内に消失します．

（1）交叉性伸展反射（crossed extension reflex）（図20）[2]

　伸展位に押さえた一側の足底をこすると，他側下肢が一度屈曲し，刺激を与えている手を払いのけるように交叉して伸展します．妊娠28週から出現し，生後1〜2カ月で消失（統合）します．残存すると立位や歩行を阻害します．

（2）屈筋逃避反射（flexor withdrawal reflex）（図21）[2]

　足底に疼痛刺激を加えると逃避反応として屈曲が生じます．妊娠28週から出現し，生後1〜2カ月で消失（統合）します．残存すると立位や歩行を阻害します．

 先輩からのアドバイス

　粗大運動発達は，通常「マイルストーン」という一般的な運動獲得月齢によって評価されます．マイルストーンはローマ帝国から存在する道路などの距離を示す標識のことで，1マイルごとに石が置かれていたところからそのようによばれるようになりました．本章でもそれにならい，おおよその獲得月齢を示していますが，定型発達を遂げる児でも，マイルストーンとまったく同じペース，スピードで発達するとは限りません．臨床では，マイルストーンはあくまでも目安としてとらえ，個々の児がもつ機能をていねいに評価しましょう．

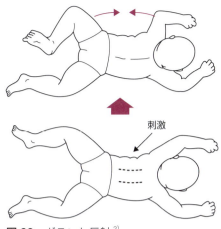

図22 ガラント反射[2]

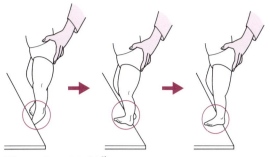

図23 台のせ反射[2]

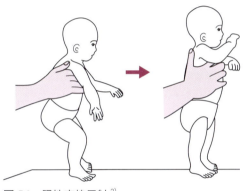

図24 陽性支持反射[2]

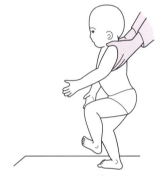

図25 原始歩行[2]

(3) ガラント反射（galant reflex）（図22)[2]

腹臥位のまま検者の手で挙上し，乳幼児の脊柱の外側をゆっくり上から下へこすると同側の脊柱筋が収縮し，反対側に凸の側弯を示します．妊娠32週から出現し，生後2カ月で消失（統合）します．この反射が残存すると，体幹部の対称的な安定や頭部の独立した運動の発達を阻害し，座位，立位，歩行の獲得に影響を及ぼします．

(4) 台のせ反射（foot placement reflex）（図23)[2]

児を支えて，足背がテーブルの端に触れるようにすると，下肢を上げてテーブルの上に足を置きます．妊娠35週から出現し，生後2カ月で消失（統合）します．

(5) 陽性支持反射（positive supporting reflex）（図24)[2]

足底あるいは足趾に対して圧刺激を与えると屈筋群，伸筋群の両方に同時収縮が起こり，関節が強く固定されます．妊娠35週から出現し，生後1～2カ月で消失（統合）します．残存すると歩行を阻害します．

(6) 原始歩行（自動歩行）（automatic walking reflex）（図25)[2]

垂直位に支えた立位で前方へ傾けると交互に両下肢で足踏みをします．妊娠37週から出現し，生後2カ月で消失（統合）します．

(7) 手掌把握反射（palmar grasp reflex）（図26)[2]

検者の指を手掌に入れ圧迫すると腕や手すべての関節の共同的な屈曲が起こります．出生時から出現し，生後3～6カ月で消失（統合）します．残存すると随意的な把握を阻害します．

(8) 足底把握反射（plantar grasp reflex）（図27)[2]

足底部母趾球を検者の指で押すと足趾の屈曲が起こり検者の指をつかむようにします．妊娠28週から出現し，立位がとれるようになる生後9～10カ月くらいで消失（統合）します．立位の

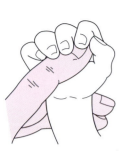
図26　手掌把握反射[2]

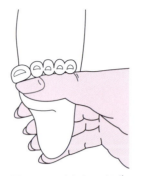
図27　足底把握反射[2]

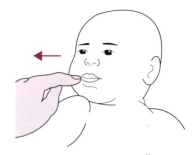
図28　口唇（探索）反射[2]

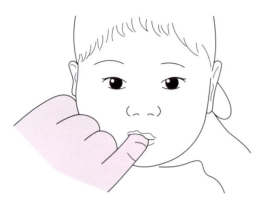
図29　吸啜-嚥下反射

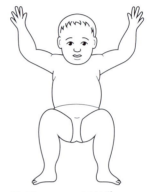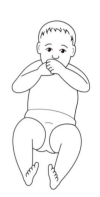
図30　モロー反射[2]

とり始めでは，床面を把持するために随意的に屈曲することがあるため，区別が難しい場合があります．残存すると立位・歩行を阻害します．

2）橋・延髄レベル

橋を中心とする脳幹部の反射です．一般的には生後4〜6カ月くらいで消失（統合）します．

（1）口唇（探索）反射（rooting reflex）（図28）[2]

口腔周辺への接触刺激により刺激の方向へ頭部を回旋させます．妊娠28週から出現し，生後2〜3カ月で消失（統合）します．この反射により，乳首を口で探索し哺乳を可能にします．運動発達では，頭部の回旋運動を促通し，定頸に役立ちます．

（2）吸啜-嚥下反射（sucking-swallowing reflex）（図29）

上下口唇間，口腔内に乳首や指を挿入すると律動的な吸啜運動を繰り返します．妊娠28週から出現し，生後4〜6カ月で消失（統合）します．この反射により哺乳を可能にします．また，口腔周辺の運動，呼吸運動の活性化にも役立ちます．残存すると，舌の動きを阻害したり，口腔感覚刺激を受けることを妨げたりします．

（3）モロー反射（Moro reflex）（図30）[2]

新生児の頭部と体幹部を抱き上げ，新生児の頭を15 cm下の検者の手に落下させると，上肢を伸展・外転させ，手掌を開大させたあと（第1相），ゆっくりと抱え込むように上肢を屈曲・内転させます（第2相）．妊娠28週から出現し，生後5〜6カ月で消失（統合）します．この反射は，出生時の屈曲優位からの脱却に役立ちます．残存すると頭部の立ち直り反応，ランドウ反応，平衡反応などの獲得を阻害します．

（4）引き起こし反射（traction reflex）（図31）

背臥位の新生児の両手に親指を入れてゆっくりと引き起こすと，手足を内側に屈曲して頸を持ち上げ，あたかも自分で起きようとしているようにみえます．妊娠28週から出現し，生後2〜5カ月で消失（統合）します．残存すると手の随意的な握りを阻害します．

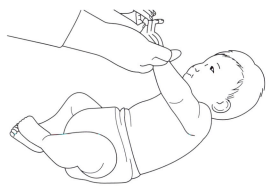

図31 引き起こし反射

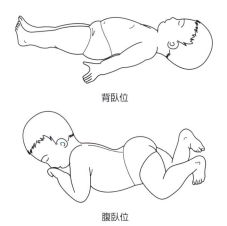

背臥位

腹臥位

図32 緊張性迷路反射[2]

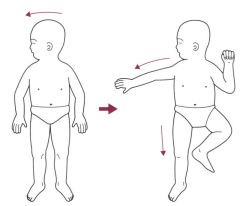

図33 非対称性緊張性頸反射[2]

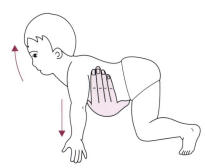

図34 対称性緊張性頸反射[2]

(5) 緊張性迷路反射（tonic labyrinthine reflex：TLR）（図32）[2]

新生児を背臥位にさせると，四肢，頸部，体幹部の筋が伸展し，腹臥位にさせると屈曲します．**出生時から出現し，生後5～6カ月くらいで消失（統合）します**．残存すると寝返りや座位の獲得を阻害します．

(6) 非対称性緊張性頸反射（asymmetrical tonic neck reflex：ATNR）（図33）[2]

背臥位の新生児の頭部を他動的に一方に回旋させると，顔側の上・下肢が伸展，後頭側の上・下肢が屈曲します．**出生時から出現し，生後4～6カ月で消失（統合）します**．四肢の活動範囲の拡大に役立ちますが，残存すると左右対称性の獲得や平衡反応の出現を阻害します．

(7) 対称性緊張性頸反射（symmetrical tonic neck reflex：STNR）（図34）[2]

四つ這い位の新生児の頸部を他動的に屈曲させ

ると上肢屈曲と下肢伸展が起こり，頸部を伸展させると上肢伸展と下肢屈曲が起こります．**生後4～6カ月ごろから出現し，生後8～12カ月くらいで消失（統合）します**．残存すると四つ這いや立位，歩行の獲得を阻害します．

●姿勢反応（postural reaction）

1）中脳レベル

屈曲優位，従重力の状態から，筋の随意性が増し，抗重力，伸展や分離運動が可能となると，中脳に中枢をもつ反応を基盤とした姿勢反応が出現し始めます．

(1) ランドウ反応（Landau reaction）（図35）[2]

腹臥位で水平面上につり下げ，頭部を挙上させると体幹部と下肢が伸展します．**生後3～4カ月から出現し，生後12～24カ月くらいに消失（統合）します**．対称的な脊柱起立筋の賦活に役立ちます．

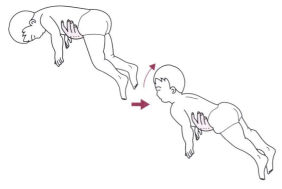

図35 ランドウ反応[2)]

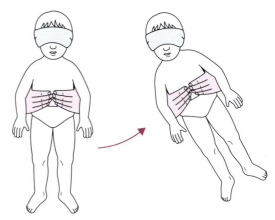

図36 迷路性立ち直り反応[2)]

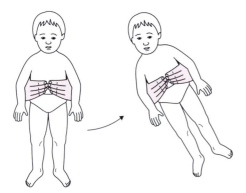

図37 視覚性立ち直り反応[2)]

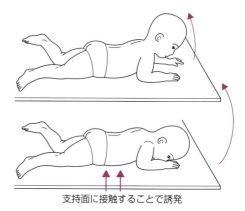

支持面に接触することで誘発

図38 頭に働く体の立ち直り反応[2)]

（2）立ち直り反応（righting reaction）

立ち直り反応とは，身体が空間で正常な位置（垂直位）を保つようにする反応です．立ち直り反応には以下の5つがあります．

①**迷路性立ち直り反応**（labyrinthine righting reaction）（**図36**）[2)]

目隠しをして空間で肢位を変えると頭部を垂直位にする反応です．腹臥位や背臥位では出生時〜生後2カ月（あるいは生後3〜5カ月）から出現し，座位，立位では生後6〜7カ月ごろより出現し，生涯持続します．

②**視覚性立ち直り反応**（optical righting reaction）（この反応は大脳皮質が関与する反応です）（**図37**）[2)]

空間で肢位を変えると頭部を垂直位にする反応です．腹臥位や背臥位では出生時〜生後2カ月（あるいは生後3カ月）から出現し，座位，立位では生後5〜6カ月ごろより出現し，生涯持続します．

③**頭に働く体の立ち直り反応**（body righting reaction acting on the head：BOH）（**図38**）[2)]

身体の一部が支持面に接すると頭部を正すように反応します．頭部に対して身体のアライメントが崩されたときに，頭部の動きで全体のアライメントを修復しようとする反応と解釈することもできます．出生時〜生後2カ月（あるいは生後4〜6カ月）から出現し，5歳くらいで消失（統合）します．

④**体に働く体の立ち直り反応**（body righting reaction acting on the body：BOB）（**図39**）[2)]

体幹部の一部に回旋が加わると体幹部を対称な位置にする反応です．生後4〜6カ月から出現し，5歳くらいで消失（統合）します．

⑤**体に働く頸の立ち直り反応**（neck righting reaction acting on the body：NOB）（**図40**）[2)]

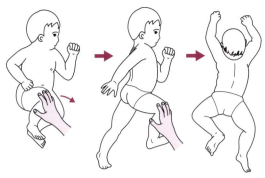

図39 体に働く体の立ち直り反応[2]

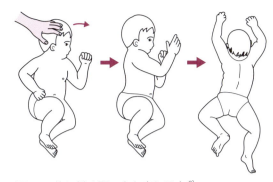

図40 体に働く頸の立ち直り反応[2]

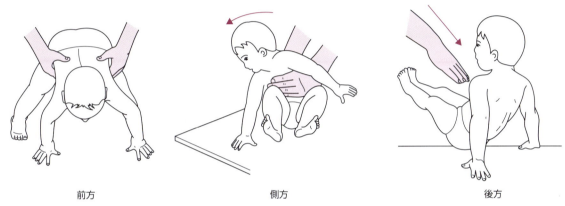

前方　　　　　　　側方　　　　　　　後方

図41 保護伸展反応[2]

背臥位で頭部を一方に向けると，頸，体幹部，腰部がその方向に回転する反応です．減捻性立ち直り反応ともよばれます．**生後4〜6カ月（あるいは出生〜2カ月）から出現し，5歳くらいで消失（統合）します．**寝返りの獲得に必要な反応です．

● 平衡反応（equilibrium reaction）

1）大脳皮質レベル

大脳皮質が関与する反応で，歩行や片足立ちなどの高度な動作を可能とします．大脳皮質のほかに，大脳基底核，中脳，橋，延髄，小脳が正常に機能する必要があります．

(1) 保護伸展反応（パラシュート反応）（protective extension reaction）

身体がバランスを崩すとき，転倒を防ぐために働く反応です．姿勢保持や座位，立位，歩行獲得に重要な反応です．大脳皮質が関与する平衡反応とされます．

① 保護伸展反応（前方）（図41）[2]

座位で前方に傾ける，もしくは，水平腹臥位に

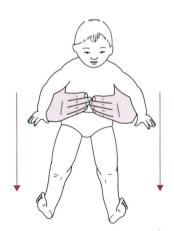

図42 保護伸展反応（下肢）[2]

保持し上部体幹を急激に下方へ倒すと上肢が前方に伸展し身体を支えます．**生後6カ月ごろより出現し，生涯持続します．**

② 保護伸展反応（側方）（図41）[2]

座位で側方に傾けると傾いた方向の床面に上肢が伸展し身体を支えます．**生後7〜8カ月ごろより出現し，生涯持続します．**

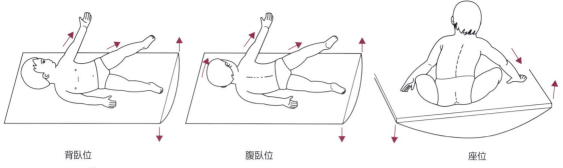

図43 傾斜反応[2]

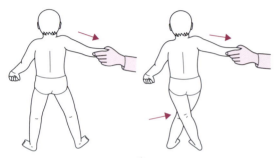

図44 ステッピング反応[2]

③保護伸展反応（後方）（図41）[2]

座位で後方に傾けると上肢が後方に伸展し身体を支えます．生後9～10カ月ごろより出現し，生涯持続します．

④保護伸展反応（下肢）（図42）[2]

空間で垂直位に保持し，床に向かって落下させると，股関節が外転・外旋，膝関節が伸展，足関節が背屈し，足底部で体を支えます．生後4カ月ごろより出現し，生涯持続します．

(2) 傾斜反応（tilt a board reaction）（図43）[2]

バランスボードに四肢を伸展した臥位や立位などで乗せ，バランスボードを傾斜させると上側の上・下肢が外転・伸展します．生後6カ月ごろより出現し，生涯持続します．

(3) ステッピング反応（stepping reaction）（図44）[2]

立位で前後左右に引く（倒す）と前後ではどちらかの下肢が引かれた側に一歩出て体重移動をスムーズにし，左右では反対側の下肢が倒れた側に交差して体重を支える反応です．生後10～18カ月ごろより出現し，生涯持続します．

感覚統合機能の発達

私たちは日常生活のなかで，環境から多くの感覚刺激を受け取り，それに応えるという形で，行動を起こしています．たとえば，テレビの音が大きすぎると感じたら（聴覚刺激）音量を下げますし，暗くなってきたと感じたら（視覚）電気をつけます．このような目に見える行動以外にも感覚統合機能は生活のあらゆる場面で働いています．たとえば，箸で豆腐を食べようとしたとき，イメージしていた豆腐の硬さと箸から伝わってくる豆腐の硬さに違いがあったとしたら，豆腐の表面から箸を通して伝わる反力を指で感じ取りながら（触圧覚），若干の力加減の修正をします．このように，私たちは常に環境から感覚刺激を受け取り，それを脳で解釈・判断し，適切と思われる運動を出力しています．感覚統合理論を最初に提唱した，米国の作業療法士エアーズ（Ayres）は感覚統合機能の発達を4つの段階に分けて説明しています[12]．最初に必要なことは，各感覚が十分に刺激され，適度なインパルスが受容器から脳に送られることです．そして，これらの感覚の統合が段階的になされていきます．

●第1段階

触覚系機能に基づく情緒の発達，前庭-固有感覚機能に基づく姿勢制御の発達などがなされる時期です．触覚系機能の発達では，保護者に抱かれた乳幼児は口腔周辺への触覚刺激を感じ取り，そちらに顔を回旋させ乳首を吸うことにより栄養を摂取します．また，抱っこによる身体的接触は乳

幼児に安心・安全感を与え，母子の情緒的結びつきが構築されます．そして，情緒的安定性や対人交流の力の発達につながっていきます．前庭-固有感覚の統合の発達では，たとえば，定頸が完成していない乳児は頸がぐらつくことにより前庭感覚刺激を感じ取り，頸部の筋を調整することで，頭部を正中位に保とうとするなど，姿勢反応の発達を促します．併せて眼球運動のコントロールも獲得します．また，重力を感じ取ることにより，環境空間のなかで地に足（四つ這いなら手足）をつけて確かに存在する「自分」を感じ，安心感を得ます．のちに環境探索や運動行為の発達につながっていきます．

● 第2段階

前庭-固有感覚-触覚系感覚の統合に基づく**身体図式**の獲得や**両側の協調性**，**運動企画能力**の発達が認められる時期です．抗重力での運動コントロールを身につけた児は，自分の身体を自分自身で操作していることを実感し，積極的に環境に働きかけることにより，身体図式といわれる身体の「地図」を形成していきます．身体図式には地理的要素と機能的要素があります．地理的要素とは，外界と自分の境界，つまり身体のアウトラインを指します．この機能の発達には，前庭-固有感覚-触覚系感覚統合のなかでも触覚が重要な要素です．この機能が育つことで，自己を1つの連続した空間の広がりとしてとらえたり，自己の大きさの可変性に対する気づきを生み出します．機能的要素とは，身体の運動機能（支持性，姿勢制御，筋力，柔軟性など）を指し，発達には固有感覚，前庭感覚が重要な要素です．この機能が育つことで環境に動的にかかわることが可能になります．適正な身体図式が，慣れない運動の組み立てを可能にします[13]．

● 第3段階

第2段階に視覚，聴覚が加わり，活動がより目的的になる段階です．この段階で**言葉**を獲得します．音を発することは，聴覚系と，聞いたことを処理するための前庭感覚，唇や舌の動きを感知してコントロールする固有感覚が必要です．第2段階までに獲得したこれらの機能を統合して言語を発達させます．また，視空間知覚の発達には，視覚系とものを触れたり動かしたりするための触覚や固有感覚，動きを感じ取る前庭感覚が必要です．この段階では，目的的活動のなかで，見ながら手を動かすことを多く経験します．**目と手の協調**が育つ時期です．

また，第2段階までに獲得した身体図式を用いて積極的に環境にかかわり，自己の働きかけに対して環境が変化することを実感しながら，自己への信頼感を高めていきます．ときに**自己有能感**の高まりから自信過剰となり，危険な行為につながることもあります．

● 第4段階

第4段階とは最終産物ともいわれます．就学すると児は多くの人やものとかかわる必要があります．それまでに十分に感覚統合機能を発達させておく必要があるのです．たとえば，右手と左手を機能的に使い分け，協調させて使うなど，**両側間の統合**と**左右の機能分化**が進みます．また，第3段階までに獲得した機能を用いて，多くの探索やチャレンジと成功体験を積み，集中力や自尊心，組織力や自己コントロール力を身につけます．3歳児にみられる自己の運動能力の過大評価は徐々に修正されていき，危険性の低い過小評価となっていきます[14]．幼児期に蓄積したこれらの自己への信頼感やさまざまな機能をベースに，就学後に求められる教科学習能力や他人とかかわる力を構築していきます．

上肢機能の発達 [1〜4, 15, 16]

● 新生児期

上肢を随意的に動かすことは難しいのですが，背臥位の姿勢でATNRの影響を受け，手への注視を経験します．

● 3〜6カ月

姿勢の対称性が得られると，両手を合わせたり，手を口や膝に持っていったりするようになります．前腕体重支持ができるようになると，肩甲帯周囲筋が強くなっていきます．腹這い移動やピボットターンにより前腕の回内・外の動きを促通

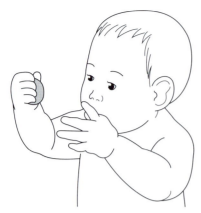

図45 玩具を目で確認する様子

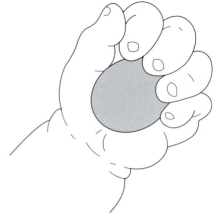

図46 全体握り

させます．また，手に持ったものを口に運ぶ動きがみられるようになります．握った玩具を口に運び，口を中継地点として持ち替えるようになります．

● 6 カ月〜

座位に余裕ができると手や目の動きに身体を合わせるようになります（**姿勢背景運動**）．手首の伸展は不十分なので，握ると腕全体が屈曲に引かれてしまう様子がみられます．この時期の手の操作は肩からの動きが中心です．手掌体重支持ができるようになるこの時期までには，すでに**手掌把握反射は消失**しています．手に持ったものを見て口に運び，口から離してふたたび目で確認する様子がみられます（**図45**）．この動作は前腕の回内・外を促通させます．また，目と手と口でものを探索することにより，視覚と触覚を統合させ，**ものの属性を把握**していきます．このような経験は，のちに直接触らなくても見ただけで感触が想像できたり，動作の構えを作ることにつながっていきます．また，この時期に，**手掌での握り**がみられるようになります．最初は手掌全体でものをつかみますが（**図46**），次第に橈側の手掌で握るようになります（**図47**）．手からもう一方の手への持ち替えが可能になります．

● 8 カ月〜

この時期は頻繁に姿勢の変換をします．手で上体を支える経験から上肢の筋のコントロールが増大し，肩の動きに左右されない腕の動きや，肘の動きに左右されない手関節の動きを獲得していき

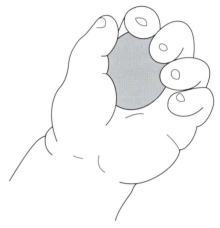

図47 橈側手掌握り

ます．また，手掌体重支持の経験は，手掌内の尺側，橈側の分化を促通し，手指間にも分離した運動を生みます．手掌内の尺側・橈側，手掌部・手指部の分化が進むと，対立運動や分離運動が備わるようになり，より巧緻な手の動作を可能にします．四つ這い移動ができるようになると動きながら周囲の環境を見るようになり，注視点の移行や**眼球の輻輳運動**が促進され，**奥行き知覚**が発達し，目標に向かって一直線に手を伸ばせるようになります．座位の安定性が増すと，上肢を操作に使用する機会が増大し，機能を強化していきます．両手を分離して動かしたり，尺側の3指を曲げて尺側に安定性をつくり，示指でものを突くつまむ動作が可能になったりします．10カ月くらいには，母指と他の四指が対立位となり，**指腹つまみ**がみられるようになります（**図48**）．

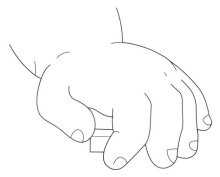

図48　指腹つまみ

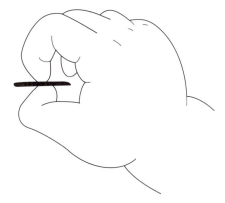

図49　指尖つまみ

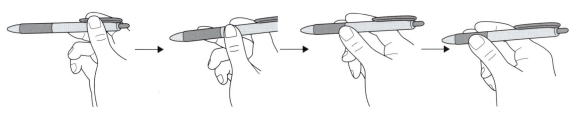

図50　シフト

● 1歳～

　座位が安定し，上肢を空間で保持して操作することが可能になります．つまんだものをそっと離す，積み木を2つ積む，指先で小さなものをつまむこと（指尖つまみ）が可能になります（図49）．たとえば，豆を容器に入れるような細かな動作では，余裕をもって腕を空中に保持し，意図をもって母指と示指を調整する能力が必要ですが，初めは容器の縁に手を置いて安定性を確保して遂行します．手首を背屈させて握れるようになると強い握りが可能になります．また，力任せではなく，摩擦や抵抗を感じながら操作することができるようになり，力の調整を身につけていきます．

　上肢機能や巧緻機能の発達には，さまざまな素材や形態のものを操作する経験が重要です．手はものの属性に合わせて最も操作しやすいように形を変えます．幼児期後期から児童期にかけて，多くの道具操作能力が求められます．これらの操作には，握る，つまむ，つかむ，放す，手を伸ばすといった基本的な機能に加え，ものに合わせたより複雑な機能が必要です．エクスナー（C. E. Exner）によると，手内操作（in hand manipulation）は，「移動」「シフト」「回転」に分類されます[17]．「移動」は，手指から手掌へ，手掌から手指への対象物の直線的な移動操作を指します．たとえば，指先でつまんだコインを掌で握るときや掌の積み木を指先に移すときに生じます．また「シフト」は，母指と他指の指腹のあいだで起き，手内操作後の対象物の最終調整として用いられることが多い操作です．たとえば，片手でトランプを広げるときや，ペンの真ん中を持って，書くために指先に移動させるときに生じます（図50）．「単純回転」は，手指が相互に動きながら，1つの単体として対象物を回転・方向転換する動作で，対象物は完全には回転せず，1/2〜1/4程度の回転にとどまります．たとえば，ペン先が尺側に向いている状態でペンを持って，書くために持ち替えるときに生じます（図51）．「複雑回転」は分離した母指とその他の指の運動でものを回転する動作で，対象物は180〜360°の回転を示します．たとえば，ペン先が橈側に向いている状態でペンを持ち，書くために持ち替えるときに生じます（図52）．

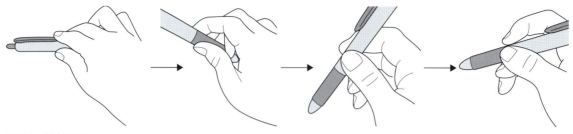

図51　単純回転

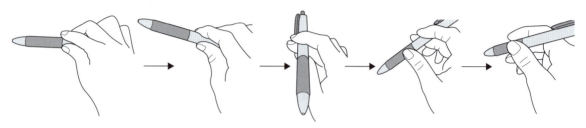

図52　複雑回転

認知機能の発達

　認知とは，環境，事物や現象の特性，状態，因果関係，法則性等を把握する働きを指します．その内容は，形，色，数，量，重さなどの具体的属性から，空間，時間，因果関係，言語，意味，価値などの抽象度の高いものまで多岐にわたります．児の発達は認知機能の発達に支えられ，また**相互に影響を受けながら進んでいきます**．

　児が環境に働きかけるモチベーションの1つとして**因果関係の理解**があります．たとえば，図53のようなベビージムとよばれる玩具の下に乳児がいます．あるとき偶然に乳児の足が玩具の一部に当たり，頭上の遊具が鳴ったとします．それに気づいた乳児は，何度か同じ経験をするなかで，自分の足を動かすこと（固有感覚）により，足が玩具に当たり（触覚），頭上の遊具が揺れる（視覚），遊具から音が出る（聴覚）ことがわかり，それがおもしろくて，手足を活発に繰り返し動かして遊びます．自分の行動とその結果がわかる，つまり因果関係が理解できることで，自分が環境に影響を与えることができることを知り，積極的に環境へ働きかけるようになります．乳児が

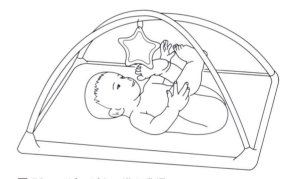

図53　ベビージムで遊ぶ乳児

玩具を口に入れてなめたり，口から出して眺めたり，その玩具を振ったりしますが，玩具の属性を複数の感覚で把握して，玩具を扱うための手の形，手の動き，力加減などの操作性を学習していきます．乳児はすべての行動において，触覚，視覚，聴覚，固有感覚，前庭感覚などの感覚刺激を複合的に受け取りながら，ものの属性や行動と結果のパターンなどを学習しているといえます．発達のかなり初期の段階からそのような遊びを通した認知機能の発達が進んでいきます．

　運動に伴って複合的な感覚刺激を受け取る**感覚運動体験**は，言語の発達にも重要です．たとえば私たちは「りんご」がわかります．赤くて丸くて果軸のついた「あの」りんごが頭に浮かぶでしょ

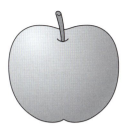

図54　複数の感覚運動体験をベースに理解された「りんご」

う（図54）．しかし，半分に切ったりんごやウサギ型のりんごも，手に持ったときのりんごの重さや触った感触も，りんごの匂いや味も，噛んだときの硬さや皮ごと食べたときの口腔内の感触も，このように記載されると容易に生々しくそれをイメージできます．私たちが「りんご」と言ったときには，そのような複数の感覚運動体験をベースに理解された「りんご」を示しています．言葉は膨大な具体的体験を抽象化してぎゅっと凝縮する役割があるのです．

空間認知機能の発達のなかで大切な要素として重力の存在があります．乳児は母体から地球上に生まれてすぐに重力に遭遇しますが，重力に引っ張られることによって「下」がわかり，それにより，下の反対としての上がわかるのです．そして，徐々に重力に抗する力を身につけ，3～4カ月になると左右対称の姿勢での正中位指向がみられ，自分の中心軸を獲得します．そして，左右交互の運動を繰り返すことで，中心軸を基準とした左右が明確になっていき，また，自己を中心として視覚的に把握できる空間である前と見えない後ろのあることがわかるのです．このように空間認知の発達には，空間の中での自己の身体の定位が不可欠です．私たちは，自己の身体を基準にしてものや人との距離感を把握していますので，この機能の未発達は社会性の発達にも影響します．

社会性とは多義的な概念であるといえますが，一般的には社会に適応する力として社会性を捉えていると思います．要求される社会性は文化背景やライフステージなどの状況によって変わります．また，個人の価値観も影響しますので，社会性を評価する際には，同じ現象であっても見る人によってその判断が異なる場合もあることを念頭

においておく必要があります．

視覚機能の発達[1～4, 15, 16]

環境の探索と安全性の確認に視覚機能は役立ちます．また見たものは聞いたものよりも覚えやすく記憶容量が大きいため，表象的理解にも重要です．

●新生児期

視覚内にあればものに目を向ける視覚定位反射がみられます．コントラストの強いもの，明るいもの，動くものが目を引きやすくなります．定頸前では，背臥位での頸部の筋のコントロールはまだ発達していないので，頭部が回旋して側方にあるときに視覚の安定性が得られます．

●3カ月～

定頸を獲得すると頸の動きから分離して目を動かせるようになります．姿勢が左右対称的になると両眼視，注視，固定視が可能になり，正中線上にあるものを注視でき，180°追視が可能になります．正中線上にある手を注視する様子もみられます．目と手の関係は身体意識の発達の第一段階です．この時期には，目，鼻，口の識別により，顔の認識が可能になります．

●6カ月～

あらゆる方向への追視が可能になります．小さいものを持続的に注視することもできるようになり，眼球の基本的な運動はこの時期に完成します．

摂食機能の発達[15, 18, 19]

摂食とは，食べることであり，人間の基本的な行為としての，食物を摂取する行動を指します．嚥下とは，飲み込むことであり，食塊を口腔から胃へ送り込む一連の輸送運動です．食塊とは咀嚼され飲み込みやすくなった一塊の食物を意味します．

嚥下は5つの段階に分かれて行われます．第1期は認知期もしくは先行期とよばれます．食物が口に入る前の段階で食物を見て（認知），何をど

のくらい食べるか，どのように食べるかを判断します．第2期は準備期で，食物を捕食し，咀嚼・食塊形成してから嚥下運動が行われるまでの段階です．第3期は口腔期で口腔から咽頭へ食塊を送り込む段階です．ここで，随意運動から不随意運動へ移行します．第4期は咽頭期で反射運動により食塊を咽頭から食道へ移送する段階で，第5期は食道期で蠕動運動により食塊を食道から胃へ移送する段階です．

摂食機能の発達としては，哺乳機能（吸啜能力）は胎児期に発達し，捕食-咀嚼-嚥下という，摂食機能（摂食能力）の基本部分は離乳期に発達します．

胎生12週ごろには開口，口唇閉鎖，嚥下が，32週ごろには口唇（探索）反射（図28）や吸啜-嚥下反射（図29）がみられ，吸啜が始まります．出生後は原始反射の影響を受け乳児嚥下で哺乳が行われます．乳児嚥下とは，嚥下をするときに顎と口唇を開いたまま乳首をくわえ，口唇を乳房に押しつけたままで吸啜・嚥下をします．舌は前後運動をしていることが特徴です．5カ月ごろになると，随意的な吸啜・捕食・成熟嚥下ができるようになり，1歳を超えるころには咀嚼機能を獲得します．成熟嚥下とは，私たちが普段行っている嚥下で，呼吸を止め，顎と口唇を閉じたまま行います．舌は上の前歯の付け根に固定されており，そこを起点に，舌背，奥舌と口蓋に押し当てながら陰圧を作り，食物を咽頭部まで押し入れて嚥下します．

● 哺乳から離乳へ

離乳の開始前から，児は指しゃぶりや玩具なめを盛んに行います．口周囲の触覚や圧覚を受け入れる経験を多くしており，スプーンや食物の刺激に対して適切な運動を引き出す準備をしていると考えることができます．頸が座り，支えてあげると座位がとれるようになる生後5カ月くらいから離乳期が始まります．このころには食物を見せると興味を示すようになっています．

● 離乳初期（5〜6カ月）

嚥下練習，捕食練習により嚥下機能，捕食機能を獲得します．この時期には上唇より下唇のほうが活発で，嚥下時に下唇が口内に引き込まれる様子がみられ，口角はほとんど動きません（図55）．舌の動きは前後運動で，顎の動きは単純上下運動がみられます．食形態はヨーグルトなどのどろどろのピューレ状のものが適しています．

● 離乳中期（7〜8カ月）

押しつぶし嚥下を獲得します．舌先が口蓋ヒダに押しつけられ，舌の上下運動により食物が押しつぶされます．嚥下時には口角が左右に開かれる様子がみられます（図56）．食形態は豆腐や熟れたバナナ，軟らかく煮たかぼちゃなどの舌でつぶせる硬さのものやマッシュ状のものが適しています．

● 離乳後期（9〜11カ月）

すりつぶし機能を獲得します．食物を口腔内で処理しているときには，片方の口角が縮む様子がみられます（図57）．舌先はよく動くようになり，食物を左右に運べるようになります．咀嚼時

先輩からのアドバイス

児は遊びを通して，粗大運動，巧緻運動，視覚機能，感覚統合機能，認知機能，言語コミュニケーション機能などを獲得していきます．各機能は相互作用しながら，順序性や方向性をもって進みます．作業療法場面では，各機能の発達を目指した治療が行われますが，作業療法士が考える治療目標達成のための活動が，児にとって遊び活動として成立するためには，活動のレベルが児の機能とちょうど合っていること，児が活動に興味・関心を示していること，児の主体性を重視していることなどがポイントです．これらを見極めるために，児の反応を見逃さないようにしましょう．

離乳初期の動き（5〜6カ月ごろ）	離乳中期の動き（7〜8カ月ごろ）	離乳後期の動き（9〜11カ月ごろ）
・上唇の形は変わらず下唇が内側に入る	 左右同時に伸縮 ・上下唇がしっかり閉じて薄くみえる ・左右の口角が同時に伸縮する	偏側に交互に伸縮 ・上下唇がねじれながら協調する ・咀嚼側の口角が縮む（偏側に交互に伸縮）

図55 下唇の引き込み（離乳初期）　　図56 口角が左右に開く様子（離乳中期)[2]　　図57 口角が偏る様子（離乳後期)[2]

には，食物を上下の臼歯部に載せ，舌と頬で両側からはさんで食物がずれないように調整しています（図58）．顎は単純上下運動から徐々に臼摩様の運動が可能となります．食塊形成が可能となり咀嚼運動が完成します．食形態は野菜の煮物など歯茎部ですりつぶすことができる硬さのものが適しています．

その後，自食準備期，**手づかみ食べ**機能獲得期を経て，**食具食べ**機能を獲得していきます．これらの摂食・嚥下機能は，それぞれの時期が重なり合って発達していきます．哺乳から離乳初期には，一気に切り替わるわけではなく，離乳初期食とミルクを両方摂取する時期がありますし，手づ

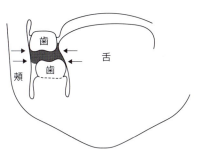

図58 咀嚼時の協調した動き

かみ食べから食具食べへの移行も，手で食べたり食具を使ったりしながら，徐々に手を使わずに食べられるようになっていきます．

確認してみよう！

- 運動機能の発達の原則の1つである方向性の原則で，運動発達は頭部-脚部方向と（ ① ）-（ ② ）方向と粗大-微細方向へと獲得されます．
- 定頸は（ ③ ）カ月で獲得されます．このころには，腹臥位では前腕で上体を支える（ ④ ）がとれるようになり，上肢肩甲帯周囲筋が強化されていきます．腹臥位，背臥位ともに，左右対称的な（ ⑤ ）指向が認められます．
- 随意的な非対称性，分離性，交互性の運動が発達する（ ⑥ ）カ月の時期に寝返りが獲得されます．このころの上肢の操作は（ ⑦ ）からの動きが中心であり，握りのパターンは（ ⑧ ）把握です．摂食面では，（ ⑨ ）期が始まっています．
- スムーズな四つ這い移動は10カ月で獲得されます．この時期には，安定した座位で両腕を自由に使用し，つまみでは（ ⑩ ）つまみが可能となります．また，（ ⑪ ）保護伸展反応が出現します．
- 歩行は（ ⑫ ）カ月で獲得されます．初期歩行の特徴としては，下肢は支持面を広く取る（ ⑬ ），上肢は挙上してバランスをとる（ ⑭ ）がみられます．摂食面では（ ⑮ ）機能が獲得されており，食塊形成が可能となり，（ ⑯ ）運動が完成されます．
- 感覚統合機能の発達の第1段階では，（ ⑰ ）覚系機能による情緒の発達と（ ⑱ ）覚-（ ⑲ ）覚系機能による姿勢制御の発達がなされます．その後，第3段階になると（ ⑳ ）覚，（ ㉑ ）覚が加わって目的的活動が可能となっていきます
- 認知機能のなかでも，（ ㉒ ）の理解は，自己の行動とその結果の関係に興味を示し，積極的に環境に働きかけることを促進します．
- （ ㉓ ）機能は，自己の身体を中心に，上下，前後，左右と広がっていきます．

解答

①中枢　②末梢　③3　④前腕体重支持　⑤正中位　⑥6　⑦肩甲帯　⑧手掌　⑨離乳　⑩指腹　⑪後方　⑫12～15　⑬ワイドベース　⑭ハイガード　⑮すりつぶし　⑯咀嚼　⑰触　⑱前庭感　⑲固有感　⑳視　㉑聴　㉒因果関係　㉓空間認知

※⑱と⑲，⑳と㉑はそれぞれ順不同

（有川　真弓）

引用・参考文献

1) Lois Bly（木本孝子，中村 勇共訳）：写真でみる乳児の運動発達．協同医書出版社，1998．
2) 上杉雅之監修：イラストでわかる小児理学療法．医歯薬出版，2013．
3) 岩崎清隆：標準理学療法学・作業療法学専門 基礎分野 人間発達学．医学書院，2010．
4) 河村光俊：PTマニュアル小児の理学療法．医歯薬出版，2002．
5) 板橋家頭夫ほか：2005年に出生した超低出生体重児の死亡率．日小児会誌 115：713-725，2011．
6) Takayanagi T et al：極低出生体重児の6歳時における精神運動発達の検討．Pediatrics International 55：594-598，2013．
7) 加藤文英ほか：当院での在胎26週未満の超早産児の予後と課題 在胎22-23週と在胎24-25週出生児との2群間比較．島根医学 33：80-85，2013．
8) Lee E et al：早期産児と満期産児の運動発達の比較．Journal of Physical Therapy Science 23：745-748，2011．
9) Kimura-Ohba S et al：乳児期の運動マイルストーン獲得の多様性と独歩獲得時期 日本のこどものコホート研究より．Pediatrics International 53：950-955，2011．
10) Uesugi M et al：Alberta Infant Motor Scale を用いた健常小児の運動発達の長期観察．Journal of Physical Therapy Science 23：613-615，2011．
11) Saccani R et al：家庭における生物学的因子およびアフォーダンスと乳児の運動発達との関連．Pediatrics International 55：197-203，2013．
12) A. Jean Ayres（佐藤 剛監訳）：子どもの発達と感覚統合．協同医書出版社，1983．
13) 加藤寿宏：コミュニケーションの発達―広汎性発達障害児と共に遊びを楽しむために―．感覚統合研究 10：1-8，2004．
14) 加藤寿宏，山田 孝：子どもは自分の運動能力をどのくらい正確に把握しているのか？．作業療法 29：73-82，2010．
15) 長崎重信監修：作業療法学ゴールドマスターテキスト7 発達障害作業療法学．メジカルビュー社，2011．
16) 新田 収ほか：知りたかった！PT・OTのための発達障害ガイド．金原出版，2012．
17) Jane Case-Smith, Charlane Pehoski（奈良進弘，仙石泰仁監訳）：ハンドスキル―手・手指スキルの発達と援助．協同医書出版社，1997．
18) 日本作業療法士協会編：作業療法マニュアル55 摂食・嚥下障害と作業療法．2013．
19) 田角 勝，向井美惠：小児の摂食・嚥下リハビリテーション．医歯薬出版，2006．

第4章 発達障害―自閉スペクトラム症/自閉症スペクトラム障害

エッセンス

- **発達障害**とは，自閉スペクトラム症(旧，広汎性発達障害)，学習障害，注意欠陥多動性障害，その他これに類する脳機能の障害で，その症状が通常低年齢において発現するものです．
- **自閉スペクトラム症**とは，①社会コミュニケーションや対人的相互反応における持続的な欠陥，②行動，興味，活動の限定された反復的な様式をもち，③その症状は早期に存在し，①②の症状が社会的，学業的，その他の重要な領域で表れます．
- 作業療法(occupational therapy)では，**日常生活**，**学業**，**遊び**などの作業遂行を促す一方で，それらの能力の基礎になる感覚-運動機能の改善を促すことを目標とします．
- 青年期には，社会生活におけるコミュニケーション障害をベースとした生活障害が現れることが多く，就労場面等で問題となることが多くあります．具体的には，社会的な暗黙のルールがわからない，場の状況を理解しがたい等の障害から，対人関係上・職業上の問題が発生しやすくなります．作業療法士(occupational therapist：OT)は問題の具体的な内容とその背景にある行動特性を適切に評価することが求められます．
- 作業療法では，具体的な作業活動のなかで，自分の苦手な場面への適応的な対処を身につけていきます．OTが対象者と一緒に活動の振り返りを行い，自分自身の行動特性について理解を深め，良いところを伸ばし，苦手な部分についてはより円滑な行動をとれるようになることを目指します．

発達障害とは？

●発達障害

日本で2005年に施行された発達障害者支援法で「発達障害」とは「自閉症，アスペルガー障害その他の広汎性発達障害（DSM-IV-TRによる分類），学習障害，注意欠陥多動性障害その他これに類する脳機能の障害であってその症状が通常低年齢において発現するものとして政令に定めるもの」とあります[1]．また，同法の施行令第1条では，これらの診断以外に「脳機能の障害があって，その症状が通常低年齢において発現するもののうち，言語の障害，協調運動の障害その他厚生労働省令で定める障害」も含まれています．省令で定める障害とは，「心理的発達の障害」および小児（児童）期および青年期に通常発症する「行動および情緒の障害」を意味します[1]．

●発達性協調運動症

低年齢で発現する言語の障害，協調性の障害を主とするものとして発達性協調運動症（発達性協調運動障害，developmental coordination disorder：DCD）があります[2]．

その特徴を以下に示します．

① 運動，動作などの協調性が生活年齢，発達年齢や知能年齢より低い．
② ①が日常生活や学業を妨害している．
③ 身体疾患や広汎性発達障害の基準を満たすものではない．
④ 知的障害がある場合は，運動の困難さは増す．

自閉スペクトラム症 / 自閉症スペクトラム障害

DSM-5（Diagnostic and Statistical Manual of Mental Disorders, Fifth Edition）による診断基準[3]を表1に示します．また，日常生活場面で観察しうる特徴は表2を参考にしてください．自閉スペクトラム症（Autism Spectrum Disorder）の症状は，その名が示すように症状は連続的なものです．そして，環境因子（人的，物理的），ライフステージによっても求められる社会的課題によっても変化するものです．作業療法士（occupational therapist：OT）は，自閉スペクトラム症がある児・者の環境因子，求められている課題，障害があることから生まれるニーズを総合的に評価します．

乳幼児期，学童期

●臨床像

表2に，乳幼児期，学童期の日常生活場面でのおもな臨床像を示します[4,5]．自閉症スペクトラム障害の臨床像は，知的障害が重いほどその問題は大きくなります．また，環境との相互作用やライフステージにおいても変化します．つまり，臨床像は連続的に捉えることが大切です[4]．

●OTとして臨床像をどう捉えるのか

自閉スペクトラム症の中心的障害は社会性の障害ですが，発達の初期から感覚処理機能の偏りや，粗大運動や巧緻運動の基盤となるバランス機能や姿勢調整機能の発達に問題がみられます[4]．このような感覚-運動系の不都合により，日常生活や学習課題が，うまく遂行できないことや友人とうまく遊べないことから二次的に社会性の問題を引き起こすことがあります．

●評価（第1章参照）

1）情報収集（環境因子の情報収集）

カルテや個別支援計画表などから，対象児の社会的・基礎的・医学的情報を収集し，対象児と保護者を取り巻く環境因子を整理します．とくに，生育歴，既往歴から感覚-運動機能や乳児期の保護者との2者関係から育まれる情動共有の有無（ほほえみの共有，視線の共有）などは，今後の評価に重要な情報です[9,10]．これらの情報と，リハビリテーション目標や個別支援計画の目標を基にして，作業療法で実施すべき評価（観察，面接，検査・測定）を準備します．

2）作業療法評価

（1）観察

自閉スペクトラム症の特徴が顕著な場合は，と

表1 DSM-5における自閉スペクトラム症の診断基準

A	複数の状況で社会的コミュニケーションおよび対人的相互反応における持続的な欠陥があり，現時点または病歴によって，以下により明らかになる（以下の例は一例であり，網羅したものではない）
(1)	相互の対人的〜情緒的関係の欠落で，例えば，対人的に異常な近づき方や通常の会話のやりとりのできないことといったものから，興味，情動，または感情を共有することの少なさ，社会的相互反応を開始したり応じたりすることができないことに及ぶ．
(2)	対人的相互反応で非言語的コミュニケーション行動を用いることの欠陥，例えば，まとまりのわるい言語的，非言語的コミュニケーションから，視線を合わせることと身振りの異常，または身振りの理解やその使用の欠陥，顔の表情や非言語的コミュニケーションの完全な欠陥に及ぶ．
(3)	人間関係を発展させ，維持し，それを理解することの欠陥で，例えば，さまざまな社会的状況に合った行動に調整することの困難さから，想像上の遊びを他者と一緒にしたり友人を作ることの困難さ，または仲間に対する興味の欠如に及ぶ．
B	行動，興味，または活動の限定された反復的な様式で，現在または病歴によって，以下の少なくとも2つにより明らかになる（以下の例は一例であり，網羅したものではない）．
(1)	常同的または反復的な身体の運動，物の使用，または会話（例：おもちゃを一列に並べたり物を叩いたりするなどの単調な常同運動，反響言語，独特な言い回し）．
(2)	同一性への固執，習慣への頑なこだわり，または言語的，非言語的な儀式的行動様式（例：小さな変化に対する極度の苦痛，移行することの困難さ，柔軟性に欠ける思考様式，儀式のようなあいさつの習慣，毎日同じ道順をたどったり，同じ食物を食べたりすることへの要求）．
(3)	強度または対象において異常なほど，きわめて限定され執着する興味（例：一般的ではない対象への強い愛着または没頭，過度に限局したまたは固執した興味）．
(4)	感覚刺激に対する過敏さまたは鈍感さ，または環境の感覚的側面に対する並外れた興味（例：痛みや体温に無関心のように見える，特定の音または触感に逆の反応をする，対象を過度に嗅いだり触れたりする，光または動きを見ることに熱中する）．
C	症状は発達早期に存在していなければならない（しかし社会的要求が能力の限界を超えるまでは症状は完全に明らかにならないかもしれないし，その後の生活で学んだ対応の仕方によって隠されている場合もある）．
D	その症状は，社会的，職業的，または他の重要な領域における現在の機能に臨床的に意味のある障害を引き起こしている．
E	これらの障害は，知的能力障害（知的発達症）または全般的発達遅延ではうまく説明されない．知的能力障害と自閉スペクトラム症はしばしば同時に起こり，自閉スペクトラム症と知的能力障害の併存の診断を下すためには，社会的コミュニケーションが全般的な発達の水準から期待されるものより下回っていなければならない．

（日本精神神経学会（日本語版用語監修），髙橋三郎，大野 裕（監訳）：DSM-5 精神疾患の診断・統計マニュアル．医学書院，2014．pp49-50）

くに観察が重要です．たとえば，**人の接近を嫌い，聴覚過敏**がある場合は，私たちの一般的な働きかけが，対象児にとっては何が起きるかわからないという不安につながり，作業療法を進めるにあたっての信頼関係が築きがたくなることがあります．対象児の興味，好きな人や場所を作業療法室や療育場面でよく理解してあげることが大切です．療育場面では，とくに日常生活活動（activities of daily living：ADL）の観察が重要です．同時に，好きな遊びの遂行程度から，粗大運動や巧緻運動のレベルや，それらのバックグラウンドとなる**姿勢調整機能**や**感覚処理機能**について推論したうえで，検査・測定の準備をします．

(2) 面接

とくに乳幼児期は，保護者から，対象児の日常生活の様子や養育に対する心配事や不安を**傾聴**することが大切です．また，その情報が対象児を理解することにつながります．対象児が作業療法室で自由に遊んでいる時間に行うとよいでしょう（**図1**）．日常生活（家庭や学校，幼稚園などで）や遊びについては，誰とどのようにどの程度行うことができるのかなど保護者に対して具体的な質問をします．「できる，できない」という判定を求めるような質問は避けるようにします．そのなかで**コミュニケーション能力**や**社会性，感覚-運動面**での情報を収集します．少し慣れてきたら「**臨床観察**：遊び，生活関連活動（日本感覚統

表2 乳幼児期，学童期の日常生活場面でのおもな特徴[4,5]

コミュニケーションの障害	①言葉の遅れ，②言葉での話し合いなどの相互交渉が苦手，③ビデオの台詞やCMを繰り返すなど，④情動共有ができない，⑤視線の共有，表情やジェスチャーから，情動や意図が理解できない
想像力*の障害とこだわり	①見立て遊び，ごっこ遊びができない，②並べ遊びや同じ遊びの繰り返し，③予定などへのこだわり，④オブジェや日常品の位置や扱い方，遊び方へのこだわり
感覚処理機能の偏り	①突然の音，ある音域の音を極端に嫌う，②主たる視覚刺激や聴覚刺激を弁別できない，③人から触られることを極端に嫌がるか好む，④少しの汚れも気になるまたは，まったく気にならない，⑤高いところから飛び降りるなど，極端に体からの強い刺激を好む，⑥ぐるぐる回る，飛ぶなどの運動を過剰に好む，⑦偏食が強い
粗大運動，巧緻運動が稚拙	①転びやすい，ふらふらしている，②自転車に乗れない，③片足バランスが悪い，④座っている姿勢が崩れやすい，⑤洋服をうまく着れない，脱げない，⑥道具をうまく扱えない（不器用）
社会性の障害	①コミュニケーションの障害から二次的に社会性が発達しない，②運動，感覚の障害により生活や学習課題の達成感がなく，二次的に自尊感情が低く，不安がベースになり，社会性が発達しない
原因	①神経内分泌系の調整障害，②神経伝達物質の代謝異常，③脳の特定部位の障害，④遺伝子異常，⑤環境ホルモンとの関連などが指摘されているが，不明な点が多い
発生率	1.7/100人
男女比	男：女＝4：1

*想像力：無関係の事象を結びつける心の働き．異なった領域の知覚を相互に結びつけて概念化する機能や見通しをもつなどの機能とも関係する

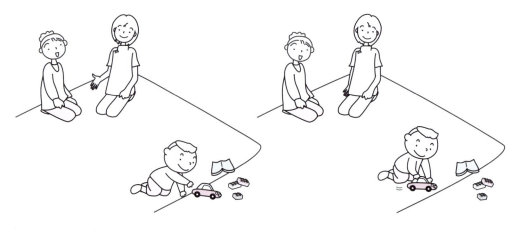

図1 面接は対象児が遊んでいる時間に行います

合学会）」[6]や「SP（Sensory Profile）[7]」「JSI-R（Japanese Sensory Inventory Revised，感覚発達チェックリスト）」[6]を用いるとよいでしょう．

(3) 検査・測定

観察や面接（聞き取り，質問紙）からどのような検査・測定を行えばよいのかについて計画を立ててから実施します．検査とは，判定基準を設けて心身機能・活動を判定することで，観察を通じた検査も含めます．

①作業遂行課題の検査・測定

・発達の全体像を捉える：発達検査を実施して全体の発達の傾向と特徴を理解します．知的障害を有している場合は，言語領域のみでなく，粗大運動，巧緻運動，ADLなど全般的な遅れもみられるため，全般的な発達の傾向を知ることが大切です．遠城寺式・乳幼児分析的発達検査法（p29）や新版K式発達検査（p32）などが有効です．

・ADLや日常生活関連活動の遂行程度を評価す

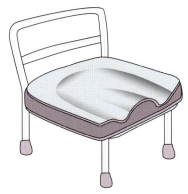

図2 対象児のお尻にフィットしやすいクッション付きの椅子

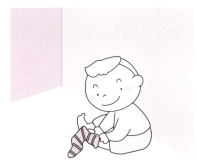

図3 壁にもたれることで身体のイメージをはっきりとさせます

る：幼児期前期では，一時的にADLの遂行が遅れることもあるので，その時期に応じた生活場面での援助方法を提案することが大切です．リハビリテーションのための子どもの能力低下評価法（Pediatric Evaluation of Disability Inventory：PEDI）や生活場面を想定して「できる，できない」という尺度を用いて観察評価を実施します[11]．

・遊びの遂行程度や遊びの共有，相互関係を評価する：2者関係や子ども集団では自閉性障害の特徴が出やすいため，不適切な行為へと発展する可能性があります．そのため視点を絞った観察や「臨床観察：遊び，生活関連活動（日本感覚統合学会）」[6] を実施します．

②作業遂行要素の検査・測定

・行動，運動，認知：JMAP（Japanese Version of Miller Assessment for Preschoolers，日本版ミラー幼児発達スクリーニング検査）[6] （p33）
・感覚処理機能：JSI-R[6]（Japanese Sensory Inventory revised）
　　　　　　　：SP[7]（Sensory Profile）
・感覚統合機能：JPAN[8] 感覚処理・行為機能検査（Japanese Playful Assessment for Neuropsychological Abilities）
・視知覚機能：DTVP（Developmental Test of Visual Perception，フロスティッグ視知覚発達検査）[11]
・行為，姿勢，協調性：臨床観察，行為検査（日本感覚統合学会）[12]

（4）統合と解釈

情報収集，観察，保護者や関係者との面接（聞き取り，質問紙）の内容から，環境因子，個人因子を整理したうえで，心身機能・身体構造，活動，参加との相互関係から，対象児が作業課題を遂行するにあたって負の要因や逆に正の要因を解釈して作業療法で介入すべき課題を明確にします．

● 作業療法
1) 作業療法
(1) 日常生活，学習，遊びなどの作業遂行を促す
①長時間座って作業をする際に姿勢が崩れやすくなる場合

滑り止めマットや低反発のクッションを利用して，座面から運動感覚（支えているという感覚）を入りやすくします（図2）．

②座って靴や靴下を履くときに，足と手をどのように動かしてよいかわからない場合

壁などを利用して体を支える部分を作ることで身体に対するイメージをはっきりとさせます．次に，足は動かさないようにして，両手で広げた靴下を足にかぶせるようにします（図3）．

③紙を持ってはさみで切る

まず初めに，紙を把持せずにはさみだけを操作できるかを確認します（図4）．次に片手で紙を把持して，もう一方の手ではさみを操作できるかを確認します（図5）．不十分な場合は，図6のように，紙を空間で把持するのではなく，押さえ

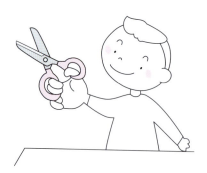

図4 紙を把持せずに片手ではさみを操作できるかを確認します

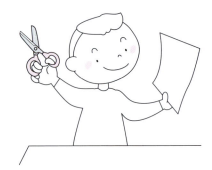

図5 紙を把持してはさみを操作できるかを確認します

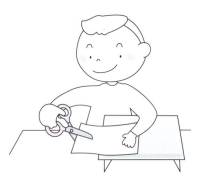

図6 台を利用して紙を押さえてはさみで切ります

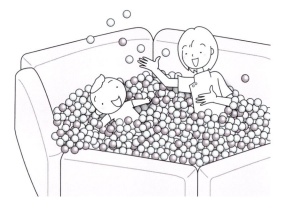

図7 勢いよくボールを動かして，ボールから受ける触覚を強く感じています

る動作にすることで負担なくはさみの操作を行うことができる．

(2) 作業遂行課題の基礎となる感覚-運動機能の改善を促す（1対1の作業療法）

対象児が求めている**感覚欲求**（sensory needs）を満たすなかで**感覚処理機能**の偏りを改善させます．**図7**のように触覚を強く求めることで自分の体を認識しようとします．そのため十分にその欲求を満たしてあげてから，**図8**のような，前庭感覚や固有感覚と統合できる遊びに進め，姿勢のコントロールができるように誘導します．続いてそのなかで目と手の協調性を促します（**図9**）．最終的には，日常生活や保育活動で課題となっている，目と手の協調性を促すような課題が遂行できるように促します．

2) ホームプログラム（療育，特別支援教育などのプログラム）

(1) **感覚-運動経験を生活場面で促す**（療育，養育の場面）

集団でのプールが苦手な理由として，初めてで予測できないことへの不安や水自体が苦手な場合が考えられます．前者の場合は，**図10**のように，服を着たままで保育士に抱っこされて足だけで遊ぶことや，小さな家庭用ビニールプールやたらいなどに少量の（非常にぬるい）お湯を入れて慣れるようにします．たらいは腰周りの安定性もよく，粗大運動や姿勢コントロールが稚拙な対象児にも適応しやすいと考えます．少しずつじょうろを対象児の体に最大限に近づけて，ゆっくり（普通にじょうろを扱うと，水がかかる刺激が点として感じやすくなり，感覚過敏な対象児には嫌な刺激となる）と体の中心部にかけて遊びます（**図11**）．

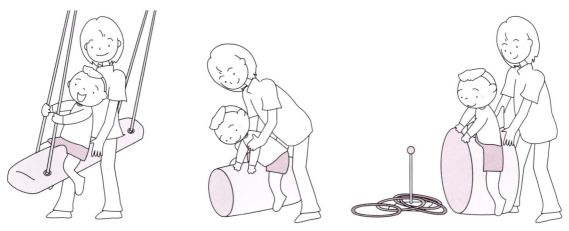

図8　姿勢コントロール（前庭感覚，固有感覚の統合）

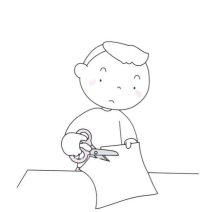

図9　目と手の協調性を促す作業

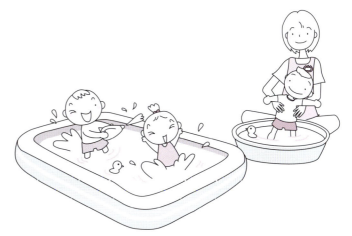

図10　集団でのプール遊びに慣れない場合の工夫

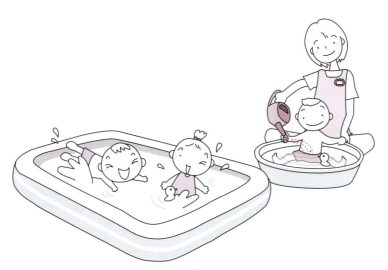

図11　図10からの発展的なプール遊びへの参加

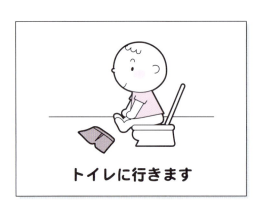

図12　絵カード

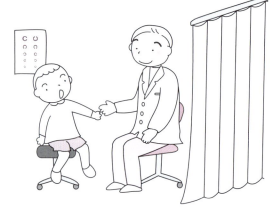

図14　不適切で他児童に迷惑がかかるような行為を注意するときは，対象児の自尊感情を傷つけないように個室でゆっくりと話をします

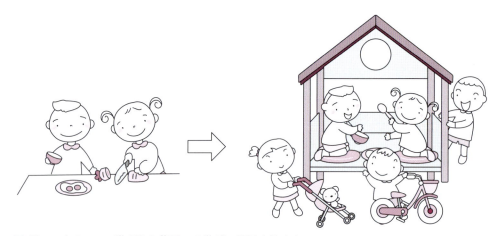

図13　2人のごっこ遊びから集団での遊びへ発展させます

(2) 生活場面での**対人―コミュニケーション能力**と**自尊感情**を高める（保育園，学校）

保育士や教員が調整役として以下のような働きかけをします．

①人的環境因子の調整

保育士は全体に指示したあと，対象児に，再度わかりやすくゆっくりと指示します．場合によっては**絵カード**などを利用するのもよいでしょう（**図12**）．また，気の合う対象児同士でのごっこ遊びややり取り遊びを促し，少しずつ大きな集団での遊びに発展させます（**図13**）．

学校などで対象児の不適切な行為を注意する場合は，多くの児が見ている場面は避け，当事者同士を児集団から離して，事情をよく聞くことから始めます（**図14**）．そして，対象児の言い分を十分に聞いてあげてから指導を行うようにします．

②物理的環境因子

1日の**スケジュールを絵や写真で伝えること**で安心して活動に参加しやすくなります（**図15**）．姿勢のコントロールや眼球運動に問題がある場合は，教室での座る位置や教科書を置く位置など配慮が必要です．また，学習道具の操作が不得意な場合は，鉛筆，下敷き，ノートなどに使いやすい工夫をします．**図16**は指をリングに通して鉛筆を握りやすくしたものです．対象児が**不安**を感じたり，**負の感情コントロール**ができなくなったり

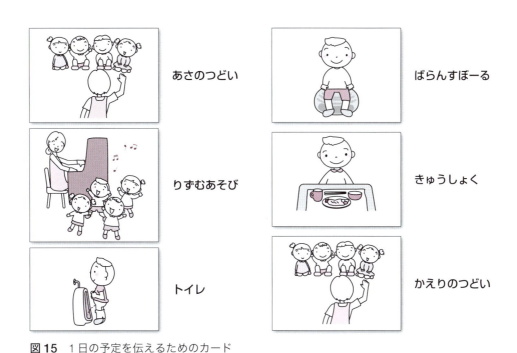

図15 1日の予定を伝えるためのカード

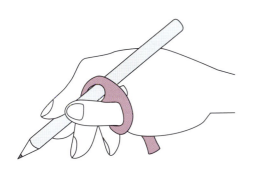

図16 学習道具の操作が不得意な場合は，図のように鉛筆の把持を補うような工夫も有効です．

した場合は，その場所を離れてゆっくりクールダウンできる場所を準備しておきます．

青年期

● 臨床像

青年期になると，これまでの家庭や学校といった限られた生活のなかから，就職などにより，より複雑で多様な社会生活に直面することが増えてきます．とくに就労場面では，社会的なルールなどが複雑に入り組み，対象者にとって対応が難しい状況になりやすいといわれています．具体的には，暗黙の了解，社会的なルールがわからず，場の状況や雰囲気，相手の反応を読み取ることができないといったことがあげられます．また一方では，結婚や異性との付き合いなど，より他者との親密な関係を求められる場面も増え，新たな生活課題が生まれる特徴的な時期です．

その結果，職場や親しい人間関係のなかで本人が大きなストレスを体験し，対象者が精神症状を経験することもあります．自律神経症状を主とする身体症状や不安，抑うつ感を訴えることが多く，場合によっては重篤なうつ病を呈することもあります．近年では，未診断もしくは未治療の広汎性発達障害の対象者が，精神症状により精神科を受診し，精神科の治療とともに，広汎性発達障害の診断を受けるというケースも増えてきています．

● OTとして臨床像をどう捉えるのか

多様化している問題点の背景には，対象者のもつ認知機能障害や感覚障害，コミュニケーションの障害が含まれています．OTとして，複雑な生活上の問題が何によって引き起こされているのか，またどのような支援が解決に結びつくのかということを捉える必要性があります．

● 評価

1）情報収集

この時期には，多様化している対象者の社会生活のなかで，何が困難となっているのかという点を具体的に把握する必要があります．一つひとつの出来事の背景にある対象者の行動特性との関係を検討し，対象者に合った方法での解決を支援するためです．そのためには，対象者に合った方法で現在の状況を聴取するとともに，職場や家族など周囲の関係者からも対象者の状況を詳しく聴取する必要があります．一般的に，職場や社会生活で対象者が引き起こしやすいといわれている問題点の例とその背景にある行動特性について**表3**に示します[13]．

2）観察

他者と共同で活動を行うような作業場面に参加してもらい，対象者のコミュニケーションや認知機能について注意深く観察をします．その際には，問題点を列挙するだけではなく，対象者のコミュニケーションや作業への取り組み方の特徴を評価することが重要です．

以下，評価の際に留意することをまとめます．

（1）コミュニケーション[14, 15]

青年期の対象者の言語能力は高いように感じられても，表情などの非言語的コミュニケーションや，冗談やたとえ話といった字義と異なるコミュニケーションの理解に困難を有している場合が多くみられます．また相手の話している内容をまとめ，理解する部分についても困難を有しています．そのため，OTは具体的で簡潔な話し方を工夫することが重要です．良心的な含みのあるものは十分に理解しにくいことがあるため，断定的な説明を好む対象者もいます．とくに治療の初期には，OTの曖昧な表現や微笑などが誤解や不安を生む場合もありますので注意が必要です．また複雑な内容を伝える際には，メモ用紙に書いて渡す

表3　職場・社会生活で起こりやすい問題点（例）と背景にある行動特性[13]

職場・社会生活で起こりやすい問題点（例）	行動特性
仕事を進めるために余計な話をする暇はないと考え，自分の必要なことを聞けたらすぐに会話を終了する	・相手のサインや気持ちを読み取ることが困難 ・自分の行動が相手にどのような印象を与えるかなどを考えた行動が苦手
正論を述べるが，他者の意見を聞けない	
思ったことをすぐに口にしてしまう	
周囲が仕事をしていても退社時間になったら帰宅する	・パターン化した生活へのこだわり ・場の状況をうまく読むことができない
予定の変更が利かない	
気が利かず言われたことしか行わない	
職場での当たり前のルールから外れたことをする	・暗黙の了解が難しい
話が行ったり来たりしてわかりにくい	・独特な言語的表現をもつ

 先輩からのアドバイス

2007年から特別支援教育が始まり，特別支援学校や特別支援学級以外で地域の通常の学級にいる，知的障害を伴わない高機能広汎性発達障害をもつ児童（特別な教育ニーズをもつ児童）へのOTの支援が展開されています．OTはこれからいっそう，児童の生活場面の評価を行い，教員と協働するなかで新しい作業療法の構築が急がれています．

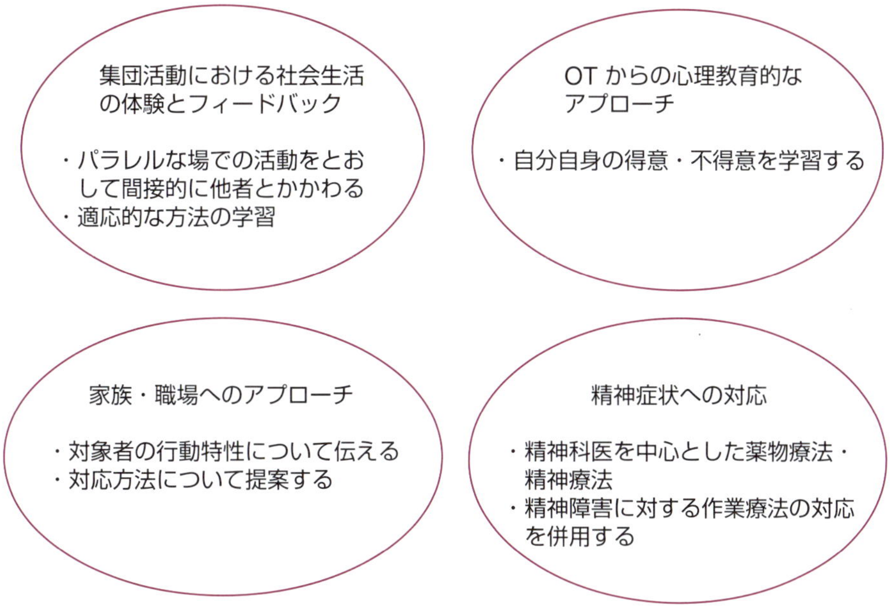

```
┌─────────────────────────┐   ┌─────────────────────────┐
│ 集団活動における社会生活  │   │ OTからの心理教育的       │
│ の体験とフィードバック    │   │ アプローチ               │
│ ・パラレルな場での活動をと│   │ ・自分自身の得意・不得意 │
│  して間接的に他者とかかわ │   │  を学習する              │
│  る                      │   │                          │
│ ・適応的な方法の学習      │   │                          │
└─────────────────────────┘   └─────────────────────────┘

┌─────────────────────────┐   ┌─────────────────────────┐
│ 家族・職場へのアプローチ  │   │ 精神症状への対応         │
│ ・対象者の行動特性について│   │ ・精神科医を中心とした薬 │
│  伝える                  │   │  物療法・精神療法        │
│ ・対応方法について提案する│   │ ・精神障害に対する作業療 │
│                          │   │  法の対応を併用する      │
└─────────────────────────┘   └─────────────────────────┘
```

図17 青年期における作業療法の概要と特徴

といった手段も有効です．

また治療の初期には，対象者が取り組みやすい話題を取り上げ，積極的に活用することが有用です．

(2) 環境面

対象者が快適に過ごせる環境での実施が必要です．時間や日課に対する**こだわりに対しては十分に配慮**し，慎重にかかわりの時間を設定します．また作業療法場面が未体験で不安が強い場合には，交通手段やキャンセル方法なども事前に確認しておくとよいでしょう．聴覚や視覚などの感覚過敏をもつ対象者に対しては，作業療法室の音や，壁紙・装飾・塗料のにおいなどにも注意を払う必要があります．

3) 検査・測定

対象者の行動特性について，観察や情報収集を通してある程度の理解が深まった段階で，より詳細な評価を行いたい場合は，**改訂ウェクスラー成人知能検査（Wechsler Adult Intelligence Scale-Revised：WAIS-R）などの知能検査**が実施されることがあります．検査の結果については，**問題点の把握と捉えるのではなく，その対象者の偏りや特徴を理解する一助として考え，対象者とも共有できる**ことが望ましいでしょう．また

これらの検査は，臨床心理士や精神科医といった他職種によって実施されることも多く，OTと他職種間の十分な情報共有が必要です．

4) 統合と解釈

具体的な生活場面から，対象者が有している社会生活技能や対人技能について評価し，その向上とより安定した適応を目指していく作業療法計画が求められます．また一方で，これらの評価した対象者の技能について周囲にわかりやすく提示することで，対象者が適応しやすい社会生活を提案することも可能です．

● 作業療法

1) 作業療法（図17）

対象者本人に対して，よりよい社会生活における適応に向け，作業療法として，社会生活の体験とそのフィードバック，心理教育的アプローチが行われます．また対象者の周囲に対して，情報提供と支援の提案を行うことで環境調整を実施します．

また本人が社会生活において大きな不適応を起こし，それによってなんらかの精神症状を呈している場合には，その症状についてもアプローチが求められます．ここでは，①，②において中核的な作業療法プログラムについて，③，④で，実施

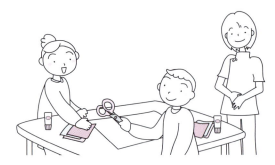

図18 作業活動における社会生活の体験とフィードバック

をとおして必要となる付随的な内容について述べます．

(1) 作業活動における社会生活の体験とフィードバック[14〜16]（**図18**）

①目的

　作業活動のなかで人と場を共有して過ごし，自分の行いたいことが受け入れられるという体験を積み重ねながら，自分の苦手な場面への適応的な対処を身につけていくことを目指します．この場合の学習では行動変容を目指すというより，適応的な回避方法の学習が主となります．

②手段

　なんらかの作業活動を実施しながら他者とかかわり，社会生活を体験します．この場合，OTと1対1で行われる個別の作業療法ではなく，パラレルな場を用いた作業療法が多く用いられます．パラレルな場とは，1つの場所でさまざまな人が，複数の異なる作業を個別に行っている場のことです．他者と場所を共有し，集団に所属しながらも同じことをしなくてもよいため，対象者にとっては制約が少なく，社会生活に伴う軋轢を回避することが可能です．こういった活動のなかで，作業遂行に伴う道具や材料の準備，貸し借りや片づけなどの具体的な行動を通して他者とかかわっていきます．

③方法（**表4**）

　OTは，対象者と，活動のなかで必要となる集団のルールや一般的なマナー（開始時間や終了時間等）について，相互に確認が可能な取り決めを行います．その結果について，集団内の具体的な活動を通して振り返り，できたことは正のフィードバックを行います．また問題行動に関しても，その場で具体的に問題の本質を説明し，本人の意図をくみ取りながらも，適応的行動（どのような行動が集団のなかで適切だったか，自分がとれる行動はどのような行動か）についてOTと一緒に検討していきます．

　また用いられる作業としては，基本的に対象者の興味に合わせた活動とします．とくに治療の初期では，対象者のペースに合わせた展開が重要です．見学をしながら具体的に説明し，いくつかの活動を提示して実際に試みてもらい，対象者自身が決定できるという保証を示すことで，より安心感をもたらすことができます．ただし，「自分がしたいことを」「いつでも自由に」といった枠組みのあいまいな状況は苦手とすることが多いため，具体的に提示することが大切です．一般的に対象者の障害特性から考慮して，他者との協働が少ない活動や単純で短時間で終了できる活動，粗大運動を中心とした活動などは比較的取り組みやすいものといえます．

表4 作業療法の有効なアプローチ[15]

作業選択	個人が興味関心を示している活動で導入する
活動の導入	利用ルールを明示して他者と間接的なかかわりが生まれるパラレルな場で行う
コミュニケーション	抽象的にならないよう，作為行動に基づいた具体的な内容で行う
目標など	作業遂行に関連し具体的な取り決めを共有する
対応	良心的な含みのある指導より，具体的で簡潔な説明を行う

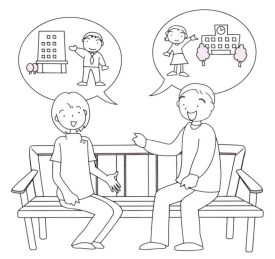

図19 心理教育的アプローチ

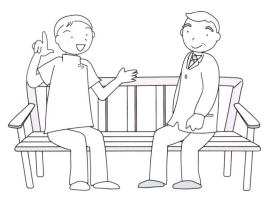

図20 家族・職場へのアプローチ

(2) 心理教育的アプローチ[17]（図19）
①目的
　面接や具体的な作業活動の場面を通して，対象者の発達特性やこれまで経験してきた出来事の状況や他者の反応の意味などをわかりやすく説明し，対象者の理解を深めることを目的とします．これは疾病や障害理解を目的とした心理教育的なアプローチです．
②手段
　OTと一緒に，面接場面や活動場面において，職場や学校などでの体験の振り返りを行います．
③方法
　振り返りにより，自分が苦手とする場面を把握することが可能です．また対象者の理解が進んだ場合には，その対処方法についても一緒に検討していきます．可能であれば，そのなかで知能検査に基づいた認知特性の説明等も行ったほうがよいでしょう．すなわち，対象者自身が，自分の特徴や苦手な部分の理解を深めていきます．
　また対象者の問題点だけではなく，社会生活上に活かすことのできる対象者の利点についても十分検討し，対象者自身が理解することも重要です．職業生活のなかでは，興味のあることについて粘り強く取り組む対象者の姿勢が高い成果を生むこともあります．このようなOTとのやり取りを通して，より適応的な社会生活を目指す姿勢を，OTと対象者とで共有することで，苦手な部分，得意な部分への理解が深まります．
　具体的な対人コミュニケーションの方法に困難を生じている場合には，ソーシャルスキルトレーニング（Social Skills Training：SST）のような具体的な技能練習を導入することもあります．SSTでは，対象者が遭遇し対応に苦慮した具体的な社会生活場面を設定し，ロールプレイを行うことで，言語的・非言語的コミュニケーションの練習を行います．

(3) 保護者・職場へのアプローチ（図20）
　安定した青年期の社会生活の維持のためには，対象者の生活障害や対人技能，行動特性について周囲の理解を得ることが非常に重要です．ともすれば，広汎性発達障害を抱える対象者は，その行動特性に対する理解の乏しさから，職場や学校において非常に問題行動の多い人物として捉えられることも少なくありません．その結果，職場等での人間関係の不和が生じ，より困難な状況に対象者がおかれることも多々あります．
　家族や職場の上司や仲間に，専門職として，作業療法場面で得られた対象者の特徴を可能なかぎり伝え，お互いに安心・安定した生活を営めるよう環境調整をしていくことが必要です．またそのなかで，具体的な対応の方法について提案することも有用です．現在では，実際の職場に出向いて

支援を行うジョブコーチ（職場適応援助者）等の支援者も活躍しており，サポート体制も徐々に整ってきています．作業療法での有益な情報を，具体的な社会生活の場へ活かせるよう，OTから発信をしていくことも重要です．

(4) 不適応から引き起こされる精神症状に対する対応

前述のように，社会生活における不適応により，強いストレスを対象者が感じている場合には，**自律神経症状を中心とした身体症状**や，**パニック様症状，抑うつ**を呈することがあります．ときにはうつ病や昏迷，過去の辛い記憶が瞬間的に想起されるタイムスリップ現象など重篤な疾患や症状が引き起こされる場合もあります．精神症状については，対象者の一過性の訴えと捉えるのではなく，**精神科医を中心とした薬物療法，精神療法による対応が必要**です [13]．

作業療法場面においても，精神症状が中核をなす対象者に対しては，うつ病や強迫性障害に対する作業療法の基本的な知識をもち，無理をさせず，それらの症状の緩やかな回復を目指すことが求められます．精神疾患に対する作業療法の基本的な留意点に関しては，それらの教科書を参考にされることを推奨します．ただし，対象者が精神症状を呈しており，それらへの対応が中心となる場合にも，上記に示したようなかかわりや環境面に対しては十分に配慮が必要です．広汎性発達障害の行動特性や認知的特性を踏まえつつ，精神症状に対しても対応をしていくことが求められます．

2) ホームプログラム（職場等の社会生活場面）[18]

表2に示したような職場での問題に対しては，同僚や上司の協力が不可欠です．現在，産業保健分野では，対象者の上司に対して，具体的な対応

トピックス

・精神障害の領域では2000年以降，うつ病による休職が多く，うつ病の診断やそのリハビリテーションの領域で多くの活動が行われています．前述したように，その対象者のなかには，社会生活上の障害をもちやすい，広汎性発達障害を含むなんらかの発達障害をもつ対象者が含まれていることが示唆されています．社会生活上の不適応から精神的な症状が引き起こされ，受診に至ったケースです．発達上の障害をもちながらも，診断や治療が行われてこなかった対象者に対して，円滑な社会生活を営めるよう，発達障害の支援の観点からもサポートを行うことが求められ始めています．

先輩からのアドバイス

社会生活上の問題が中核となる青年期では，他者とのコミュニケーションが課題になることが多いため，評価場面，治療場面ともに集団での作業療法が重要です．集団の種類は多様であり，どのような作業種目を実施するか，集団が活動する期間はどの程度か，どの程度固定化されたメンバーで実施するか（オープン・クローズ）など複数の要素が関係します．本文中に述べたパラレルというグループでは，複数の人が同じ場にいるものの，異なる活動を異なるペースで実施するという集団です．作業療法の導入時や，本対象者のような他者とのコミュニケーションが苦手な対象者には取り組みやすい集団といえます．

活動内容とともに，他者との関係や集団の力動なども視野に入れ，作業療法を展開することが必要です．

方法を指導する講習会なども多く開催されるようになってきています．職場の具体的窓口となる人が対象者の行動特性について理解を深めることが重要です．

また職場では困ったときの相談窓口を明確にすること，ルールについて明確にすることなどが対象者の負担を軽減し，円滑な職業生活を促進するといわれています．

確認してみよう！

- 発達障害とは「自閉スペクトラム症/自閉症スペクトラム障害，（ ① ），（ ② ）その他これに類する（ ③ ）であってその症状が通常低年齢において発現するものとして政令に定めるもの」（発達障害者支援法）です．
- 自閉スペクトラム症の診断基準の1つに複数の状況で（ ④ ）および（ ⑤ ）における持続的な欠陥が認められることがある．
- 作業療法の目標は，（ ⑥ ），学業，遊びの作業遂行を促すことと感覚−運動機能の改善を促すことです．
- 青年期においては，就労場面等の（ ⑦ ）における問題が生じやすく，具体的には職場等における（ ⑧ ）がわからない，（ ⑨ ）を理解しがたい等の障害を抱えがちです．
- 作業療法士は問題点の背景にある対象者の（ ⑩ ）を適切に評価し，支援を検討します．
- 作業療法では（ ⑪ ）をとおして，対象者と作業療法士が振り返りを行います．

解答

①学習障害 ②注意欠陥多動性障害 ③脳機能の障害 ④社会的コミュニケーション ⑤対人的相互反応 ⑥日常生活 ⑦社会生活 ⑧暗黙のルール ⑨場の状況 ⑩行動特性 ⑪具体的な作業活動

※④と⑤は順不同

（辛島千恵子，星野 藍子）

引用・参考文献

1) 永井洋一：発達障害に関わる支援制度．作業療法学3 発達障害（田村良子編集），改訂第3版，協同医書出版社，2014, p208.
2) 中山 修：精神発達の障害に対する作業療法．作業療法治療学（佐藤 剛編集），改訂第2版，協同医書出版社，1999, p205.
3) 日本精神神経学会（日本語版用語監修），高橋三郎，大野 裕（監訳）：DSM-5 精神疾患の診断・統計マニュアル．医学書院，2014, pp49-50.
4) 土田玲子：学習障害，注意欠陥多動性障害，広汎性発達障害．発達障害（田村良子編集），改訂第3版，協同医書出版社，2014, pp135-137.
5) 杉山登志郎：発達の概念．発達障害者支援法ガイドブック（発達障害者支援法ガイドブック編集委員会編集），第2版，河出書房新社，2005, pp32-36.
6) 土田玲子：感覚統合および感覚調整機能障害の評価．作業療法評価学（岩崎テル子，小川恵子ほか編集），第2版，医学書院，2011, pp610, 605-607, 599-602.
7) 辻井正次監修：日本版感覚プロファイルユーザーマニュアル．日本文化科学社，2015.
8) 日本感覚統合学会監修：JPAN 感覚処理・行為機能検査実施マニュアル．パシフィックサプライ，2011.
9) 辛島千恵子：共生の源，子どもの心に重なる意味と作業療法の可能性．作業療法ジャーナル44(3)：180-185, 2010.
10) 辛島千恵子：社会性の発達と評価．作業療法評価学（生田宗弘編集），改訂第3版，協同医書出版社，2014, pp215-222.
11) 中川万里子，宮崎明美：発達の評価と検査バッテリー．作業療法評価学（生田宗弘編集），改訂第3版，協同医書出版社，2014, pp158-164.
12) 田村良子：運動機能障害の評価．作業療法評価学（岩崎テル子，小川恵子ほか編集），第2版，医学書院，2011, pp592-593.
13) 広沢正孝：成人の高機能広汎性発達障害とアスペルガー症候群 社会に生きる彼らの精神行動特性．医学書院，2010.
14) 山根 寛：精神障害と作業療法 治る・治すから生きるへ，第3版．三輪書店，2010.
15) 山根 寛：アスペルガー障害（症候群）と作業療法アプローチ．精神認知とOT 2：110-114, 2005.
16) 香山明美ほか：生活を支援する精神科作業療法 急性期から地域実践まで，第2版．医歯薬出版，2014.
17) 近藤直司ほか：青年期における広汎性発達障害のひきこもりについて．精神科治療学 24(10)：1219-1224, 2009.
18) 志賀利一：広汎性発達障害の人たちの就労支援．精神科治療学 24(10)：1261-1267, 2009.

第5章 発達障害―注意欠如・多動症

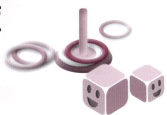

エッセンス

- 注意欠如・多動症〔注意欠如（欠陥）・多動性障害．attention deficit/hyperactivity disorder：AD/HD〕は，**不注意・多動性・衝動性**を中心症状とした行動の障害です．「不注意」は，集中力が続かない，気が散りやすい，忘れっぽいなどであり，「多動性」は，落ち着きがなく，じっとしていることが苦手，「衝動性」は，順番が待てない，思いついたことを何でもしゃべってしまうなどが特性です．このような行動は，周囲の人たちからは「障害」という認識ではなく，「乱暴な子」「自分勝手な子」「しつけができていない子」という誤解を受け，家庭や学校などさまざまな場面で叱られる経験を積みます．この状態が長く続くことで，本来の症状にはない二次障害（自信喪失，反抗的態度，学業不振など）を引き起こす危険性もあります．また保護者も，「しつけができていない」「愛情不足」などと誤解を受けることがあります．作業療法士（occupational therapist：OT）は，AD/HD児のみならず，その保護者や保育士，教員など対象児にかかわる人々と連携をとりながら支援する必要があります．

注意欠如・多動症とは？

注意欠如・多動症〔注意欠如（欠陥）・多動性障害，attention deficit/hyperactivity disorder：AD/HD〕とは，「年齢あるいは発達に不釣り合いな注意力，及び/又は衝動性，多動性を特徴とする行動の障害で，社会的な活動や学業の機能に支障をきたすものである．また，7歳以前〔DSM-5（精神疾患の診断・統計マニュアル）では12歳以前に変更〕に現れ，その状態が継続し，中枢神経系に何らかの要因による機能不全があると推定される」（文部科学省[1]）と定義されています．DSM-IV-TR[2]では，AD/HDは反抗挑戦性障害や行為障害とともに破壊的行動障害（disruptive behavior disorders）というカテゴリーに入っていましたが，DSM-5では，自閉症スペクトラム障害などと並んで神経発達障害（nuerodevelopmental disorders）の分類カテゴリーに入りました．

米国精神医学会『精神疾患の診断・統計マニュアル　第5版（Diagnostic and statistical manual of mental disorders 5th edition：DSM-5）』に記載されている診断基準は表のとおりです[3]．中心的な症状は**不注意**，**多動性**，**衝動性**ですが，3つの症状を示す場合は「混合して存在」，不注意の

表　注意欠如・多動症/注意欠如・多動性障害の診断基準（文献3を一部改変）

A. （1）および/または（2）によって特徴づけられる，不注意および/または多動性-衝動性の特徴的な様式で，機能または発達の妨げとなっているもの．
（1）**不注意**：以下の症状のうち6つ（またはそれ以上）が少なくとも6カ月持続したことがあり，その程度は発達の水準に不相応で，社会的および学業的/職業的活動に直接，悪影響を及ぼすほどである．
　（a）学業，仕事，または他の活動中に，しばしば綿密に注意することができない，または不注意な間違いをする．
　（b）課題または遊びの活動中に，しばしば注意を持続することが困難である．
　（c）直接話しかけられたときに，しばしば聞いていないようにみえる．
　（d）しばしば指示に従えず，学業，用事，職場での義務をやり遂げることができない．
　（e）課題や活動を順序立てることがしばしば困難である（例：時間の管理が苦手，締め切りを守れない）．
　（f）精神的努力の持続を要する課題に従事することをしばしば避ける，嫌う，またはいやいや行う．
　（g）課題や活動に必要なものをしばしばなくしてしまう．
　（h）しばしば外的な刺激によってすぐに気が散ってしまう．
　（i）しばしば日々の活動で忘れっぽい．
（2）**多動性および衝動性**：以下の症状のうち6つ（またはそれ以上）が少なくとも6カ月持続したことがあり，その程度は発達の水準に不相応で，社会的および学業的/職業的活動に直接，悪影響を及ぼすほどである．
　（a）しばしば手足をそわそわ動かしたりトントン叩いたりする，または椅子の上でもじもじする．
　（b）席についていることが求められる場面でしばしば席を離れる．
　（c）不適切な場所でしばしば走り回ったり高いところへ登ったりする．
　（d）静かに遊んだり余暇活動についたりすることがしばしばできない．
　（e）しばしば"じっとしていない"，またはまるで"エンジンで動かされているように"行動する．
　（f）しばしばしゃべりすぎる
　（g）しばしば質問が終わる前に出し抜いて答え始めてしまう．
　（h）しばしば自分の順番を待つことが困難である．
　（i）しばしば他人を妨害し，邪魔する．
B. 不注意または多動性-衝動性の症状のうちいくつかが12歳になる前から存在していた．
C. 不注意または多動性-衝動性の症状のうちいくつかが2つ以上の状況（例：家庭，学校，職場，友人や親戚といるとき，その他の活動）において存在する．
D. これらの症状が，社会的，学業的，または職業的機能を損なわせているまたはその質を低下させているという明確な証拠がある．
E. その症状は，統合失調症，または他の精神病性障害の経過中にのみ起こるものではなく，他の精神疾患（例：気分障害，不安症，解離症，パーソナリティー障害，物質中毒または離脱）ではうまく説明されない．

基準は満たすが，多動性-衝動性の基準を満たさない場合は「不注意優勢に存在」，多動性-衝動性の基準は満たすが，不注意の基準を満たさない場合は「多動性-衝動性優位に存在」に特定されます．さらに，症状がもたらす社会的または職業的機能への障害の度合いによって「軽度」「中等度」「重度」の3つの重症度に特定されます．

原因

AD/HDは乳幼児期から症状が現れるといわれていますが，現在のところはっきりとした原因は解明されていません[4]．

病態基盤には，神経生物学的異常，発達段階における脳の形態学的異常が存在することが明らかになっています．また，この病態の根底には"実行機能の障害"とともに，動機づけに関連する報酬系の障害である"報酬系の強化障害"が存在していると考えられています[5]．「不注意」症状に関しては，前頭葉や線条体が関与していると考えられています．前頭葉にはワーキングメモリーがあり，物事を順序立てていったり，あるいは同時並行で仕事を処理するときに働きます[6]．また，多動性・衝動性に関しては，情動の中枢である扁桃体や海馬を含む辺縁系の関与が考えられています[7]．さらに，脳内の神経伝達物質（ドーパミン，ノルアドレナリン）や遺伝が関与しているのではないかとも考えられ，研究が進められています．

養育環境（心的外傷，虐待，家庭問題など）によって症状が強く出ることもあります[8]．

発生率

AD/HDの発生率は児の約5%とされており[5]，性差は2:1から9:1で男児に多いことが報告されています[9]．

臨床像

幼児期から多動がみられるようになり，出先で行方不明になったり道路に飛び出したりするなど，保護者は一時も目が離せない日々が続きます（図1）．保育園や幼稚園に入るころになると，集団行動がとれず，多動性（机上の課題時にじっと座っていない，座っていてもそわそわ手足を動かすなど），不注意〔指示されたことをすぐに忘れてしまう（図2），課題への集中が続かないなど〕，衝動性〔順番が待てない（図3），思ったことをすぐ言葉に出してしまう，感情的で攻撃的になるなど〕が顕著になります．小学高学年になると多動は目立たなくなりますが，気が散りやすい，忘れ物が多い，整理整頓ができない，時間が守れないなどの不注意や衝動性は継続します．

いずれの時期であっても，興味があることには集中する面も持ち合わせているため，これらの行動は自分勝手でわがままであるととらえられ，家庭でも学校でも，保護者や教員から叱責されることが増えます．また友人からもいじめを受けるなど孤立しやすくなり，劣等感を抱きやすくなります．さらには，二次障害として「どうせできない」「どうせまた叱られる」と自信ややる気をな

報酬系

・報酬系とは，欲求が満たされたときに脳内で活性化し，心地よい，うれしいなどの"快"の感覚を与える脳内の神経ネットワークのことです[12]．注意制御，運動制御，意思決定などの高次認知機能にかかわる背側前帯状回は，眼窩前野とともにAD/HDではとくに報酬価値の判断"報酬系機能（他者に褒められることや長期的な報酬を期待して，短期的欲求を抑えて待つことや行動・学習の動機に関わる機能）"に関与するとされています[5]．

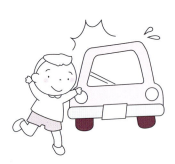

図1 多動(例:車道に飛び出してしまいます)

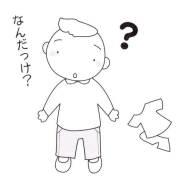

図2 不注意(例:保育園で保育士に「体操服に着替えてから運動場に出てください」と指示されているのに着替えるのを忘れて運動場に出てしまいます)

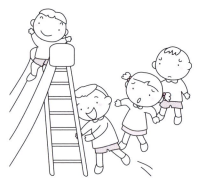

図3 衝動性(例:順番が待てずに割り込みをしてしまいます)

くす,反抗的になる,学業不振になるなどが生じ,結果的に自己評価を下げることになります.親子関係や教員と生徒間の関係も悪循環に陥りやすくなります.

評価(手段と方法,実施上の留意点)

AD/HD児の不適切な行動にもさまざまな原因があります.自分から行動の原因を伝えられる対象児はほとんどいないため,観察や評価から行動背景を探る必要があります.

定量的評価も必要ですが,AD/HD児にとってはじっと座って検査を受けることが難しいため,協力が得られにくいこともあります.そのため,情報収集と観察から得られた情報が重要です.

保護者や教員から,主訴のほかに,対象児の好きな遊び,得意・不得意なこと,投薬の有無や種類,家族構成や保護者・兄弟姉妹との家族関係,家屋環境,保育園や学校など日中に過ごす場面での様子などを聴取します.対象児の行動だけではなく,周囲の人の対応方法などの情報も行動背景を理解するうえで役に立ちます.

一般的な評価を以下に示します.

行動評定には,コナーズの評定尺度[10]やADHD評定尺度[11]がありますが,いずれも保護者や教員などが質問項目に対して4段階で回答するものです.AD/HDの診断の補助やスクリーニングとして用いられています.コナーズの評定尺度については購入資格があります.

認知機能評価では,知能検査として低年齢を対象としたWPPSI知能診断検査(適用年齢:3歳10カ月~7歳1カ月.言語性IQ,動作性IQ,全検査IQが算出される)や,WISC-IV知能検査〔5歳0カ月~16歳11カ月(p34).全検査IQと4つの指標得点(言語理解,知覚推理,ワーキングメモリー,処理速度)が算出される〕があります.AD/HD児は,学習障害を合併することが多く,言語性と動作性の数値の差が大きくなったり,ワーキングメモリーの得点が低くなったりします.認知処理過程を評価する検査として日本版K-ABC II(2歳6カ月~18歳11カ月)があり,これは認知処理過程(同時処理能力,継次尺度能力,学習能力,計画能力)と習得度(語彙,読み,書き,算数)が算出されます.AH/HD児は,同時処理能力に比べて継次尺度能力が低くなります.

感覚運動機能評価として,日本版ミラー幼児発達スクリーニング検査(Japanese version of Miller Assessment for Preschoolers:JMAP)(p33)があります.これは,感覚運動,言語,非言語的認知能力など発達全般にわたる就学前幼児(2歳9カ月~6歳2カ月)を対象とした発達スクリーニング検査です.日本感覚インベントリー(Japanese Sensory Inventory Revised:JSI-R)は,発達障害児・者の感覚情報処理の問題(感覚統合障害)を評価するために開発された行動質問紙です.評定

尺度は4～6歳児を対象としているため，対象外の年齢の対象児については解釈に注意が必要です．

作業療法

●目標設定

AD/HD児に対する作業療法目標を設定する際には，不適切な行動をなくす，というとらえ方ではなく，行動の背景にある原因を探り，原因に即した目標を設定することが大切です．

AD/HD児の多くは，たくさんの不適切な行動を示すため，保護者からは多数の主訴が聞かれることがあります．しかし，多くの目標を掲げても，対象児と保護者に負担が大きくなり，結局はうまくいきません．さまざまな行動に最も影響を与えている原因や，本人や保護者が困っている最優先課題などを中心に，具体的に目標を立てることが重要です．ただし，最優先課題は，不適切な行動の出現に対するものが多く，そのままを目標にすると「○○しない」となります．たとえば，友人とのトラブルが絶えない場合，目標を「思いどおりにならないときに友人を叩かない」とすると，これでは行動の禁止となり，どうしたらよいかがわかりません．このような場合は「思いどおりにならないときは不満を口頭で伝えられる」と設定すると何をすべきかが明確になります．

また，成功の積み重ねで目標が達成できるように，スモールステップで具体的な目標にすることも大切です．たとえば，視覚的な注意の転導が著しく，集中できない，じっと座っていられないなどの行動がみられた場合は，「15分間は継続して座ってご飯が食べられる」「10分は立ち歩かず机上の課題が続けられる」など，対象児の現在の遂行能力より少し頑張ったらできる程度に設定します．

保護者の主訴がいずれも目標になるわけではありません．保護者が訴える内容がほんとうに必要なことかどうかを吟味する必要があります．

●プログラム立案

プログラムを立案する際には，対象児はさまざまな場面で失敗経験を積んでいますので，できるだけ成功に導けるよう，好きなことや得意なことを活用しながら立案します．

作業療法では，一般的に感覚統合療法や応用行動分析の理論を用いたプログラムが実施されています．

1）感覚統合療法の理論を用いたプログラムの例

感覚統合療法では，対象児の学習，行動，情緒あるいは社会的発達を脳における感覚間の統合とういう視点で分析し，治療的介入を行います（p97～98参照）．

プログラムのなかに対象児の**感覚欲求（Sensory needs）**が強い感覚刺激を取り入れることがあります．たとえば，日常的に爪や服の袖を噛んでおり，ものの扱いが乱暴にみえる対象児は固有感覚の感覚欲求が想定されます．その場合，筋を収縮させるようなお相撲さんごっこ，腕相撲，枕投げ，人間一輪車（図4），棒引き（図5），毛布そり遊び（図6）などの活動を取り入れます．

また，いつも不安定なところや高い場所を好んで上る対象児は，前庭感覚の欲求が高いことが想定されます．この場合の遊びは，トランポリン，ブランコ，チューブスイング（図7），空中シーソー（図8），高い場所からのジャンプ遊び（図9）などがあります．前庭感覚を欲する対象児の好む遊びは危険を伴うため，日常的に「○○して

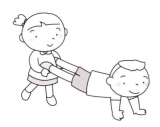

図4　人間一輪車

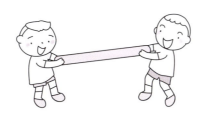

図5　棒引き

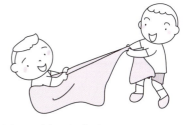

図6　毛布そり遊び

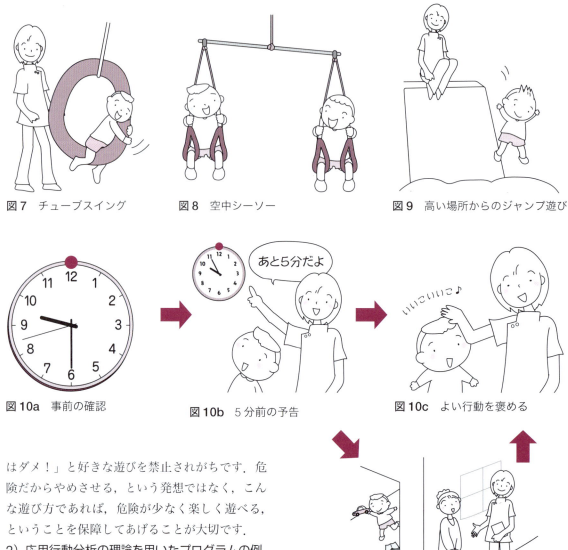

図7 チューブスイング　　図8 空中シーソー　　図9 高い場所からのジャンプ遊び

図10a 事前の確認　　図10b 5分前の予告　　図10c よい行動を褒める

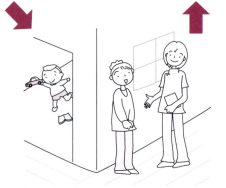

図10d 不適切な行動に注意を向けない

はダメ！」と好きな遊びを禁止されがちです．危険だからやめさせる，という発想ではなく，こんな遊び方であれば，危険が少なく楽しく遊べる，ということを保障してあげることが大切です．

2) 応用行動分析の理論を用いたプログラムの例

応用行動分析学とは，人や動物の行動を分析する行動分析学で得られた知見を，人の行動，とくに不適切な行動の説明や理解，修正に応用する心理学の学問分野です．作業療法でもこの考え方を用いて，対象児の行動を理解したり，行動変容を促したり，保護者に適切な対応方法を教示したりします．

不適切な行動は知識に問題があるわけではなく，わかっていても失敗してしまうのですから，決まりやルールを言語で繰り返し教えても効果はありません．誤って学習した行動を変容させたり，失敗させないための支援や対応を考えるときに，この理論が用いられます．

たとえば，遊びがなかなか終えられない対象児に対しては，時計に終了の時間を記しておき，遊びを開始する前に「長い針が青の印にきたらおしまいね」と事前に見通しがもてるように約束します（図10a）．終了の10分，5分前に終了に近づいたことを伝え（図10b），終える心構えができるように援助します．終了時間に遊びを終了することができれば，その努力をねぎらい，認め，褒めます（図10c）．大人に褒められたことをうれしいと感じた対象児は，次に同じような場面があ

れば，また褒めてもらいたい（**強化子**）と思い，自分から遊びを終えやすくなります（**行動の強化**）．終了時間になっても遊びを終えられず，最初の約束を繰り返しても効果がない場合は，部屋を出て待ってみる（図10d），出ているおもちゃを片づける，などの対応をして待ち，対象児の不適切な行動には注目しないようにします（**計画的無視**）．その後，自分から遊びを終えて部屋を出てきたときにはその努力をねぎらい褒めます．

手順を忘れてしまう対象児に対しては，具体的な手順表を作成し（図11），1つずつできたら丸を記入するかシールを貼り，同時に褒めるようにします（**トークンシステム**）．

このような応用行動分析の考え方を用いて，保護者に対する**ペアレントトレーニング**も実施されています[13, 14]．保護者が児の行動を正しく理解し，適切な行動に導けるよう対応方法を学ぶためのプログラムです．

● 留意点

薬物療法（コンサータ®，ストラテラ®など）を併用する場合もあるため，薬が効いている状態か否かを加味しながら評価を行う必要があります．またコンサータ®を服用している場合は，食欲不振などの副作用の可能性もあるため，体重や食欲に関しても留意しましょう．

ホームプログラム

● 環境を調整する

わかっていても忘れてしまうようなことは，言葉で何度も指示されることになります．そうすると"言われないとできない子"となります．対象児が自分で気づけるようにちょっとした**環境調整**をすることで"自分からできる子"になります．

たとえば，靴を揃えることを忘れて家に入ってしまう場合，玄関にくつの形を描いて置いておきます（図12）．

帰宅後に手洗いを忘れてしまう場合，玄関からリビングまでの動線を考え，最も目につきやすい場所にポスターを作って掲示します（図13）．

歯磨きをするときに，歯ブラシを口に入れて前歯しか磨かないような場合，口の中の歯を分割したイラストを掲示し，何番を磨いているかを保護者と確認しながら一緒に磨きます（図14）．

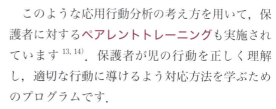

図11 手順表

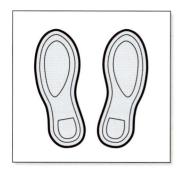

図12 くつの形を描いた紙

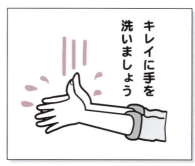

図13 手洗いポスター

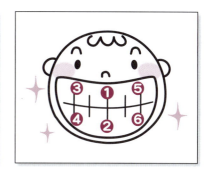

図14 歯磨きの順番

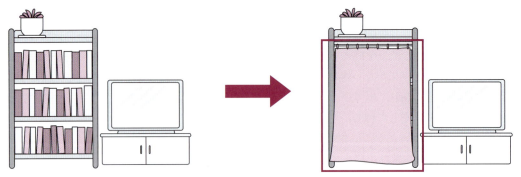

図15 棚に置いてある漫画を覆い隠す（青枠内）

　いずれも対象児と一緒に描いたり貼ったりすることで，対象児の記憶にも残りやすくなりますし，忘れやすい行動の動機づけを高めることもできます．

　学校から帰ってランドセルを背負ったまま漫画を読み始めるような場合，部屋に入った途端に漫画が目に飛び込んでくるようなレイアウトになっていることが多々あります．そのようなときは，本棚を布で覆い，見えないようにしてあげることで，ランドセルの片づけがしやすくなります（**図15**）．

● 対応方法を教示する

　親子関係が良好になるように，具体的に保護者に対応方法を伝えていきます．

　たとえば，保護者が"言われないとできない子"と思い込んでいる場合，朝の支度から寝るまで指示を出し，すぐに行動しないと「早く！」とせかします．保護者が思う"すぐ"と対象児が思う"すぐ"の時間が同じとは限りません．保護者の多くは指示してから10秒も待つことができません．対象児の行動を待つ時間がもてると，対象児が自発的に行動できる機会を失わないですみます．

　また「○○するな」と否定や禁止用語を言われるより，「○○しよう」と肯定的に言われたほうは気分が悪くなりません．たとえば「立ち歩くな」ではなく「座りましょう」「大声を出すな」ではなく「小さい声で話しましょう」といった具合です．

　日常的にできない行動を指摘することが多くなりますが，できない行動よりもできている行動や我慢していることに注意を向けて，できるだけ褒めたり努力をねぎらったりする対応をすることで，不適切な行動の助長を防げることや，よい行動が定着しやすくなることを教示します．

 先輩からのアドバイス

　勝つことや一番にこだわる対象児はたくさんいます．最初から対象児に負けを受け入れることを強要してもうまくいきません．初めは大人と1対1で学んだほうが，早くから友人とのトラブルを避けられます．大人が勝負をコントロールでき，かつ対象児が興味のある活動を選択します．勝負は必ず3回戦ができる時間を確保し，初めの数セッションは対象児に勝ってもらいます．その後，「大人が子どもに負けてばかりでは大人として恥ずかしい．何とか勝たせてほしい」とお願いをして2回戦目だけ勝たせてもらい，大げさに喜び，感謝を示します．3回戦目に対象児が勝って終了しますので，"負けても次がある"ことを経験的に学べます．

　"一番になった人が片づけをする"というルールを提案するのも，負けを受け入れる秘策です．"一番になったからといっていいことがあるわけではない"ということを学べるからです．

確認してみよう！

- 注意欠如・多動症とは，年齢あるいは発達に不釣り合いな（ ① ）力，および／または（ ② ），（ ③ ）を特徴とする行動の障害です．性差は（ ④ ）児に多いといわれています．
- （ ⑤ ）期では，多動が目立ちますが，小学（ ⑥ ）学年になると落ち着いてきます．しかし不注意や衝動的な行動は継続します．
- 気が散りやすい，指示されたことをすぐに忘れてしまうという行動は注意欠如・多動症の中核症状の（ ⑦ ）にあたり，順番が待てない，感情的で攻撃的になるなどの行動は（ ③ ）に相当します．
- 叱責されたり否定される経験が積み重なると，自信ややる気をなくす，反抗的になる，（ ⑧ ）不振になるなどの（ ⑨ ）障害が起きる危険性があります．

解答

①注意　②多動性　③衝動性　④男　⑤幼児　⑥高　⑦不注意　⑧学業　⑨二次

（石附智奈美）

引用・参考文献

1) 文部科学省ホームページ　http://www.mext.go.jp/a_menu/shotou/tokubetu/004/008/001.htm
2) 髙橋三郎ほか訳：DSM-IV-TR 精神疾患の診断・統計マニュアル．医学書院，2002．
3) 日本精神神経学会監修：DSM-5（精神疾患の診断・統計マニュアル　第5版）．医学書院，2014．
4) 山岡　修ほか：LD・ADHD・高機能自閉症とは？．全国LD親の会，2006．
5) 森　則夫ほか編：こころの科学　神経発達障害のすべて．日本評論社，2014．
6) 上杉雅之監修：イラストでわかる小児理学療法．医歯薬出版，2013．
7) 榊原洋一：脳科学と発達障害．中央法規，2007．
8) 新田　收ほか編集：PT・OTのための発達障害ガイド．金原出版，2012．
9) 田中康雄：幼児期から青年期までのADHD症状の年齢による変化．日本精神神経学雑誌114：447-454，2012．
10) 田中康雄監訳：Conners 3 日本語版マニュアル．金子書房，2011．
11) 市川宏伸ほか監修：診断・対応のためのADHD評価スケール．明石書店，2008．
12) 岩坂英巳編著：ADHDの子どもたち．合同出版，2014．
13) 伊藤信寿ほか：ペアレント・トレーニングの有用性について―様々な指標を用いて効果が明確になった1事例を通して．人間と科学9(1)：39-50，2009．
14) 石附智奈美：ペアレントトレーニングの具体的展開方法．作業療法ジャーナル46(5)：518-524，2012．

第6章　発達障害―学習障害

発達障害―学習障害

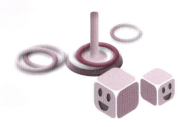

エッセンス

- 学習障害（Learning Disorder/Disabilities：LD）は，知的発達に問題がなくても，聞くことや話すこと，読み書きすること，計算すること，推論する能力のなかの特定の能力が著しく習得できない状態のことをいいます．この「**習得できない状態**」というのがこの領域の児の様子を説明するには理解しやすい表現だと思われます．私たちが「学習」という言葉を考えるときには，小学生のころから繰り返してきた学校での教科学習のイメージが強く「読み・書き・計算」となり，学習障害の主症状を示していることになります．しかし，その原因は，**中枢神経系の問題**であるといわれており，家庭環境や周囲の環境因子，育児，子育てなどが原因ではないといわれています．また近年，診断基準が刷新されたことにより「学習障害」から「学習症」という診断名が社会に浸透し始めています．このように社会全体が大きく変化してきたいまこそ，私たちは発達障害領域の作業療法士（occupational therapist：OT）のみならず，作業療法士全体が学習障害をどのようにとらえ，アプローチしていくかを考えていかなければなりません．
- 学習障害が日本の作業療法（occupational therapy）のなかで認識されるきっかけとなったのは1960〜70年代に米国の作業療法士であるエアーズ（Ayres）が理論構築した**感覚統合理論**，そして**感覚統合療法**であったと思われます．しかし，いまはその理論は，当時の治療仮説も最新の脳科学の知見を参照しながら検証しなければならない状況になっています．本章ではエアーズが論じた古典的な神経心理学的学習障害をベースに構築された学習障害への作業療法に触れながら，読み・書きの障害の情報を作業療法で考えるとどうなるか，を交えながら述べていきたいと思います．

定義

「学習障害（LD）には，教育的な立場でのLD（Learning Disabilities）と医学的な立場でのLD（Learning Disorder）の2つの考え方があります」（厚生労働省）[1]，としているように，学習障害の定義には教育的定義と医学的定義があります．また用語に関しても，Learning Disabilities, Learning Disorderだけでなく，定型発達者とは異なった学習アプローチをとるという点からLearning Differences（学びかたの違い）とよばれる場合もあるなど，さまざまなものが用いられています．

一般的には教育的定義は文部科学省のもの，医学的定義としては米国精神医学会のDSM-5[2]が用いられます．また世界保健機構（WHO）のICD-10[3]は学習障害という用語は用いていませんが，学力の特異的発達障害（Specific developmental disorders of scholastic skills）がDSM-5の限局性学習症／限局性学習障害（Specific Learning Disorder）にあたると考えられます．

文部科学省[4]は，「学習障害とは，基本的には全般的な知的発達に遅れはないが，聞く，話す，読む，書く，計算する又は推論する能力のうち特定のものの習得と使用に著しい困難を示す様々な状態を指すものである」「学習障害は，その原因として，中枢神経系に何らかの機能障害があると推定されるが，視覚障害，聴覚障害，知的障害，情緒障害などの障害や，環境的な要因が直接の原因となるものではない」と定義しています．

これに対して医学的定義はやや狭義で用いられており，DSM-5（**表1**）[2]では限局性学習症／限局性学習障害の診断基準として，①正常水準の知能（おおむねIQ70以上）を有しており，②学習や学業的技能の困難を対象にした介入が提供されているにもかかわらず，③基本となる学業的技能（単語を正確かつ流暢に読むこと，読解力，書字表出および綴字，算数の計算，数学的推論）を学習することの困難さが，④少なくとも6カ月間持続しているものとしています．また，教育機会不足といった外的要因や神経系または感覚器の障

表1 限局性学習症／限局性学習障害（Specific Learning Disorder）診断基準 DSM-5[2]

A. 学習や学業的技能の使用に困難があり，その困難を対象とした介入が提供されているにもかかわらず，以下の症状の少なくとも1つが存在し，少なくとも6カ月間持続していることで明らかになる：
　(1) 不的確または速度が遅く，努力を要する読字（例：単語を間違ってまたはゆっくりとためらいがちに音読する，しばしば言葉を当てずっぽうに言う，言葉を発音することの困難さをもつ）
　(2) 読んでいるものの意味を理解することの困難さ（例：文章を正確に読む場合があるが，読んでいるもののつながり，関係，意味するもの，またはより深い意味を理解していないかもしれない）
　(3) 綴字の困難さ（例：母音や子音を付け加えたり，入れ忘れたり，置き換えたりするかもしれない）
　(4) 書字表出の困難さ（例：文章の中で複数の文法または句読点の間違いをする，段落のまとめ方が下手，思考の書字表出に明確さがない）
　(5) 数字の概念，数値，または計算を習得することの困難さ（例：数字，その大小，および関係の理解に乏しい，1桁の足し算を行うのに同級生がやるように数学的事実を思い浮かべるのではなく指を折って数える，算術計算の途中で迷ってしまい方法を変更するかもしれない）
　(6) 数学的推論の困難さ（例：定量的問題を解くために，数学的概念，数学的事実，または数学的方法を適用することが非常に困難である）
B. 欠陥のある学業的技能は，その人の暦年齢に期待されるよりも，著明にかつ定量的に低く，学業または職業遂行能力，または日常生活活動に意味のある障害を引き起こしており，個別施行の標準化された到達尺度および総合的な臨床評価で確認されている．17歳以上の人においては，確認された学習困難の経歴は標準化された評価の代わりにしてよいかもしれない．
C. 学習困難は学齢期に始まるが，欠陥のある学業的技能に対する要求が，その人の限られた能力を超えるまでは完全には明らかにはならないかもしれない（例：時間制限のある試験，厳しい締め切り期限内に長く複雑な報告書を読んだり書いたりすること，過度に重い学業的負荷）．
D. 学習困難は知的能力障害群，非矯正視力または聴力，他の精神または神経疾患，心理社会的逆境，学業的指導に用いる言語の習熟度不足，または不適切な教育的指導によってはうまく説明されない．

害によるもの，注意欠如・多動症〔注意欠如（欠陥）・多動性障害〕に関連する学習成績不良と限局性学習症とは区別されるとしています．

原因

「学習障害は，その原因として，中枢神経系に何らかの機能障害があると推定される」（文部科学省）[4]とされているように，現時点で原因は明確にはなっていません．

環境要因として，早産および極低出生体重，出生前のニコチンへの曝露は，限局性学習症の危険性を増加させるとされています．また遺伝要因として，読字，計算，および綴字に影響している場合，これらの学習障害をもつ人の第一度親族では，もたない人の親族に比べて，読字または計算の限局性学習症の相対危険度が明らかに高い（それぞれ4〜8倍および5〜10倍高い）とされています[2]．

分類

DSM-5[2]では，障害されている学習領域として，①「読字の障害」：読字の正確さ，読字の速度または流暢性，読解力，②「書字表出の障害」：綴字の正確さ，文法と句読点の正確さ，書字表出の明確さまたは構成力，③「算数の障害」：数の感覚，数字的事実の記憶，計算の正確さまたは流暢性，数字的理論の正確さに分類しています．

また，ICD-10[3]では，学習能力の特異的発達障害として，①「特異的読字障害」，②「特異的綴字（書字）障害」，③「特異的算数能力障害（算数能力の特異的障害）」，④「学習能力の混合性障害」，⑤「他の学力の発達障害」，⑥「学力の発達障害，特定不能のもの」に分類しています．これらは，1つだけでなく複数の領域にまたがって障害されていることもあります．

発生率

DSM-5[2]では，読字，書字表出，および算数の学習領域にわたる限局性学習症の有病率は，異なる言語や文化にまたがる学童期の児において5〜15%であるとされています．

文部科学省は，2012年に全国（岩手・宮城・福島を除く）の公立小・中学校の通常学級に在籍する児童生徒を対象に調査[5]を行っています．これは医師による診断や発達障害の専門家チームによる判断ではありませんが，発達障害の可能性がある特別な教育的支援を必要とする児童生徒の割合が示されています．通常学級に在籍する児童生徒のうち4.5%に学習面での著しい困難（「聞く」「話す」または「読む」「書く」「計算する」「推論する」の1つあるいは複数で困難を示す場合を指す）を示すことが報告されています（図1）[5]．

さらに，「聞く」または「話す」に著しい困難を示す1.7%，「読む」または「書く」に著しい困難を示す2.4%，「計算する」または「推論する」に著しい困難を示す2.3%との割合も報告されています[5]．

男女比については，DSM-5[2]で2：1〜3：1とされています．文部科学省の調査結果[5]では，男児5.9%，女児2.9%と報告され，男女比としては2：1となっていますが，ほかに4：1との報告もあります．おおよそ2〜4：1で，他の発達障害と同様，女児より男児に多い傾向にあると考えられます．

臨床像

限局性学習症は，幼少期に診断されることはなく，読字，書字（綴字），および算数など学習が開始されたあとの年齢で診断されます．併発することもある「注意集中の問題」「言語の遅れまたは欠陥」「韻を踏むことまたは教えることでの困難」「書字に必要とされる微細運動技能の困難」などの前兆は，幼児期に顕在化していることも多

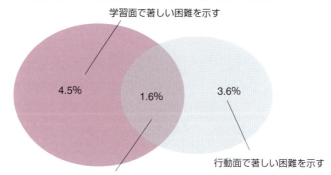

図1 通常の学級に在籍する発達障害の可能性のある特別な教育的支援を必要とする児童生徒に関する調査結果

く，周囲の大人がこれに気づいていることもあります．

学齢期以降は，本人が努力しているにもかかわらずうまく行えないことから自信をなくしやすく，周囲からも注意を受ける，叱られるといった経験を重ねることで，学習への取り組みに抵抗や拒否を示すという行動がみられることもあります．その結果「やる気がない」「サボっている」などの評価を受けるとさらに自信をなくし拒否が強くなるという悪循環に陥ることで，学校での居場所がなくなり不登校になる，ひきこもるなどのいわゆる二次障害につながることもあります．

評価

作業療法士（occupational therapist：OT）が学習障害の評価を行う場合に考えなければならないことは2つあります．1つは，実際の症状に対する作業療法評価です．もう1つは，その症状の背景にある能力をみるための作業療法評価です．

1）実際の症状に対する評価

まず実際の症状である「読字，書字，算数」に関して実際にそれらを評価する方法です．ここでは学習障害のなかで最も知られており，主症状ともいわれている読字障害について述べます．実際の読みの能力を評価するものとしては，音読検査（単音連続読み検査，単語速読検査，単文音読検査）[6]やSTRAW（Screening Test of Reading and Writing for Japanese Primary school children，小学生の読み書きスクリーニング検査）などが用いられます．また，学校で使用しているノートやプリント，テストなども重要な情報源（**表2**）です．読字障害の発生機序については，①音韻処理障害説（phonological deficit theory），②急速聴覚処理障害説（rapid auditory processing deficit theory），③小脳障害説（cerebellar deficit theory），④二重障害説（double deficit theory），⑤視覚障害説（visual deficit theory），⑥大細胞障害説（magnocellular deficit theory）などさまざまな仮説が提唱されています[6]．近年は音韻の問題が重要視されていますが，視覚的な困難をもつことも古くから知られています．音韻に関しては，音削除課題，逆唱課題，音同定課題などが用いられています．しりとり遊び，逆さ言葉遊びなど幼児期の遊びを使用して音節分解・音韻抽出能力をみることもできます．視覚に関係する検査としては，フロスティッグ視知覚発達検査，TVPS-R（視知覚スキル検査-改訂版），ROCFT（Reyの複雑図形課題），DEM（Developmental Eye Movement Test）など，状態に合わせてさまざまなものが用いられます．操作を伴う課題を含んだ検査では，不器用など巧緻性の影響で得点が低くなることもあるため，検査時の様子をしっかりと観察することが必要です．また，作業療法への依頼の前には，学習障害の鑑別診断のために，知能検査（WISC-Ⅳ，

表2　限局性学習症における読字や書字の特徴

- 逐次読み（文字を1字1字拾ってなぞるように読む）
- 読むのに時間がかかる
- 勝手読み（文末などを適当に変えて読んでしまう）
- 読んでいるところを指で押さえながら読む
- 文章をどこで区切るかわからず単語や文節の途中で区切って読む
- 「は」「わ」など音の同じものを誤る
- 形の似た文字を読み間違える
- 拗音（「しゃ」「きゃ」「ちょ」など）や促音（「っ」）の誤り
- 文字や行をとばす
- 書き順を誤る
- 書き写しが苦手
- 鏡文字になる
- 送り仮名を誤る
- ノートのマス目からはみ出す
- 線が多かったり少なかったりする

K-ABCなど）が行われていることが多いため，知能検査の下位項目を分析することで特性を推測することも評価につながります．

2）症状の背景にある能力をみるための評価

学習障害の原因は「中枢神経系に何らかの機能障害がある」[4]という仮説からの視点です．学習障害の主症状（読み，書き，計算など）の背景になんらかの神経系の機能不全があると仮定する感覚統合療法は，学習障害を神経心理学的な視点でとらえ，症状の背景にある中枢神経系の未熟さを改善することで，学習能力が効率よく働くことを目的にしています．

中枢神経系の障害は仮定の範囲なので神経系の未熟さがあることと実際の訓練による治療効果に関しては定説があるわけではありません．しかし，感覚統合理論[7]によると**「学習は，運動や環境から取り込んで処理した感覚を行動の企画や統合に使う能力に依存している」「感覚情報処理能力の低下は適切な動作や行うことの困難につながる可能性がある．そしてこのことが学習や行動を妨げる要因になる」**としており，学習と感覚情報処理能力の関係性を仮説的に示しており，このような観点から学習障害をとらえ，評価することもOTの1つの戦略です．

感覚統合検査の古典的なものとしては，エアーズ（Ayres）が1972年に開発した南カリフォルニア感覚統合検査（Southern California Sensory Integration Tests：SCSIT）や，1980年初頭に発表された感覚統合行為検査（Sensory Integration and Praxis Test：SIPT）などがありますが，いずれもわが国で標準化されたものではありません．しかし，米国のMAPを日本の子どものデータで標準化された**日本版ミラー幼児発達スクリーニング検査（Japanese Version of Miller Assessment for Preschoolers：JMAP）**（p33）があり，広く使用されています．また2011年に発表されたJPAN（Japanese Playful Assessment for Neuropsychological Abilities）感覚処理・行為機能検査などが近年，感覚統合能力を評価するための1つのツールとして開発，発売されています．このように標準化されているフォーマルな感覚統合検査はおもにOTによって実施できるため，機会があれば研修会等で習得し，1つの評価として実施していくことが望まれます．

また以上のようなフォーマルな検査に加え，インフォーマルな検査にはなりますがsoft neurological sign（ソフトな神経学的徴候）を評価する手段として「臨床観察」[8]という方法があります．これはフォーマルな感覚統合検査に加えて実施される検査で，感覚-運動能力を大まかに評価する簡便な方法です．以下に具体的な検査項目をいくつかあげます．

①利き側の評価（利き目，利き手など）
②姿勢メカニズムの評価（立位，片脚立位の様

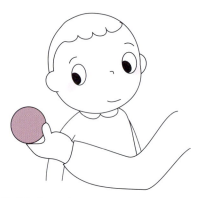

図2 眼球運動の評価
検者は対象児と向き合うように座り，指人形や小さなボールなどを提示し，頭部を動かさず目で追うように指示します．追視のほかに注視や輻輳視なども観察していくとよいでしょう．

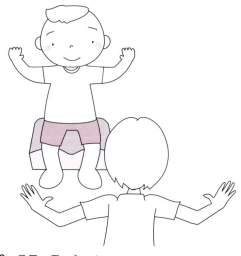

図3 スローモーション
検者は対面座位に位置し，肩外転90°，肘屈曲，手指伸展して指尖を肩につけ，そこをスタートとし，4秒程度で肘伸展していき，完全伸展したあと4秒程度で元のスタート位置に戻ります．その様子を対象児に模倣してもらいます．

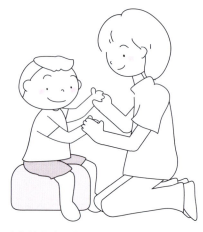

図4 同時収縮能力の検査
検者は対面に位置し，対象児の手を図のように握ります．対象児には「先生は○○さんの手を動かすから，○○さんはそれに負けないように力を入れてね，押したり，引いたりしないでね」などと指示し，検者は上下，左右に対象児の上肢を動かします．

子，立ち直り反応，平衡反応，腹臥位伸展姿勢，背臥位屈曲姿勢の観察，原始反射の残存など）
③眼球運動の評価（追視・輻輳視・注視など）（図2）
④小脳機能の評価（タンデム歩行，マン検査，前腕交互反復，スローモーションなど）（図3）
⑤そのほかに模倣の検査，筋緊張・体幹部，頸部，上肢などの同時収縮能力の検査など（図4）．

これらの項目は明確に数値化されているわけではないため，解釈には注意が必要であり，あくまでもフォーマルな検査を補助する目的で使用することが望まれます．検査項目は成人の神経学的な検査に近いものもあるため，実施は容易ですが検査結果から即，治療プログラムをあてがうことは注意が必要です．たとえば非対称性緊張性頸反射（asymmetrical tonic neck reflex：ATNR）が残存しているのでATNR姿勢が抑制される四つ這い位（逆ATNR姿勢）をとらせる，片足立ちが苦手だから片足立ちを30秒間できるまで我慢させる，回転後眼振が短いため回転する椅子に乗って回し続けるなどという，評価結果が悪かった検査項目を練習するということは対象児にとっては苦痛になる場合があります．対象児の治療は擁護的でなければならないという原則は，学習障害に限らずすべての対象児にいえることなので，慎重に評価から治療までの解釈と実施を考えることが必要です．

作業療法

●支援の考え方

OTが学習障害へのアプローチを進めていくにあたって，以下に述べる2つの視点を考えておく

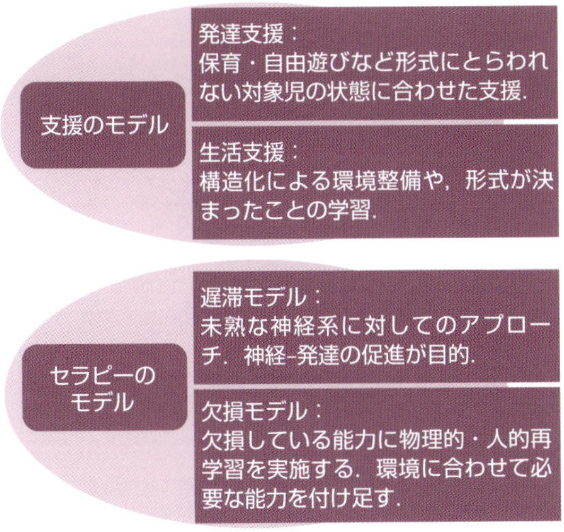

図5 支援のモデルとセラピーのモデル

支援のモデル
- 発達支援：保育・自由遊びなど形式にとらわれない対象児の状態に合わせた支援．
- 生活支援：構造化による環境整備や，形式が決まったことの学習．

セラピーのモデル
- 遅滞モデル：未熟な神経系に対してのアプローチ．神経-発達の促進が目的．
- 欠損モデル：欠損している能力に物理的・人的再学習を実施する．環境に合わせて必要な能力を付け足す．

必要があります．この考え方は学習障害のみならず，対象児の支援を行ううえではとても重要な考え方です（図5）．

1) 発達支援の考え方（遅滞モデル）

これは対象児の発達を考えるときにその状態が未熟性・未成熟である，と現状をとらえた場合に行う支援の考え方です．またこれをセラピーモデルの1つとして説明する場合には「遅滞モデル」とよびます．

遅滞モデルは，対象児の神経系になんらかの未統合・未成熟な部分があると仮定し，それに対して組織化，および統合を促すアプローチでダイナミックな遊びを使って行う感覚統合療法などがあります．このモデルの短所はどの程度成熟しているのかという見極めが難しいという点にあると思われます．いくら遊びを用いるアプローチが必要であっても，年齢や学年が上がると，社会的枠組み，つまり属する集団が年々変化していくため，環境適応という観点からは，後述する生活支援・学習支援などのウェイトが大きくなることを理解しておくことが必要です．

2) 生活支援の考え方（欠損モデル）

これは「未学習・誤学習な群」に対する支援方法で，セラピーモデルの視点からは「欠損モデル」とよんでいます．これは神経系の成熟よりは環境適応にウェイトをおいたアプローチです．現在の発達状況や環境の条件に合わせて必要な外的環境の整備や，環境適応に必要な方法論，道具などを「付け足していく」ということを行うことになります．欠損モデルという名称が示すように，「欠けている部分を補う」「間違って学習してきたこと，あるいはそうなりそうなことを修正する，再学習する」ということがこの支援方法になります．発達支援的なアプローチが困難な場合，環境整備や環境適応などのツールは対象児をとりまく支援者にも使いやすく，対象児自身も周囲の環境が整理整頓されることにより，生活や学習は円滑になり，生活全体は安定していきます．このモデルの短所はその導入時期です．定型的な環境に対して適応できる姿は一見，安定しているようにみえますが，現時点での発達から将来的にどのような発達を遂げるか，についての検討が常に必要になると思われます．

● **発達支援に基づいたアプローチ**

これは，前述の評価のところで示したような臨床観察[8]などの検査やフォーマルなJPANなどの評価を実施したあと，対象児にとって必要となる感覚刺激が含まれた遊びを作業の1つとして導入していくものです．とくにこのアプローチは「○○が苦手なので繰り返して練習する」ということが主ではなく，対象児が主体的に遊びという作業を通じて自己の感覚統合能力を高められるように促すことが重要です．OTは対象児との活動のなかで感覚の質と量を遊びという作業のなかに盛り込み，感覚情報処理能力が改善されることを狙いとしてセラピーを展開していきます．感覚統合理論を用いた粗大運動を通じたアプローチの一例を図6～9に示します．

● **生活支援に基づいたアプローチ**

生活支援としてのアプローチは物理的な工夫への提案などがあげられます．DAISY（Digital Accessible Information SYstem）教科書の活用なども行われていますが，使用する教材について，①文字を読みやすい大きさにする，②文字の間隔を空ける，③行間を空ける，④1行ずつ見えるように枠や定規を使用する，⑤単語を塊として理解しやすいように囲む，蛍光ペンを使う，⑥スラッ

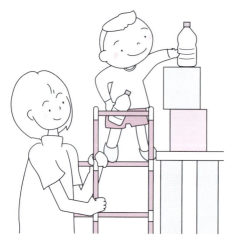

図6 活動例①

ジャングルジムに登ってブロックの上にペットボトルを積んでいる様子．この活動には目と手の協調性の向上や，静的な姿勢メカニズムの改善，注意の持続などの課題が含まれています．また活動例②につなげていくことで順序立ての要素も加わり，見通しをもって自己の行動を整理整頓する機会を提供することも目的としています．感覚統合療法はこのように感覚-運動能力の向上だけを目標にしていないところが特徴です．

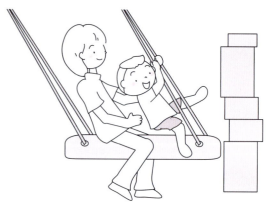

図7 活動例②

ポニースイングに乗って，活動例①で積んだブロックを左足で倒そうと足を前方に伸ばしている様子．動的な姿勢メカニズムの改善，体幹部の同時収縮を促すことや運動のタイミング，行動のコントロールなどが向上するようなアクティビティです．「スイングに乗る→漕ぐ→ちょうどよいタイミングで足を前方に出す→ブロックを倒す」という順序立てと，その後またブロックを積むという順序立てが1つのアクティビティとなり，そのなかに促通したい感覚-運動能力を含めて実施しています．

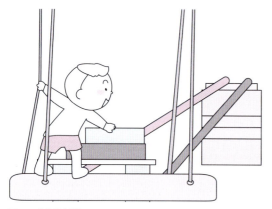

図8 活動例③

ポニースイングや巧技台などの大型遊具を組み合わせてサーキットを構成し，その上を落ちないように渡っていく遊びです．平衡反応や立ち直り反応などの姿勢調整能力に対してのアプローチです．手足を使ってしっかり支持面を作り，姿勢を調整している活動のなかで運動能力を向上させていきます．重力不安や姿勢不安がある対象児にこのような活動を用います．

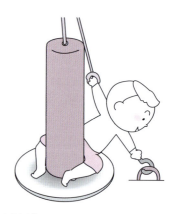

図9 活動例④

天井から吊られたフレクサースイングに乗り，左手に持ったフックを使って，床に刺さっている輪を引っかけて取る活動です．不慣れな運動を組み立てるという"運動企画"を向上させる活動です．スイングに抱き着いた屈曲姿勢だと身体の両側を1つにまとめるだけになりますが，そこから応用してロープを右手で持ってさらに遠くまで左手が伸びるように対象児自身が運動をプログラミングしていくように促しています．

シュで区切る，⑦カラーフィルターを使うなどの工夫をする（**図10**）ことが必要です．

ホームプログラム

机上でできるプリントなどを用いた課題，特殊な道具を使用しない課題は，作業療法の治療場面ではなく，家庭や学校で取り組むことが多いもの

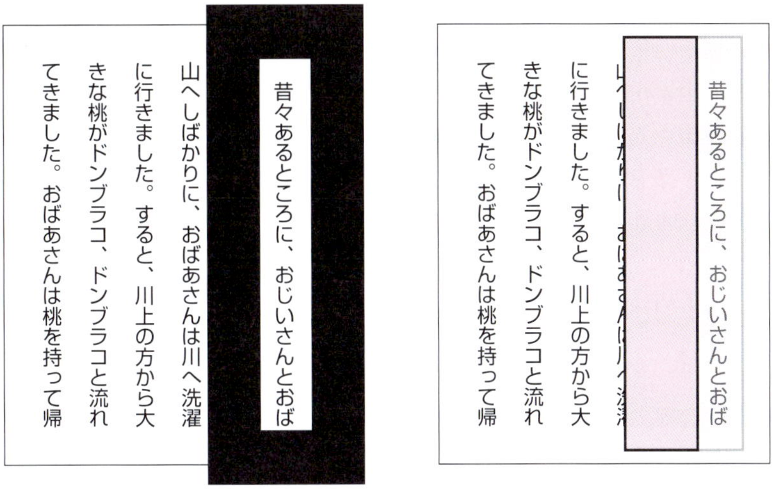
昔々あるところに、おじいさんとおば
山へしばかりに、おばあさんは川へ洗濯
に行きました。すると、川上の方から大
きな桃がドンブラコ、ドンブラコと流れ
てきました。おばあさんは桃を持って帰
昔々あるところに、おじいさんとおば
に行きました。すると、川上の方から大
きな桃がドンブラコ、ドンブラコと流れ
てきました。おばあさんは桃を持って帰

図10　教科書を読む際の工夫

は	み	き	す	よ	あ	ぱ	み	れ	け
せ	に	む	う	そ	ぬ	る	ま	ん	ぐ
え	こ	そ	ち	ふ	よ	み	い	ら	へ
や	を	く	と	ね	み	た	な	お	わ
し	の	つ	か	め	ゆ	じ	ひ	ぷ	げ
ろ	た	が	ぼ	ぞ	ぴ	ほ	く	み	ま
だ	ぶ	む	さ	え	づ	ら	ね	き	ゆ
ば	ご	あ	に	り	へ	び	す	れ	こ

図11　ミシガントラッキング
並んでいる文字のなかから特定の文字を見つけて丸をつけます．

にひしうめあちふけみたくそだばれつきはぐぜ
まおじぺぬりをせがぽてづほごぶもらぴずやえ
さでぼいろぷぞねゆすざなわどかのべんぎこび
げへとぢよるぱまぬくがぢぱどむりえしぼでぴ
たのれづごせうひるをずみやけおぶぜへゆぺい
さだはめじこふらぷきつわざあよにばろてげぐ
すねぞちぎんかびそぽとべなほもにをねじぺま
へぴげこあぬめれづぽくりはつぶやせむぎみえ
ずひぷきそでふしぜたよぞけおだゆすがてほち
どるべうごもぐらとばなろんぼさわいざのかぱ
びぢるけばずちすだぞおきじぴふやぢぽぬめを
ぶごよいづてぷもうらでごしぐさぜへれあぎの
ざひゆかにむんぱつげほびぺそえどくべなぼは
せたとみねろつめやぱごおせづぼかぬでようず
たむぴいろげぽはもぷぜらちけぞぺなだべのぐ
あふれぞこしぢみりへぎじすひくをざそがえん
てゆぶにるびわきばさとほまんじぎあこそばぺ

図12　コラムサッケード
行の左端と右端の文字だけを読んでいきます．

です．

視覚に関するものとしては，**ミシガントラッキング**（**図11**），**コラムサッケード**（**図12**），間違いさがし，単語さがし，フロスティッグ視知覚学習ブックなどがあげられます．

先輩からのアドバイス

限局性学習症の診断は，学習が開始された就学後に診断されますが，言葉の遅れや注意の問題，不器用などの問題は就学前からみられることが多く，とくに学習障害の約半数に不器用さがみられるといわれています．作業療法には就学前に不器用や注意などの問題で受診していることが多いため，保護者から文字への興味や描画の状態などの聞き取りをするとともに，言葉の遅れ，姿勢メカニズム，眼球運動の問題がある場合は，学習を意識してのアプローチが必要です．

また音韻については，カルタ遊びやしりとり，逆さことばなどを用いていくことも有効です．

学校では，教材カードを用いて3文字程度の言葉をまとまりで読む練習をしたり，特殊音節を意識して作られている多層指導モデル MIM (Multilayer Instruction Model) などを活用することもあります．

家庭や学校で用いるものは，難易度が高すぎず継続しやすいものであることが条件となります．課題は対象児の苦手な要素を含んでいるため，興味関心を生かしたモチベーションを高めるような工夫も必要であり，既存の教材をそのまま用いることが難しい場合も多々あります．そのような場合には，既存の教材の要素を生かしつつ対象児の興味関心のあるものを取り入れていくことが必要です．

Topics トピックス

- 学習障害は，2013年の米国の精神医学会による DSM-5[2)] では限局性学習症 (Specific Learning Disorder)，読字の障害 (With impairment in reading)，書字表出の障害 (With impairment in written expression)，算数の障害 (With impairment in mathmatics) とされています．これを受けて日本精神神経学会は「DSM-5 病名・用語翻訳ガイドライン」[13)] を作成し，児童・青年期の疾患などについて，「障害」を「症」へと変更し，「学習障害 (LD)」は「学習症」に，「注意欠如・多動性障害 (Attention-Deficit/Hyperactivity Disorder：AD/HD)」は「注意欠如・多動症」に，「言語障害」は「言語症」になりました．児童青年期の疾患は，このような診断名に「障害」というような文言があると，児童や保護者に大きな衝撃を与えるため，「障害」を「症」に変えることになったようです．
- さまざまな社会的情勢や発達障害の社会化により，診断名にはその時代の様相が反映されますが，これはこの障害が社会文化的な背景によりその存在が大きく変わっていくことを同時に示唆していることになります．たとえば，長きにわたり発達障害領域の作業療法対象であり，これからもその対象であることは変わりませんが，脳性麻痺などは社会情勢や社会文化的な影響を受けて診断名が変わることは少ないように思われます．しかし，「脳性麻痺は疾患単位を表す語ではない」と横地[10)] が述べているように脳性麻痺そのものは"古い診断名が MRI 等イメージングの進化に伴い変化しつつある"というようなことが，今後，学習障害に関しても起きるのかどうかわかりませんが，診断名が時代背景により当事者やそのご家族に配慮されていくことはとても大事なことだと思われます．学習障害を「治療」という医学的な視点だけでとらえ，学習に関して生じるさまざまな問題を「障害」と定義してしまえば治療者・セラピストからすれば整理しやすい概念になります．しかし，支援者・保護者・療育者などからすれば「読み・書き・計算」が困難なことが「障害」ではなく，「症状」だととらえなおすことで「克服すべきもの」から，「この症状とうまくつきあう方法を一緒に考えればいい」という視点に変換することができるため，以前よりとらえ方がより簡易になったような印象があります．
- 以上の観点からまとめると，今後，OT が学習障害（症）に関してかかわる視点としては，支援者（福祉・教育・療育など）の視点とセラピスト（治療者）の視点の両方を有しながらこの疾患群への作業療法を考える必要があると思います．

確認してみよう！

- 学習障害の定義には，（ ① ），（ ② ）があります．
- 限局性学習症は，（ ③ ）を有し，学習や学業的技能の困難を対象にした介入が提供されているにもかかわらず基本となる学業的技能を学習することの困難さが少なくとも6カ月間持続しているものとされています．
- DSM-5では，障害されている学習領域として（ ④ ），（ ⑤ ），（ ⑥ ）に分類しています．
- 限局性学習症の診断は，（ ⑦ ）の年齢で診断されます．
- 限局性学習症で最も知られている症状は，（ ④ ）です．

解答

①医学的定義　②教育的定義　③正常水準の知能　④読字の障害　⑤書字表出の障害　⑥算数の障害　⑦学習が開始されたあと

※①と②，⑤と⑥はそれぞれ順不同

(小松　則登，籔押佐永巳)

参考・引用文献

1) 厚生労働省：http://www.e-healthnet.mhlw.go.jp/information/heart/k-03-004.html
2) 日本精神神経学会監修：DSM-5 精神疾患の診断・統計マニュアル．医学書院，2014，pp65-73．
3) 融 道男，中根 允，小宮山 実ほか監訳：ICD-10 精神及び行動の障害―臨床記述と診断ガイドライン．医学書院，2005，pp252-261．
4) 文部科学省：http://www.mext.go.jp/a_menu/shotou/tokubetu/004/008/001.htm
5) 文部科学省：通常の学級に在籍する発達障害の可能性のある特別な教育的支援を必要とする児童生徒に関する調査 http://www.mext.go.jp/a_menu/shotou/tokubetu/material/__icsFiles/afieldfile/2012/12/10/1328729_01.pdf
6) 特異的発達障害の臨床診断と治療指針作成に関する研究チーム編：特異的発達障害 診断治療のための実践ガイドライン．診断と治療社，2010．
7) 土田玲子ほか訳：感覚統合とその実践．第2版，協同医書出版社，2006，p5（Bundy AC et al：Sensory Integration Theory and Practice, second edition）．
8) 佐藤 剛：学習障害児に対する感覚統合アプローチの実際．感覚統合研究第2集，協同医書出版社，1985，pp58-61．
9) 小松則登：行動・学習・コミュニケーションの障害に対する作業療法．発達障害領域の作業療法（長谷龍太郎編），中央法規出版，2011，pp133-136．
10) 横地健治：脳性麻痺の考え方．脳と発達41：327-333，2009．
11) 丸山美和子：教科学習のレディネスと就学期の発達課題に関する一考察．社会学部論集32：195-208，1999．
12) 上野一彦，名越斉子監訳：エッセンシャルズ 新しいLDの判断．日本文化科学社，2013．
13) 日本精神神経学会，精神科病名検討連絡会：DSM-5病名・用語翻訳ガイドライン．精神神経学雑誌116(6)：429-457，2014．

第7章 脳性麻痺—痙直型脳性麻痺

脳性麻痺—痙直型脳性麻痺

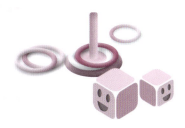

エッセンス

- 脳性麻痺（cerebral palsy：CP）は，脳に起因する姿勢および運動の障害です．大脳皮質運動野から脊髄にいたる皮質脊髄路（錐体路）が損傷を受けると筋緊張が高くなり（筋緊張亢進），痙性（spasticity）を伴った神経・筋の状態となります．このように痙性の特性をもつ場合を**痙直型**としています．
- 障害部位により，両上肢より両下肢のほうが痙性が強い**両麻痺**，片側上・下肢に痙性のある**片麻痺**，四肢に痙性のある**四肢麻痺**などに分けられます．
- **両麻痺児**の場合，両**股関節内転・内旋**，**尖足**位の**はさみ脚肢位**となりやすく，両下肢の分離運動や交互運動が難しくなり，歩行や立位での活動に支障をきたします．また，体幹部の屈曲傾向や両上肢の軽度な痙性麻痺により，上肢操作範囲の狭小化や道具操作の拙劣さも課題です．
- **片麻痺児**では，動かしやすい非麻痺側ばかり使うようになる結果，非対称性が強まり，変形や拘縮のリスクを高めることになります．日常生活への**麻痺側の参加**，**両手活動**による対称性の確保が重要です．
- **四肢麻痺児**では，移動や自発的なかかわりが制限されやすく，受動的な生活を送りやすい状況となります．本人の**自発的なかかわりを大切**にし，**できることを広げていく**ことで社会参加につなげていきます．
- 痙直型では，筋緊張が亢進し，**緩めることが難しい**ことに加え，**連合反応**（努力性の活動で痙性をもつ筋の緊張が亢進し緩まない状態）を伴うため，運動に**多様性がなく**定型的な運動（上肢を伸展させると必ず回内を伴うなど）で，動作が緩慢です．**定型的**な姿勢・運動，高緊張な状態の継続は，**変形や拘縮**を助長し，潜在的にもっている機能を発揮できず失っていくことにもなります．生活課題を楽に行うことができるような方法や潜在能力が発揮できるような姿勢や道具の工夫などを提案し，実生活のさまざまな場面で使えるよう身に付けていくことが重要です．遊びがより楽しくなったり，身の回りのことが容易にできるようになったり，褒められたり，他者の役に立ったりすることで，**成功体験**や**自尊感情**につながっていきます．
- 人生の初期から，限られた姿勢および運動を抱えながらも各ライフステージにおける課題を彼らなりに解決しなければなりません．脳性麻痺を抱えているからこそ，彼らは，もっている能力を最大限に活かし，社会のなかで生きていく術を身につけていく必要があります．そのための支援が彼らには必要です．

定義

●脳性麻痺の定義

脳性麻痺（cerebral palsy：CP）は，1861年英国のリットル（Little WJ）がロンドンで講演して以来，「リットル病」として知られるようになりました．日本では，1968年当時の厚生省が定めた定義（表1）が用いられています．この定義によれば，CPは「受胎から新生児（生後4週以内）までのあいだに生じた，脳の非進行性病変に基づく，永続的なしかし変化しうる運動および姿勢（posture）の異常」とされ「進行性病変や一過性運動障害，または将来正常化するであろうと思われる運動発達遅延は除外」とされています．ここで重要なのは，CPは治癒することはない疾患だということです．つまり，CPを抱えながら各ライフステージ（乳児期・幼児期・学童期・青年期・成人期・老年期）で生活を送らなければならず，それぞれの時期，身体状況および環境に応じた具体的な提案が必要となることが読み取れます．また，運動障害がおもな症状として現れますが，それが発達の初期に生じるため精神心理面や社会性等，運動機能以外の発達にも影響することも理解しておく必要があります．ゆえに医療・教育・福祉・行政などの関係者が連携し，総合的に支援することが必要です．

●痙直型とは

CPは，タイプによって，大脳基底核を起因とする**アテトーゼ型（異常運動型）**，錐体路に起因する**痙直型**，小脳症状が出現する**失調型**（痙直型やアテトーゼ型と混在してみられることが多い），錐体外路の障害により筋緊張が持続的に亢進する**固縮型**，筋緊張が非常に低くのちにアテトーゼ型や痙直型に移行する**弛緩型**などに分けられます．

痙直型は，大脳皮質運動野から脊髄にいたる皮質脊髄路（錐体路）に起因する痙性麻痺が生じるタイプで，罹患した神経筋の筋緊張は亢進し，他動的な筋の伸張でジャックナイフ様の抵抗感を示します．努力を伴うような姿勢変換や運動，欲求や感情の変化に伴い容易に筋緊張が亢進し，緊張を緩めることが難しい状態となります．そのため運動および姿勢は**多様性に欠け**，**定型的**で**緩慢**なものです．二次障害としては，変形・拘縮があげられ，とくに成長期には，そのリスクが高くなります．

原因

CPの原因は多岐にわたり，脳病変の発生時期によって出生前，周産期，出生後に分けられます．出生前の要因としては，中枢神経奇形，胎内でのウイルス感染，化学因子，胎生期の低酸素脳症があげられます．周産期の要因としては，胎盤

表1 脳性麻痺の定義

Phelps（1948）	随意運動に障害がありその原因が大脳各部の病変に基づいている．
Kurland（1957）[1]	受胎から新生児期（生後1カ月以内）までのあいだの種々の不定または不明の原因によって生じた中枢性運動機能障害であり，その異常が乳児期の終わり（満2歳）までに発現したもの．既知の疾患単位，進行性疾患は除く．
Little Club Memorandum（1959）[2]	人生の初期（early years of life）に大脳の非進行性病変によって生ずる永続的な，しかし変化しうる運動および体位の異常である．乳児型の運動支配の存続．たとえば知的障害にみられるような運動発達の遅れは，脳性麻痺とはみなさない．
文部省脳侵襲後遺症研究班（1965）	発達期に種々の現認によって生じた非進行性中枢性運動障害をいう．
厚生省脳性麻痺研究班（1968）	受胎から新生児（生後4週以内）までのあいだに生じた，脳の非進行性病変に基づく，永続的なしかし変化しうる運動および姿勢（posture）の異常である．その症状は満2歳までに発現する．進行性病変や一過性運動障害，または将来正常化するであろうと思われる運動発達遅延は除外する．

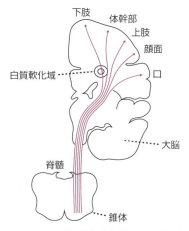

図1 PVLの好発部位（文献3を一部改変）

異常や遷延分娩などによる新生児仮死に続いて生じる低酸素性虚血性脳症があげられます．低酸素や虚血状態が続くことにより脳にダメージが加わります．妊娠32週未満出生の早産児あるいは低出生体重児に多くみられる要因として，脳室周囲白質軟化症（periventricular leukomalacia：PVL）があげられます．PVLの好発部位には，皮質脊髄路（とくに脳室に近いところに下肢・体幹部の神経線維）が通っている（図1）[3]ため，痙直型両麻痺（spastic diplegia：SD）となることが多く，病変が広範囲であれば上肢を含む四肢麻痺となり知的障害を伴うことも多くなります．また，血液中のビリルビンが異常に高くなる（高ビリルビン血症）状態が続くと，大脳基底核等の変性・壊死が起こり，アテトーゼ型の要因の1つとなります．出生後の要因としては，細菌性髄膜炎やヘルペスウイルス性脳炎などの中枢神経感染症や急性脳症，もやもや病などの脳血管障害があげられます[4]．

分類

障害部位により，①単麻痺，②両麻痺，③片麻痺，④三肢麻痺，⑤四肢麻痺に分けられます．単麻痺は，四肢のいずれか一肢に麻痺がある場合をいいます．両麻痺は，体幹部や上肢にも機能障害がありますが，両上肢より両下肢に強い麻痺がある場合をいいます．左右どちらかの上・下肢に麻痺がある場合を片麻痺といい，四肢のうち三肢に麻痺があれば三肢麻痺，四肢にあれば四肢麻痺といいます．これらの麻痺が痙性を伴う場合，痙直型両麻痺，痙直型片麻痺などのようによびます．本章では，痙直型によくみられる痙直型両麻痺，痙直型片麻痺，痙直型四肢麻痺について述べます．

　①単麻痺（monoplegia）：四肢のいずれか一肢が麻痺
　②両麻痺（diplegia）：両上肢より両下肢に強い麻痺
　③片麻痺（hemiplegia）：片側上・下肢の麻痺
　④三肢麻痺（triplegia）：いずれか三肢の麻痺
　⑤四肢麻痺（quadriplegia）：四肢の麻痺

発生率

CPの発生率は，周産期医療の進歩とともに変化してきています．1950年代後半は，約2.5人/1,000人でしたが，1960年代の全血交換輸血や帝王切開分娩，1970年代の光線療法など周産期医療の進歩によりCP児が激減し，約0.6人/1,000人となりました．1981年以降，人工換気医療が導入され，1988年の沖縄では，2.1人/1,000人，1993年同じく沖縄で1.2人/1,000人と報告されています．その後，早産児に対する救命率の増加に伴ってCP児の発生率は上昇し，現在は約2人/1,000人と考えられます．

臨床像

●痙直型両麻痺

痙直型両麻痺（spastic diplegia：SD）とは，痙性をもつ筋群がおもに両下肢に分布しているタイプをいいます．主要原因は虚血性脳障害に起因するPVLといわれています．上肢にも痙性がみられますが，下肢に比べ軽度なので多くは上肢で支持することが可能で，歩行器や杖での歩行を獲得します．日常生活において上肢や体幹部を代償的に用いますが，努力を伴うと両下肢の緊張が高まり（連合反応），姿勢・運動の定型性を助長し，さらに動作の遂行を困難にするという悪循環が生

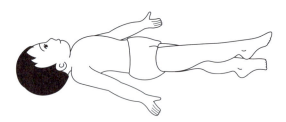

図2　SD児の背臥位[5]

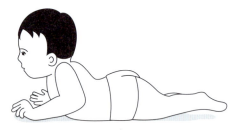

図3　SD児の腹臥位[5]
下肢は連合反応で伸展している．

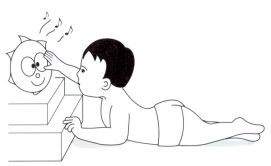

図4　活動により下肢の緊張が高まっている様子

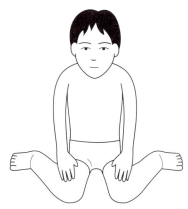

図5　SD児の割り座[5]

じます．また，眼球運動や知覚認知（空間認知や図知覚など）に問題をもつことも多く，運動機能障害とあいまって生活行為の困難さや問題解決能力の未熟さ，学習の困難さにつながっていきます．

1）臥位

SD児は，臥位をとると両下肢全体が伸展（股関節内転・内旋・伸展，膝関節伸展，足関節底屈）し，股関節内転，内旋筋群の緊張が高くなる傾向にあります（図2，3）[5]．骨盤帯や下肢の運動が制限されるため代償的に，**頸部過伸展，上肢の引き込み**などが観察されます．このような状況のまま課題を遂行しようとするとさらに緊張が高まり（図4），活動をしづらくするという悪循環が生じます．そのような場合は，支持面を広くしたり，クッションなどで抗重力活動を助けるなどで，楽に活動できるようになります．

2）座位

床上では，股関節が内転・内旋した**割り座（heel sitting・W-sitting）**（図5）[5]をよくとります．割り座は，支持基底面が広く安定していますが，骨盤のコントロールを獲得しにくいことに加え，股関節内転・内旋位が強いと，骨盤の前傾を制限するため，体幹部の**抗重力伸展活動**が起こりにくい姿勢ともいえます．そのため**体軸内回旋**が難しく，右空間の操作は右手で，左空間は左手で操作するなど，上肢の正中線を超えた活動が制限され，**空間知覚**が育ちにくい状況です．

椅子に座るときも同様に，股関節内転・内旋，尖足位をとりやすくなります（図6）．このような姿勢では，つま先で接地し，下肢伸筋群の緊張が亢進するため立ち上がることが難しくなります．

また，ズボン着脱など，左右の分離運動や下肢の空間保持が必要な課題では，さらに緊張は亢進します（図7）．このような緊張の亢進は，感情が高ぶるなどの心理的影響も受けるため，失敗したり，慌てたりすることで緊張はさらに高まり，課題遂行がますます困難になるという悪循環となります．このような悪循環は，日常生活活動（activities of daily living：ADL）のさまざまな場面で観察されます．

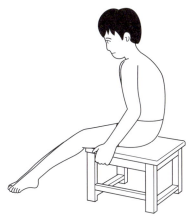

図6 SD児の椅子座位

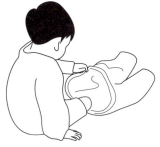

図7 ズボンに足を通そうとしているところ
下肢の空間保持が難しく、努力的になっています。

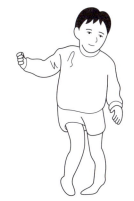

図8 SD児の立位・歩行

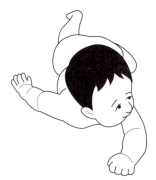

図9 SH児（右片麻痺）の乳幼児に
みられる非対称な姿勢・運動の様子
非麻痺側をよく使うため、非対称性がさ
らに強まります。

3）立位・歩行

立位・歩行時は他の姿勢と比べ、さらに両股関節内転・内旋、尖足位が強まり**はさみ脚肢位**（scissors position）をとります。尖足で片足支持が不安定な状況は、下肢の振り出しを難しくするため、上肢を上げ、体を左右に大きく揺らしながら歩を進める歩行が多くみられます（**図8**）。また、両側の足部のコントロールが難しいため、支えなしに止まることが難しいことにも注意が必要です。頭部のコントロールや上肢支持が獲得できるため、杖や歩行器を用いて、軽度の場合には杖なしで歩行することも可能です。その場合、**靴を工夫**したり、**短下肢装具**（ankle foot orthosis：**AFO**）を装着したりすることでさらに歩容が改善されます。

● 痙直型片麻痺

痙直型片麻痺（spastic hemiplegia：SH）では、周産期の脳梗塞や、**頭蓋内出血**、出生後の**もやもや病**、**外傷**、**脳炎**などにより、痙性を伴う筋群が左右どちらかの上・下肢に分布しています。麻痺側上・下肢はあまり動かないため、乳児期の早い時期から、姿勢・運動の**左右差**が目立つようになります。麻痺側の上肢支持や麻痺側下肢での体重支持が難しいと次第に**日常生活で使われなくなり**、**姿勢・運動の非対称性**が顕著になります。また、使われないと筋の弾性や手の識別性も低下し**感覚の過敏**さが生じ、麻痺側を触られたり、動かされることを嫌がるようになったり、麻痺側をよく壁にぶつけたり、怪我をするなど**鈍麻**な状況が日常生活で観察されます。

1）臥位

乳児期から非対称な姿勢・運動となるため早期に気づかれるケースが多く見受けられます（**図9**）。乳児期の腹臥位は、非麻痺側の上肢を支持に使わなければならないため、嫌がることが多くあります。活動性が上がるとともに麻痺側の筋緊

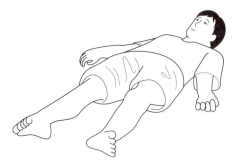

図10 SH児（右片麻痺）の背臥位の様子

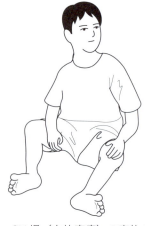

図11 SH児（右片麻痺）の座位の様子

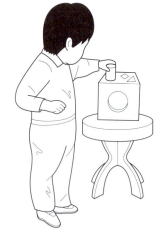

図12 SH児（右片麻痺）の立位と
その活動の様子
非麻痺側が優位になっています．

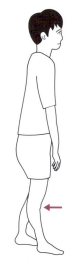

図13 SH児（右片麻痺）の反張膝

張は亢進し，肩関節内転・内旋，前腕回内，手指屈曲，股関節内転・内旋，尖足位をとりやすくなり，麻痺側上・下肢を空間に上げることが難しくなります（図10）．

2）座位・立ち上がり

座位では麻痺側への転倒を防ぐため，非麻痺側に寄った座位をとりやすくなります（図11）．この姿勢から立ち上がる際，非麻痺側を中心に立上がるため，立ち上がりから続いて行われる歩行や活動も非麻痺側が優位になります（図12）．非対称的な活動は，変形・拘縮を助長したり，ボディーイメージの形成の妨げになります．その結果，麻痺側をよく怪我したり，麻痺側の着くずれに気がつかない，ドアの隙間に自分の体を合わせることができないなど日常生活に支障をきたします．

3）立位・歩行

歩行時，麻痺側上・下肢の筋緊張は亢進（肩・股関節内転・内旋位，尖足傾向）し，体軸内回旋や手の振りが乏しくなります．また，筋緊張の亢進とともに尖足が強くなり，つま先から接地し，底屈筋群が緩まないまま足底をつけることで反張膝となります（図13）．これら，体軸内回旋や手の振りの減少および足関節の運動制限は，歩行における推進力の低下やバランスをとることを難しくします．また，斜面や砂地，階段や浴室，人ごみのなか不適応な環境でさらに助長されます．

● 痙直型四肢麻痺

痙直型四肢麻痺（spastic quadriplegia：SQ）

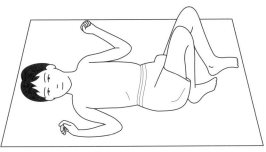

図14 SQ児の背臥位の様子
成長に伴って側弯や上肢のW肢位，ウインドスエプト変形などの変形や拘縮が生じます．

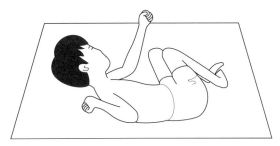

図15 SQ児の寝返りの様子

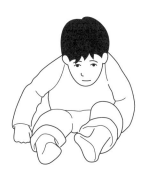

図16 SQ児の座位

は，痙性のある筋群が四肢や体幹部に分布しています．すべての筋の緊張が高いのではなく，筋緊張の高い筋群，低い筋群などがみられます．また，その分布状態は姿勢や環境（たとえばマットの硬さや素材など），課題によって変化しますし，出生時から筋緊張が亢進しているわけではなく，活動性が高まるとともに徐々に亢進します．自発運動は少なく，あっても定型的で全身的となるため，姿勢反応やバランス反応が発達しにくく，自力での座位は，多くの場合困難です．座位がとれず，姿勢変換が難しい場合，介入がなければ1日のほとんどを背臥位で過ごすことになります．日常生活で姿勢が固定的になる場合は，楽に呼吸や運動が行えるさまざまな姿勢（背臥位，腹臥位，半側臥位など）をクッションやタオルを使って工夫し，1日のどの時間帯をどの姿勢で過ごしてもらうか保護者とともに計画を立てることが重要です．また，介入がなければ，立位や歩行，移動の経験もできません．立位補助具や既存の福祉機器を，本人の発達ニーズに応じて工夫し，早期から立位，歩行，移動の経験を促します．

1）臥位

頭部のコントロールが未獲得である場合，体が空気の重みで押さえ込まれているかのような臥位となり，非対称性緊張性頸反射（asymmetrical tonic neck reflex：ATNR）などの反射が長く残存します．重度の場合，成長とともに非対称性は強くなり，側弯や上肢のW肢位，ウインドスエプト変形などの変形が生じます（図14）．頭部や手足を空間に上げるなどの抗重力活動は難しく，四肢の動きは弱々しくみえます．また，体軸内回旋がみられず全身的な動きとなるため，寝返りは，できたとしても，全身的に丸まるか反り返るような形になります（図15）．

2）座位

頭部のコントロールが未獲得のままであれば自力で座位をとることは困難です．頭部のコントロールがある程度獲得されても，骨盤は後傾し，体幹部は屈曲位となり，まるで重力に押さえられているかのようにみえます（図16）．この座位で顔を上げるためには代償的に頸部が過伸展します．したがって，口を閉じることや，下顎や口唇のコントロールが難しくなります．このままでは，スプーンから食べ物を取り込むときに食べこぼしたり，咀嚼が弱々しく，下顎の動きも単純な上下運動になってしまうことにもつながります．また，スプーンをもって口に運ぼうとすると筋緊張はさらに高まるため，スプーンの先を口に方向づける細かな操作が困難となり，これも食べこぼしや食事のしづらさにつながります．食事をしやすくするためには，体幹部や頸部をしっかりと安定させたり，台などで肘を高くしたりして，上肢が使いやすくなるよう工夫することが必要です．

評価

1）情報収集

カルテからは，てんかんなどの合併症や服薬の状況，禁忌事項などを必ずチェックします．とくにてんかんが重積する場合は，心肺停止などのリスクを抱えていますので，緊急対応の備えをしておきます．他部門で行われた精神発達検査など各種検査の結果についても把握します．チームで支援することになりますので，他部門との情報の共有は欠かせません．対象児や保護者の意向を踏まえたチームの目標が既に設定されている場合は，各部門での目標や支援内容についても押さえておきます．チームのメンバーとして同じ方向を向いて支援を行います．

2）発達検査

一般的な発達検査では，**遠城寺式・乳幼児分析的発達検査法，新版K式発達検査2001，新版S-M社会生活能力検査**など，知的発達検査では，**ウェクスラー式知能検査（WISC-Ⅳ, WPPSI），田中ビネー知能検査Ⅴ**などがよく用いられます（p29〜35）．CP児に細かい操作を求める検査項目の場合，運動機能の障害によってできないことがあります．そのようなときは，姿勢を整えることにより操作しやすくなりますので，再現性の意味でも考慮が必要です．運動発達検査としては**粗大運動能力尺度**（gross motor function measure：GMFM）[6]および**粗大運動能力分類システム**（gross motor function classification system：GMFCS）[7]を用いることで対象児の予後を知ることができます．

3）心身機能の評価

（1）筋緊張と姿勢筋緊張

筋緊張は，筋を他動的に伸張するときの抵抗感をみるものです．ジャックナイフ様の抵抗感を示せば，錐体路障害の可能性があります．姿勢筋緊張は，各姿勢（背臥位，腹臥位，座位，立位）において，どの部分が高く，どの部分が低いのかを把握します．私たちは，上肢や下肢を空間へ動かすときには，あらかじめ中枢部（体幹部など）の筋活動が起こります（**予測的姿勢調節**）[8]．姿勢筋緊張を把握することは運動の特徴を理解する手がかりです．

（2）姿勢および運動の分析

背臥位，腹臥位，座位，立位など各姿勢でのアライメントや，寝返り，起き上がり，立ち上がりなど姿勢変換の様子，それぞれの姿勢から展開される運動について，特徴や共通点を整理します．痙直型CP児では，各姿勢で，定型的な運動が生じやすいので，屈曲優位または伸展優位な状況がどこに生じているのか，連合反応など容易に緊張が亢進しやすいのはどんなときか，亢進した緊張は緩むのか持続するのかなどに注目しながら観察します．とくに，四肢や頭部を空間へ上げる際，どこの緊張が高まるのかを把握することは，上肢の操作や生活動作の分析にも役に立ちます．

（3）平衡（バランス）反応

おもに座位や立位などで，重心移動に伴う体幹部・頸部の反応を観察します．重心の移動に対し体のどの部分を使ってどのように動かして支持基底面内に収めようとするのか対象児の反応をまとめます．痙直型CP児では，体幹部屈曲，股関節内転・内旋，肩関節内転・内旋など支持基底面をさらに狭くするような方向に筋緊張が高まりやすいことに注意が必要です．

（4）関節可動域・筋力測定

痙直型CP児では，二次障害として変形や拘縮が多く見受けられますので，関節可動域（range of motion：ROM）の定期的なチェックが必要です．手術前などはとくに筋力の測定が重要です．分離した運動が難しい場合，個々の筋力を測定するのは困難です．その場合は動作を観察しながら判断します．

（5）反射・反応

必要に応じて，原始反射，口腔反射，姿勢反射等を検査します．

（6）上肢機能

手が随意的にコントロールされるためには，肩や体幹部に運動の基盤としての安定性が求められるので，手を空間に上げたときの肩甲帯や体幹部の様子をみます．肩の挙上や体幹部の屈曲を伴う場合，空間での操作は難しくなります．また，わ

れわれが道具を操作する場合，まるで道具が手の延長のように，道具を通して対象の状態を把握することで上手に道具を使うことができます．痙直型CP児の場合，道具を持たせると握り込むことも多くみられます．固く握り込んでしまうと手指の分節的な運動を失うことに加え，道具から伝わってくる感覚情報も入りにくくなり，粗大で拙劣な操作となります．日常的に固く握り込んだ状態だとさらに感覚情報の処理が妨げられます．姿勢介助やポジショニングなどで，上肢の運動性を引き出しながら，道具の重さや大きさを変えることにより操作性が向上すれば，拙劣さは，感覚処理の問題として考えることができます．目や耳など他の器官からの情報も道具の操作には重要です．目と手の協調性，利き手と非利き手の使い方などもあわせて観察します．

(7) 眼球運動

空間知覚や視知覚に問題を抱える場合，眼球運動の様子を観察します．眼球運動には，注視点を瞬時に移行する衝動性眼球運動（saccadic eye movement），転がっているボールを目で追うような滑動性眼球運動（smooth pursuit eye movement），融合運動（収束と発散）などがあります[9]．指示が理解できる対象児であれば，ペンなどの視標を動かして観察することもできますが，難しいときは，活動を通して観察します．とくに，滑動性眼球運動では，正中位を超えるときに眼球が揺れたり，途中で停止したり，衝動性眼球運動様になったりする場合は見失っている状態です（**図17**）．1回で判断するのではなく，数回行い，その傾向を整理します．対象物や手元を見るときに輻輳（ふくそう）ができているのか，周辺視でなく中心視でとらえているかなどもあわせて観察します．

(8) 感覚・知覚検査

痙直型CP児では，早産児に未熟児網膜症や視神経萎縮，皮質性視覚障害，斜視，遠視などの視覚障害，風疹などの胎内感染等で聴覚障害を合併することが多くあります．眼科・耳鼻咽喉科から正確な情報を得るとともに**エアハルト発達学的視覚評価**などを用いて経過を追います[10]．また，触覚に対する過敏性や鈍麻もあります．検査が難

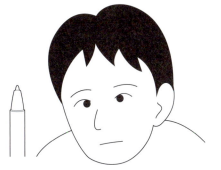

図17 視標（ペン）を見失っている状態

しい場合，触られることを嫌がったり，怪我をしても気づかないなど日常的な観察から判断します．視空間認知や図知覚は，更衣，机上課題，漢字や繰り上がりのある計算の学習など家庭や学校生活のさまざまな場面に影響します．図形模写や構成課題などで観察することができます．これらは，対象児のバランス能力による空間操作の経験も踏まえて解釈します．視知覚の検査として，**フロスティッグ視知覚発達検査（DTVP）**がよく用いられます．

4) 活動

(1) ADL評価

こどものための機能的自立度評価法（functional independence measure for children：**WeeFIM**），**リハビリテーションのための子どもの能力低下評価法**（Pediatric Evaluation of Disability Inventory：**PEDI**）[11]，Barthel index（BI）などがよく用いられます．ADLは，毎日繰り返される活動です．何ができて何ができないのか把握するだけではなく，楽にできているか，効率よくできているかなど実用性の観点からも評価します．できていないことについては行程分析を行い，各行程でできること・できないことを明確にします．

(2) 1日の生活の流れの把握

「三間表」[12]を用いると対象児の1日の生活の流れが把握できます．いつ（時間），だれと（人間），どこに（空間）いるのか，表にします（**図18**）．保護者とともに作成していくなかで，生活の流れを把握するとともに，保護者にとっても1日を振り返るよい機会となります．家屋の平面図とともに三間表を解釈したり，家庭での様子を

時間	6:00	7:00	8:00	9:00	10:00	11:00	12:00	13:00	14:00	15:00	16:00	17:00	18:00	19:00	20:00	21:00	22:00
空間	寝室	リビング		トイレ	リビング・屋外			トイレ	リビング				トイレ	浴室	寝室		
内容	就寝	起床 着替え 整容	朝食	トイレ	TV・玩具で遊ぶ 外出・買い物		昼食	トイレ	お昼寝	TV・玩具で遊ぶ		夕食	トイレ	入浴	就寝		
	母	父母			母									父	母		

図18　三間表の記載例

表2　タイプ別の代表的な変形・拘縮

痙直型四肢麻痺	側弯・後弯・肩関節内転・肘関節屈曲・手掌屈，股関節（亜）脱臼，股関節屈曲・内転・内旋，膝関節屈曲，足関節内外反，尖足
痙直型両麻痺	胸椎後弯・腰椎前弯・股関節内転・内旋，膝関節屈曲，足部内外反・尖足
痙直型片麻痺	側弯・麻痺側上肢屈曲・掌屈・手指屈曲，股関節屈曲・内転・内旋，膝関節屈曲または過伸展，足部内反尖足，脚長差
アテトーゼ型	頸椎症，側弯・後弯

写真やビデオに収めてもらったりするとより具体的イメージをもつことができます．可能ならば，実際に訪問するとさらに理解することができます．

作業療法

●プログラム立案

1）多様性のある姿勢・運動を目指します．

痙直型CP児は，姿勢の不安定性から定型的な運動様式をとりやすいため，安定性のある姿勢を提供し，より多様性のある運動を学習することが必要です．

2）適切な感覚-知覚体験を促します．

痙直型CPの脳障害は，運動に関する部分だけではなく，感覚-知覚障害を伴います．姿勢の安定により，自己の姿勢の正確な情報をもとに運動を行うことができ，働きかけの結果がよりフィードバックされやすくなります．

3）環境を整え，動作・活動が効率的に行えるようにします．

痙直型CP児は脳障害により，動作の順序，活動の手順などの企画に問題を抱えることも多く，とくにSH児に多くみられます．本人が理解できる指示や動作・活動が効率的に行えるよう環境を整えます．

4）動作・活動の自立を促します．

移動，身辺動作，社会参加など，さまざまな活動のなかで，本人が主体的に参加できるよう，動作・活動の自立を目指します．

5）自己効力感が得られるようにします．

受動的なプログラム（ROM訓練やハンドリングなど）だけでなく，本人が主体的に取り組めるようにプログラムを立案します．主体的に取り組んだ結果，課題が達成されたときに，大きな自己効力感を得ることができます．

6）二次障害を予防します．

定型的な姿勢・運動様式により，変形・拘縮などの二次障害が発生します．とくに，小学校高学年に入ると，そのリスクが高まります．早期から日常生活のなかで，姿勢管理や装具療法などを実施していき，二次障害を予防していく必要があります（表2）．

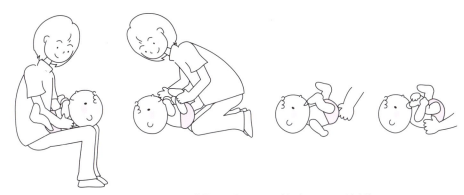

図19 視覚や触覚を用いて，下肢の感覚-運動イメージを高めていく活動

7) 社会参加が維持できるようにします．

　一生涯を通して，痙直型CP児・者が社会に参加し，継続していけるよう配慮が必要です．そのためには，周囲の人の理解が不可欠なので，保育園や学校，職場や関係機関との連携を行っていきます．健康維持のための習慣的な運動機会も必要です．

●目標

　対象児がかかわる環境や人はライフステージによって変化が生じますし，発達課題も異なります．以下，各ライフステージに応じた作業療法（occupational therapy）目標をあげます．

1) 乳児期

　食事・排泄・睡眠といった生命維持機能の獲得と同時に，座る・立つ・歩くなどの基本的な姿勢や動作の獲得がおもな目標です．姿勢・運動が定型的な様式に発展しないように注意が必要です．

2) 幼児期

　食事，更衣，排泄などの身辺動作の自立，就学に向けた道具の操作の獲得などがおもな目標です．歩く・登るなどの移動，ものの操作の獲得により，外界への働きかけが活発になるほど，定型的な運動様式が現れやすいため注意が必要です．

3) 学齢期

　身辺動作がただできるだけでなく，効率的に完結できることが目標です．また，変形・拘縮といった二次障害によって，活動制約が生じます．生活課題や身体機能の変化に応じて，車いすや装具の検討，道具の工夫を行い，活動・参加を助けます．

4) 成人期〜老年期

　二次障害の進行や老化による二次障害の出現によって，いままでできていた活動ができなくなる可能性があります．そのため，健康増進や余暇活動の維持によって，二次障害の進行を予防していくこと，生活の質の維持・向上が目標です．

●手段・方法

1) 痙直型両麻痺

(1) 乳幼児期：粗大運動と身辺動作の獲得

①両下肢への意識を高めます．

　上肢と比較すると下肢に痙性が強いため，下肢への意識が低くなることが多くみられます．そこで，下肢の感覚-運動イメージを高めるために，下肢を目で確認することや手・口で触れさせていく活動を取り入れます．具体的には，両下肢を持ち上げ，視野内に入れることや両下肢を手で触らせること，足を口へもっていき積極的に感覚を入力していく遊びを取り入れます（図19）．また，背臥位のなかで両下肢を交互に他動的・自発的に動かし，キッキングの経験をさせることで，自発的な運動経験を積み重ねていきます．

②多様な座位姿勢を促します．

　座位において割り座をとることが多くなります．この定型的な姿勢は，骨盤の後傾，股関節の内転・内旋，体幹部の屈曲優位を強めていくことになり，バランス反応や抗重力伸展活動が乏しくなります．したがって，あらゆる機会を通して，さまざまな座位を経験させるなかで下肢の肢位に多様性をもたせ，バランス反応や抗重力伸展活動を促していきます．たとえば，長座位の姿勢は膝

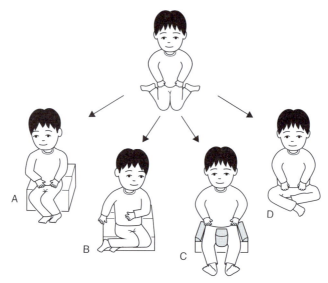

図20 定型的な割り座からさまざまな座位への変換
A：右側での横座り；右下肢の股関節外旋の促し．B：左側での横座り；左下肢の股関節外旋の促し．C：長座位；両下肢の膝関節の伸展の促し．D：あぐら座位；両下肢の股関節外転・外旋の促し．

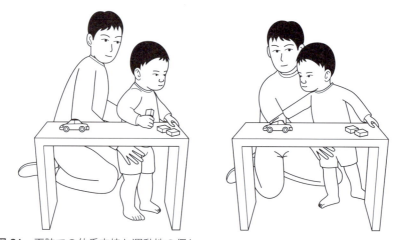

図21 下肢での体重支持と運動性の促し
作業療法士が，骨盤・下肢が安定するように保持するなかで，遊びをとおしての体軸内回旋を促します．体軸内右回旋により，右側への体重移動が起きています．右下肢での支持を促すことができ，課題設定によっては左下肢を動かして伝い歩きを促すことができます．

関節の伸展を促すことができますし，横座りやあぐら座位は股関節の外転・外旋を促すことができます（**図20**）．これらの姿勢を日常生活のなかで具体的に設定していきます．

③立位姿勢のなかで，下肢での体重支持と運動性を促します．

座位を安定させたい場合や立位の経験をさせたい場合には，課題をより三次元にしていきます．たとえば，玩具を机の上に置くことで，膝立ちや立位への姿勢変換を促すことができます．立位では，下肢の支持性の低さから，股関節内転・内旋位をとりやすくバランスを崩しやすいため，SD児がバランスをとりやすくなるように保障することと同時に重心移動を介助することが必要です．立位姿勢で体軸内回旋を促すことで，左右への重心移動や，一側で支持しもう一側を動かすという**分離運動**を経験することができます（**図21**）．

④立位・歩行機能の獲得へ向けて取り組みます．

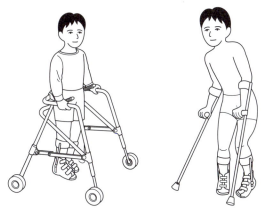

図 22　歩行機能の獲得（文献 5 を一部改変）
左：短下肢装具と PCW を利用した歩行場面．
右：短下肢装具とロフストランド杖を利用した歩行場面．

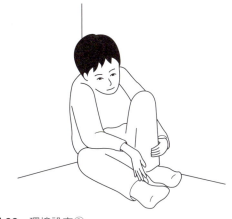

図 23　環境設定①
姿勢の安定のために部屋のコーナーにもたれた姿勢で靴下を履く練習を行っている場面．

　尖足が強い場合には，短下肢装具を装着することで，足底全体での体重支持が可能になり，立位バランスがとりやすくなります．また，歩行器を併用することで，多くの SD 児は実用的な歩行を獲得することができます．たとえば，SRC ウォーカーなどの前方支持型歩行器や PCW（posture control walker）などの後方支持型歩行器を利用して，SD 児の身体機能に合わせた指導を行っていきます．歩行器と同時に，ロフストランド杖や 4 点支持杖などを利用し，杖歩行の練習をしていきます．杖歩行の練習をするなかで，歩行器歩行も安定してきます（図 22）[5]．
⑤環境設定により，身辺動作を手助けします．
　座位を安定した状態に保ち，上肢が使いやすい環境を整えることで身辺動作を行いやすくします．たとえば，靴下の着脱の際は部屋のコーナー（隅）を利用します．座位が安定することで，下肢を引き寄せることができ，動作が容易になります（図 23）．下衣の着脱では，立位を保持しながら衣服を扱うだけの立位バランスが必要です．立位保持が難しい場合には，座位や膝立ちなどの姿勢で行います（図 24）．食事動作や遊びを椅子座位で行う場合には，骨盤が後傾して体幹部が屈曲優位にならないように座面を工夫することで，上肢が使いやすくなります．

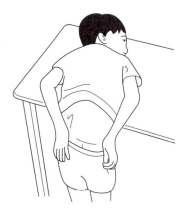

図 24　環境設定②
机にもたれた姿勢でズボンの着脱を練習している場面．

（2）学齢期：環境適応（姿勢・道具の操作）と二次障害を予防します．
　学齢期では，通学や教室間の移動，休み時間内での着替えなど，移動や身辺動作に実用性が求められます．授業や行事の内容に合わせて，参加の方法や手段を，保護者および教員と連携して検討していきます．
　目を分離して動かしづらい対象児の場合，体幹部を屈曲し，頸部を過剰に伸展させて，努力的に注視や追視を行います．そこで，下肢・骨盤，体幹部が安定する姿勢保持具（車いすやクッション）を使用することや，カットアウトテーブル，傾斜台の利用によって，眼球の分離運動が可能になります（図 25）．

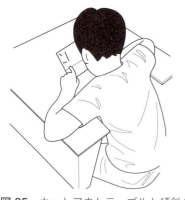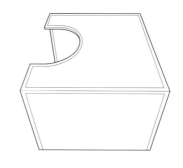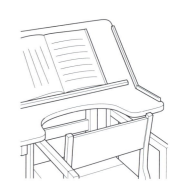

図 25 カットアウトテーブルと傾斜台
両上肢での支持が行いやすいため，手指の運動性や頭部の安定性が得られやすくなっています．
左：使用例．
中央：カットアウトテーブル．
右：傾斜台．

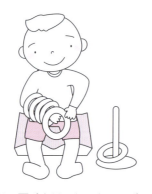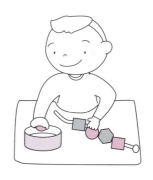

図 26 両手を用いたアクティビティー
左：麻痺側の上肢に通した輪を非麻痺側で取り，輪投げをしている場面．
右：麻痺側手で積み木を抜き取り，箱に入れている場面．

小学校高学年以降では，下肢の痙性が強まることで，股関節脱臼などの二次障害のリスクが増大します．日常生活のなかで，股関節内転・内旋とならないよう姿勢管理します．

2）痙直型片麻痺

（1）乳幼児期：粗大運動と身辺動作の獲得

①両側性の運動のなかで，麻痺側の運動-知覚体験を積み重ねます．

非麻痺側での機能獲得は早く，非麻痺側の過用により，麻痺側の痙性が高められることになります．そのため，背臥位，腹臥位，座位などのなかで両側性の運動を促します．遊びが伴うほうが対象児のモチベーションや集中を高めます．具体的方法としては，麻痺側の上肢にかけた輪をもう一方の手で取って輪投げ（または輪入れ）をする活動や，ひもに通された積み木を麻痺側手で外して箱に入れる活動などがあります（**図 26**）．ここで重要なことは，過剰な努力を伴わないように活動を行うことです．また，肩甲帯の挙上を伴わないように活動を行います．

②座位・立位のなかで，麻痺側による体重負荷を促します．

座位・立位のなかで，非対称的な姿勢となりやすく，非麻痺側への体重負荷が多くなります．非対称性が強まってしまうと，バランスが崩れ，麻痺側の定型的な運動様式（上肢屈曲運動様式，下肢伸展運動様式）を強めてしまいます．そこで，姿勢のアライメントを整え，麻痺側での体重負荷を促します．上方への運動ではなく，下方への運動のほうが体幹部の分離性を促しやすいです．尖

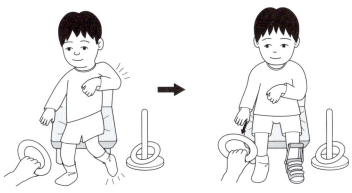

図27 座位姿勢における麻痺側（左側）での体重負荷
短下肢装具により足底接地が可能になり，対称的な体重支持が可能になっています．

足が強い場合には，短下肢装具を装着することで，体重負荷を促しやすくなります（図27）．
③身辺動作のなかでも両手を使うよう促します．

　身辺動作は両手動作が必要となる課題が多くあり，非麻痺側の過度な努力によって，課題を達成させようとしてしまいます．このとき，麻痺側は連合反応が出現しやすいため，課題や環境設定に工夫が必要です．たとえば，上着を脱ぐときには，非麻痺側を優位に使うために，麻痺側の上肢が後退した肢位となってしまいます．そこで，両肘を机に着けて動作を行うことで，麻痺側の引き込みは軽減され，両手での着脱が可能になります．また，食事動作のときには，非麻痺側上肢でのスプーン操作の際に，麻痺側上肢の引き込みがみられます．対称的な座位に整え，麻痺側上肢での支持を促すために重錘を利用することやお椀を持つなど，麻痺側の参加を促します．座位や立位バランスのとりづらいSH児に対しては，座位を安定させる姿勢保持具の使用や壁にもたれた立位姿勢の指導により，両上肢の参加をしやすくします．
④立位・歩行においても麻痺側の支持を促します．

　比較的早期から立位・歩行を獲得しますが，立ち上がりや歩行の際に，麻痺側が後方へ引かれがちになり，非麻痺側優位な姿勢・運動となります．このことで，非対称性が強まっていきます（図12）．したがって，座位や立ち上がりから，対称性を促していく必要があります．たとえば，

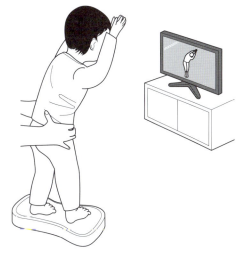

図28 肩甲帯と体幹部の分節的な運動の促し
バランスWiiボードを利用し，視覚的な手がかりをもとにして，重心を正中位方向へ修正する練習．

ボール投げのボールを麻痺側に貼り付けておき，それを自分で取ってもらう活動により，麻痺側への体重移動に伴う，肩甲帯と体幹部の分節的な運動を促します．Wii®のバランスWiiボードを用いると，ゲーム画面で視覚的に重心の位置を確認し，修正することが可能です（図28）．ゲーム性が伴うため，SH児のモチベーションも高めることができます．対称的な歩行を促すためにも，下肢の分離性や交互性を引き出していく必要があります．三輪車などを使用するとよいでしょう．また，自立歩行を獲得したあとも歩行介助では，麻痺側上肢で介助者の手を握ることができるようにし，麻痺側下肢が非麻痺側よりも前方に振り出せるよう介助します（図29）．

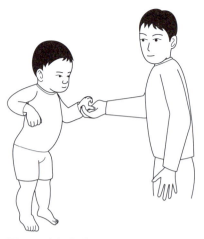
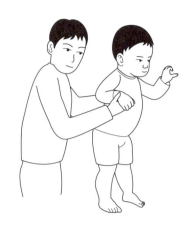

図29 歩行介助
左：麻痺側下肢が後退している歩行．
右：麻痺側上肢が後退しないように歩行介助することで麻痺側下肢が非麻痺側よりも前方に振り出すことができています．

⑤<u>多動</u>に対して配慮します．

　麻痺側での支持性が不十分なことと視覚的な課題（斜視など）により，注意が転導しやすいSH児が多いです．注意が転導しやすい場合には，机上活動ではなく，あえて粗大運動を用いた活動を取り入れると注意・集中を保ちやすくなります．また，机上活動の際には，パーテーションを用いるなどし，視覚情報を減らしてあげることも有効です．

（2）学齢期：環境適応（姿勢・道具の操作）と二次障害を予防します．

　学齢期になると，椅子に座って過ごすことが増えます．机上活動では，麻痺側を支持しやすい環境に整えていくことで，<u>麻痺側の参加</u>を促すことができます．たとえば，カットアウトテーブルを用いて上肢が支持しやすいようにすることや，傾斜台を用いて麻痺側が参加しやすいようにするとよいでしょう（図25）．また，道具の選択と練習の機会も必要になってきます．麻痺側の支持性・運動性が低い場合には，非麻痺側のみで活動が行えるように道具の工夫を行っていきます．たとえば，ノートに文字を書く場合には，ノートが動かないように文鎮や滑り止めマット，バインダーを利用します．そのほかにも，片手リコーダーや電動消しゴムなどを利用するとよいでしょう．

　小学校高学年以降では，<u>変形・拘縮</u>への対処を考える必要があります．学齢期においても，さまざまな活動のなかで麻痺側の参加を促していき，麻痺側への意識を高めていきます．また，活動後は麻痺側の筋緊張が高まりやすいため，セルフストレッチの方法を指導することも大切です．

3）痙直型四肢麻痺

（1）乳幼児期：他動運動から，自発運動を促します．

　常に同じ運動様式でいることが多いため，対象児の四肢を他動的に動かしていきます．このとき，どの部位にどの方向への痙性が高いのかに注意し，痙性が少なくて抵抗の少ない部位から動かしていきます．ただし，他動運動だけでなく，自発運動を促していくことも大切であり，ゆっくり，じっくりと他動的に動かしながら，自発性を待って介入する必要があります．

　姿勢の不安定さから，<u>連合反応</u>が出現しやすいため，安定した支持面を提供することが必要です．背臥位や腹臥位，座位が安定するよう，<u>ポジショニング</u>を実施します（図30）．また，座位を保持できない場合，ウレタンなどで姿勢保持具を作製したり，<u>座位保持装置</u>を作製したりして，身体機能に合わせてアプローチしていきます（図31）．安定した姿勢のなかで，随意性を引き出すことが大切です．対象児の運動が限局的であっても，スイッチなどを利用して遊びへの発展を誘導

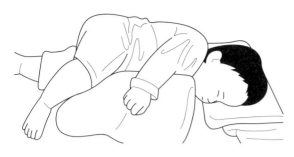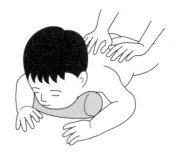

図 30　ポジショニングの様子
左：側臥位．
右：腹臥位．

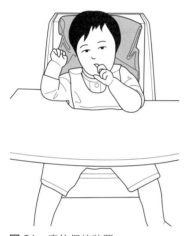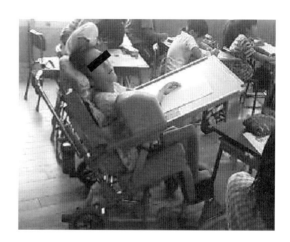

図 31　座位保持装置
左：座位を保持するためのクッション付椅子．
右：対象児の身体機能に合わせて作製した座位保持装置．

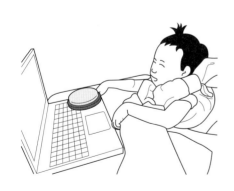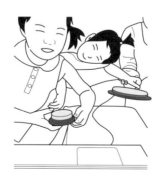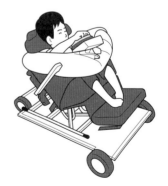

図 32　スイッチ
随意的に動かせる身体部位を使って，スイッチ活動を行っている場面．
左：自立してパソコンで絵本を読んでいます．
中：兄弟児と一緒にスイッチゲームを行っています．
右：スイッチを押すと前進する移動遊具を体験している場面です．

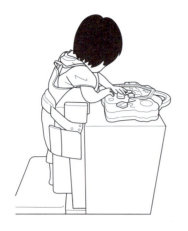
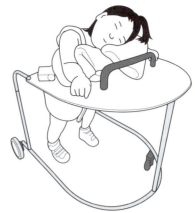

図33 立位の促し
左：立位台を利用して遊んでいる場面．
右：SRCウォーカーを利用して立位・歩行を体験している場面．

していき，外界への興味・関心を高められるように介入していくとよいでしょう（図32）．身体的に重度の場合，早期から変形・拘縮が生じますので，対応が必要です．

身体機能の高い場合は，できるだけ早い段階から立位をとらせ，積極的に抗重力伸展活動を促していきます．立位では，装具や立位台で姿勢を保持し，伸展した下肢に体重を乗せることを経験させます（図33）．

(2) 学齢期：環境適応（姿勢・道具の操作）

学齢期までに実用的な移動手段を獲得しておく必要があります．自力で立位保持可能から寝たきりまでさまざまです．対象児の身体機能に合わせた移動補助具を選択することが作業療法士（occupational therapist：OT）には求められます．単独で座位をとることが難しい場合には，ヘッドレストや背もたれを調整した座位保持装置を用いて座ります．頭部をコントロールしやすいようヘッドレストや背もたれの角度を調整すること，手を前に出しやすいよう背もたれの深さや肩甲帯のサポートを検討します．座位保持装置を用いることで，学習への参加，クラスメートとの交流も可能になります（図34）．

自力座位が困難な対象児であっても，体の一部を使って，電動車いすの練習をしていくことも必要かもしれません．加えて，さまざまな活動場面に応じた姿勢や移動方法の選択も必要になってき

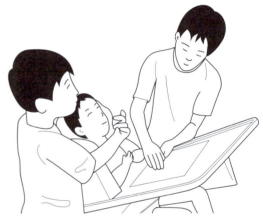

図34 座位保持装置により，周囲の友人とかかわりやすくなっている場面

ます（図35）．

学齢期になると学習や身辺動作において，自立して行えることを増やしていく必要もあります．手が使いやすいように道具を工夫していきます（図36）．

身体的な成長に伴い，異常な姿勢・運動様式が強まります．また，自分で姿勢変換が行えない対象児の場合には，日常的にとる姿勢も定型的になりやすいです．結果として，変形・拘縮などの二次障害の進行を助長しますので，座位保持装置やさまざまなポジショニングを行っていき，本人が受け入れられる姿勢・運動のバリエーションを維持していくことが必要です．

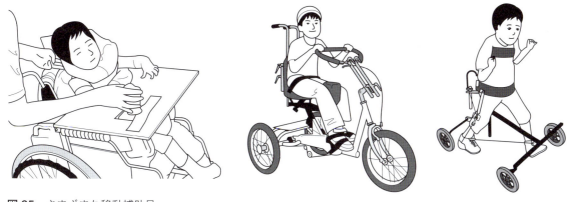

図35　さまざまな移動補助具
左から，電動車いす，ハンドトライク（自転車），ハートウォーカー（歩行器）[5].

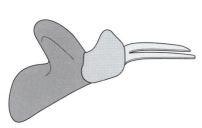
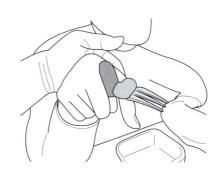

図36　フォークの工夫
持ちやすいように柄を工夫しています．

4）実施上の留意点

(1) 定型的な姿勢・運動様式にならないようにします

　痙直型CPの場合，四肢の痙性により，姿勢・運動様式が定型的になってきます．乳幼児期の痙性が明らかになり始めるころから，対象児の痙性がどこの身体部位にあるのか，どのような姿勢や課題のときに痙性が高まるのか，ということを評価しておく必要があります．また，その身体特性を保護者に知っておいてもらうことも大切です．

(2) 合併症への配慮

　CPの脳障害は，運動に関する部分だけではないため，知的障害を合併することがあります．また，視覚・聴覚障害なども合併するため，配慮が必要です．さらに，CPでは，てんかんが合併することが多くみられます．治療中に発作が起きる可能性があるため，発作の特徴と対処を知っておく必要があります．

(3) 二次障害への配慮

　乳幼児期からの定型的な姿勢・運動様式により，変形・拘縮が生じます．変形・拘縮により，痛みも生じる場合があるため，注意が必要です．また，思春期や成人期以降には，非麻痺側の使いすぎによる過用症候群，麻痺側を使わないことによる廃用性の筋萎縮や骨の脆弱化（骨粗鬆症）が課題となってきます．加えて，成人期には，体重の増加や機能低下に伴い，行えていた活動ができなくなることもあります．これらの二次障害を予防していくためにも，習慣的な運動機会を提供していくことが必要です．

(4) 治療場面での工夫を生活に汎化していきます

　痙直型CPの場合，日常生活のなかで定型的な姿勢・運動様式になりがちです．そのため，作業療法場面で得られた多様性のある姿勢・運動，環境設定を生活場面に汎化していくことが必要です．治療に加え，保護者指導も必要になってきます．

ホームプログラム

　対象児と保護者は，家庭にいる時間のほうが圧倒的に長いため，作業療法室での治療にもましてホームプログラムは重要なものです．ホームプログラムは言葉で説明するだけでなく，実際にやって見せ，その後，保護者への直接指導を行うことが望ましいです．

●四肢のROM維持・向上のためのマッサージ
　痙直型CP児は，タイプによって部位は異なりますが，四肢のROM制限が生じます．とくに，小学校高学年になると，筋の成長に伴って顕著になります．できるだけ早期（乳幼児期）から，どこの身体部位に痙性があるのかを評価し，痙性のある筋を中心にストレッチを行っていくことで予防することができます．

　知的に高い対象児の場合，学齢期に自分でストレッチする方法を指導し，日常的に行う習慣をつけることは，成人期以降の変形・拘縮，痛みの予防のために重要です．

●四肢の運動性を促す機会をもつ
　乳幼児期から，他動的なROM練習に加えて，自発的な運動を促すことも必要です．乳幼児期で得られた運動性を維持していくためにも，学齢期以降も習慣的な運動機会をもてるようにします．たとえば，改造自転車の使用やサークルへの参加を行うことで，習慣的に四肢を使用する機会をもち続けることができます．このことによって，廃用性筋萎縮による筋力低下や骨の脆弱化を防ぐことができます．

●生活介助における指導
1）抱っこの指導
　保護者が日常的に行う抱っこ姿勢により，対象児の痙性が高まっていないか確認する必要があります．とくにSD児の場合，股関節が内転・内旋し，はさみ脚肢位をとることがあります．この場合には，股関節外転・外旋位となるよう抱っこの指導を行います（図37）．

　また，SQ児の場合，十分な支持面が提供できず，全身を反り返らせてしまうことがあります．この場合には，骨盤・下肢，体幹部，頭・頸部が十分に安定するよう抱っこの指導を行います（図38）．

2）姿勢変換の指導
　運動機能の高い対象児の場合，自力での寝返りや起き上がりを獲得しますが，非麻痺側や運動が優位なほうで行うことがあります．運動が一側に偏ってしまうと，非対称性を強めていく可能性があります．そこで，早期から左右同等に寝返りや起き上がりを経験させておく必要があります．

3）立位・歩行方法の指導
　立位・歩行の機会を治療場面だけでなく，日常場面に導入し，下肢への体重負荷や下肢の運動性を高めていく必要があります．立位を日常的にとっていくことで，股関節の臼蓋形成不全や脱臼

先輩からのアドバイス

　CPに対する治療手技として，ボバース法（NDT）やボイタ法などいろいろな手技・方法が開発され，現在もさまざまな人の努力により進歩・発展しています．OTは，CPという疾患を治療するのではなく，CPを抱えた対象児の人生がより豊かなものになるようサポートしていくものだと考えています．人を理解するうえでも，CPと真摯に向き合ってきた方々のいろいろな考え方や臨床や研究に臨む姿勢はとても参考になります．結果や成果だけではなく，対象児に臨む姿勢や理念に触れることが重要だと思います．どのような手技・方法であろうともそれを提供しているのは担当のOTです．自分の提供しているサービスに責任をもつのは当然です．なぜ，それを行っているのか，いつまで行い，行うことで何が期待できるのか，目標が達成したことの指標は何か，などについて説明できることが重要です．

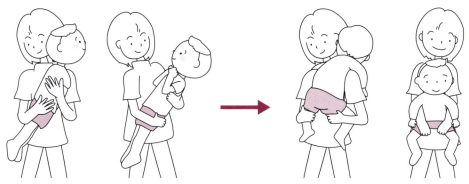

図37 股関節の外転・外旋が得られる抱っこの指導

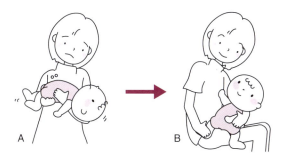

図38 全身の安定性が得られる抱っこの指導
A：十分な支持面がなく全身を反り返らせてしまっています．
B：骨盤・下肢の支持をセラピストの大腿部で，上部体幹，頭頸部の支持をセラピストの腕で行っています．支持面が増えることで全身の反り返りがなくなっています．

を予防していくことにつながります．

● 身辺動作の練習

　身辺動作の練習は，安定した姿勢が得られたうえで実施していきます．とくに座位の場合は，足底設置しやすいように，椅子の高さ・座面に配慮したり短下肢装具を使用したりします．姿勢が崩れやすい場合には，カットアウトテーブルにより上肢での支持ができるようにすることや部屋のコーナー（隅）を利用して体幹部が安定するようにします．

　身辺動作の練習は，獲得しやすい食事動作から始めるとよいでしょう．安定した姿勢のなかで，食具が扱いやすいようにスプーンの形状や柄の工夫を行います．また，お皿がずれにくいように滑り止めを使用するとよいでしょう．

● 住環境への配慮

　必要に応じて，手すりの設置，対象児と家族の生活動線に配慮した家具の配置の提案などを行います．これらの住環境への配慮によって，家族と対象児・者がともに生活しやすいようにします．また，入浴時のシャワーチェアなどの福祉機器の導入を検討していくことも必要です．

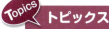 **トピックス**

ボツリヌス療法
・痙性に対して，ボツリヌス毒素を投与することで筋緊張異常を改善することができ，効果は3カ月程度であると考えられています．また，繰り返し投与することで長期間の機能維持も可能であるとされています．

CI療法
・SH児に対するConstraint Induced Movement Therapy（麻痺側上肢に対する拘束運動療法，CI療法）は麻痺側上肢の機能改善，両手動作の向上に対して有効であり，適応すれば行うことが勧められます．

確認してみよう！

- 痙直型脳性麻痺は，大脳皮質運動野から脊髄にいたる（ ① ）に起因するもので，罹患した神経筋の筋緊張は（ ② ）し，他動的な筋の伸張で（ ③ ）様の抵抗感を示します．そのため，姿勢および運動は（ ④ ）に欠け，（ ⑤ ）で緩慢なものです．

- 痙性をもつ筋群がおもに両下肢に分布しているタイプを（ ⑥ ）とよびます．おもな原因は虚血性脳障害に起因する（ ⑦ ）です．姿勢・運動の様式として股関節が（ ⑧ ）位をとりやすく，将来的に歩行の制限因子や股関節脱臼などの二次障害を引き起こします．（ ⑨ ）の安定性を促し，定型的な姿勢・運動にならないようにします．

- 痙性をもつ筋群が左右のどちらかの上・下肢に分布しているタイプを（ ⑩ ）とよびます．乳児期の早い段階から（ ⑪ ）が目立つようになり，姿勢・運動の（ ⑫ ）が課題になります．運動発達が進むにつれて（ ⑬ ）側優位となりますので，（ ⑭ ）側の参加を促していきます．

- 痙性をもつ筋群が四肢や体幹部に分布しているタイプを（ ⑮ ）とよびます．筋緊張の変化は姿勢や環境，課題により異なります．さまざまな姿勢のなかで，（ ⑯ ）性を引き出していきます．

解答

①皮質脊髄路（錐体路） ②亢進 ③ジャックナイフ ④多様性 ⑤定型的 ⑥痙直型両麻痺 ⑦脳室周囲白質軟化症（PVL） ⑧内転・内旋 ⑨下肢・骨盤 ⑩痙直型片麻痺 ⑪左右差 ⑫非対称性 ⑬非麻痺 ⑭麻痺 ⑮痙直型四肢麻痺 ⑯自発

（濱本 孝弘，長野清一郎）

引用・参考文献

1) Kurland LT：Definitions of cerebral palsy and their role in epidemiologic research. Neurology 7：641-654, 1957.
2) The Little Club：Memorandum on terminology and classification of "cerebral palsy". Cerebral Palsy Bulletin, Developmental Medicine & Child Neurology 1 issue 5：27-35, 1959.
3) 仁志田博司：新生児学入門．第4版，医学書院，2012．
4) 穐山富太郎，川口幸義編著：脳性麻痺ハンドブック 療育にたずさわる人のために．医歯薬出版，2002．
5) 上杉雅之監修：イラストでわかる小児理学療法．医歯薬出版，2013．
6) Russell D et al（金銅和泉，福田道隆監訳）：GMFM 粗大運動能力尺度—脳性麻痺のための評価的尺度．医学書院，2000．
7) Dodd KJ et al（上杉雅之，成瀬 進監訳）：脳性麻痺のクリニカルリーズニングアプローチ 理学療法・作業療法 評価と治療．医歯薬出版，2011．
8) 中村隆一編著：臨床運動学．第3版，医歯薬出版，2002．
9) 中村隆一，斎藤 宏，長崎 浩：基礎運動学．第6版，医歯薬出版，2010．
10) 日本作業療法士協会監修：作業療法学全書 第6巻 作業治療学3 発達障害．と協同医書出版社，2012．
11) PEDI Research Group（里宇明元，近藤和泉，問川博之監訳）：PEDI リハビリテーションのための子どもの能力低下評価表．医歯薬出版，2003．
12) 辛島千恵子：発達障害をもつ子どもと成人，家族のためのADL．三輪書店，2012．
13) 岩崎清隆，岸本光夫：発達障害と作業療法（実践編）．三輪書店，2008．
14) Pountney TE et al（今川忠男監訳）：脳性麻痺児の24時間姿勢ケア．三輪書店，2006．
15) 社団法人日本リハビリテーション医学会監修：脳性麻痺リハビリテーションガイドライン．医学書院，2009．
16) Finnie NR（梶浦一郎，鈴木恒彦訳）：脳性まひ児の家庭療育．医歯薬出版，1970．

第8章 脳性麻痺―アテトーゼ型脳性麻痺

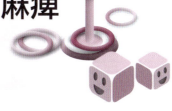

エッセンス

- 脳性麻痺（cerebral palsy：CP）の定義や分類については，姿勢筋緊張の異常の種類による分類と，障害部位による分類を組み合わた類型で表しています．アテトーゼ（athetosis：AT）型（異常運動型）は，**姿勢筋緊張の動揺**が認められ，**不随意運動**があります．アテトーゼ型の多くが**四肢麻痺**を呈します．
- アテトーゼ型は，安静時の低緊張から活動時に急激に過緊張に変動する**ジストニック型**，中枢部の痙性と四肢の不随意運動を示す**痙性を伴うアテトーゼ型**，低緊張から軽度の筋緊張内を変動する**舞踏様アテトーゼ型**，低緊張から正常な筋緊張内を変動する**純粋なアテトーゼ型**に分類されます．
- アテトーゼ型の原因は，以前は**高ビリルビン血症による核黄疸後遺症**が多かったのですが，近年においては，重症仮死，全脳胞症，滑脳症など，胎生期の脳の形成不全などを原因とする例がみられます．
- アテトーゼ型の特徴は，姿勢筋緊張の動揺があり，不随意運動があることです．このため，姿勢・肢位・運動のコントロールが困難です．また，**呼吸機能や摂食機能，言語機能にも障害**が生じます．言語表出は困難ですが，**言語理解は良好**です．
- 原始反射が残存していることが多く，**立ち直り反応や平衡反応の成熟**が遅れます．
- 作業療法（occupational therapy）は，安定した対称的な姿勢を促し，正中位指向，両手動作を促します．さらに摂食，更衣などの日常生活活動（activities of daily living：ADL）の獲得についても同時に実施します．また必要に応じて福祉機器を導入します．
- 二次障害として，青年・成人になると**上位頸椎症性脊髄症**や**変形性股関節症**を発症することがあります．

定義

アテトーゼ（athetosis：AT）型（異常運動型）の脳性麻痺（cerebral palsy：CP）は，脳内の運動プログラムと，日常生活における動作などの実際に行われた運動のフィードバック情報との差異を検出して，プログラムに沿わない不適切な運動を抑制する大脳基底核がダメージを受けて発生します．その結果，運動の抑制が効かなくなるために，体の各部位の筋がゆっくりと捻れるように動いてしまう，ATとよばれる運動（すなわち"不随意運動"の1つ）が出現します[2]．

このATとよばれる"不随意運動"は，医学的には意図的な動きを制御できない，随意運動を支える背景の無意識の姿勢制御機構が調整されないという特徴をもつとされます．そのなかで，このタイプの不随意運動として最も特徴的な点は，体の動きが多く，姿勢を一定に保てず，意図した範囲以上の筋緊張の動揺が起こりやすいことです[3]．

原因

大脳基底核の病変に基づく不随意運動であり，以前はその原因として高ビリルビン血症による核黄疸後遺症（大脳基底核にビリルビンが沈着して神経核を傷害）が最も多くみられました．近年においては，交換輸血などの治療の進歩によって核黄疸を原因とした症例はほとんどみられず，AT児の頻度も減少傾向です．現在では重症仮死，全脳胞症，滑脳症など，胎生期の脳の形成不全などを原因とする例がみられます．

分類

AT型は，姿勢筋緊張の質の違いにより，ジストニック型（図1）[4]，痙性を伴うAT型，舞踏様AT型（図2）[4]，純粋なAT型に分類されます（表1）．

発生率

AT型はCP児の約20％にみられます．CP全体の出現のなかで，AT型は減少傾向にありますが，これは軽症例が減ったのであって，重症例は増えているようです．多くの症例では，生後3カ月以前の乳児期初期には，姿勢・運動ともに正常児（定型発達児）と決定的な差を見いだせていません[5]．生後4カ月前後になると，臥位での姿勢保持能力は正常児と逆に低下します．とくに肩甲上肢帯，体幹部の統御能力の低下，立ち直り能力の欠如などが目立ってきます．AT様運動としては，口の歪みが初期からみられますが，上肢では多くは1歳以降にはっきりしてきます．

表1 AT型の分類

	緊張の質	運動の特徴
ジストニック型	基本的な姿勢筋緊張は低い 動揺は低緊張から過緊張まで急激に変動	姿勢は常に非対称で正中位保持が難しい 緊張性反射の影響を強く受ける 立ち直り・平衡反応はほとんどみられない 姿勢が非対称のことが多い 言語障害や摂食障害も出現
痙性を伴うAT型	過緊張から中等度の筋緊張で変動 中枢部に痙性が出現	上肢や下肢に不随意運動がみられる 側弯などの変形の危険性が高い 立ち直り・平衡反応は痙性の程度による
舞踏様AT型	低緊張から軽度の筋緊張内で変動	不随意運動のスピードが最も速い 動揺が激しく，極端な四肢の動き 頸部に回旋運動のような不随意運動が多い 変形・拘縮の危険性は少ない
純粋なAT型	低緊張から正常な筋緊張内で変動	機能的に良好 姿勢は筋緊張の動揺で崩れない

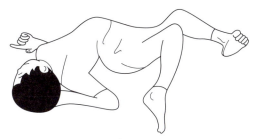

図1 ジストニック型[4]

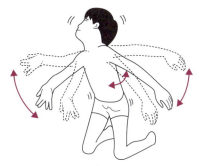

図2 舞踏様AT[4]

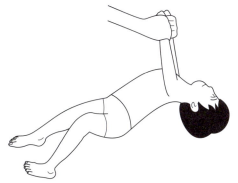

図3 突発性過緊張[4]
背臥位から座位へ引き起こせば，突発性過緊張が出現します．

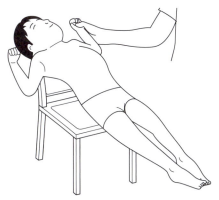

図4 椅子での座位[4]
後ろに反り返り，股関節は伸展して前方へ滑り落ち，後方へ倒れます．

臨床像

AT型は，**初期は低緊張であり，生後2〜3年間はAT様運動が出現しないこともあります**．対象児が成長し，より動くようになるにつれ，緊張の動揺は筋の突然のこわばりや**間欠的スパズム**として現れます．筋群の動揺性収縮によって顔をしかめる，口をゆがめる，頭部や首を振る，手指や手首を不規則にねじる，曲げ伸ばしする，といった不随意運動が起こり，**構音障害**も生じます．さらに，姿勢に関与する筋群にも**筋緊張の動揺**（通常は低緊張と正常域緊張のあいだを変動する）が起こるために，重力に対する体の支持が困難となります[1]．さらに背臥位から座位へ引き起こすと，**突発性過緊張**が出現します（**図3**）[4]．また，座位では後方に反り返り，股関節が伸展して，前方に滑り落ちる場合が多くなります（**図4**）[4]．

またAT型のおもな特徴は以下のとおりです．

①姿勢筋緊張の動揺に伴う不随意運動があります．図5〜8に分類ごとに姿勢筋緊張の質の特徴を示しました．②**過剰な相反神経支配**により**同時収縮が欠如**しており，安定した姿勢保持が難しく，突発的な運動がみられます．③**下肢よりも上肢に障害が重くなります**．④姿勢が非対称的です．⑤運動が突発的で，**中間位での段階的な動きのコントロールが困難**です．⑥原始反射が残存している場合が多く，立ち直り反応や平衡反応の成熟が遅れます．⑦視覚・聴覚・触覚などの刺激に対して過敏な場合が多くみられます．⑧口周囲にも不随意運動があり，口腔機能も未熟です．⑨言語表出は難しい場合が多く見受けられますが，言語理解は良好です．⑩**加齢により頸椎症，腰椎症などの二次障害を生じる危険性**があります．

また，痙直型と対比されることが多いため，痙直型とAT型の特徴の比較を**表2**に示しています．

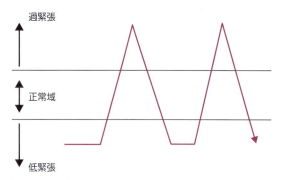

図5 ジストニック型
動揺は低緊張から過緊張まで急激に変動.

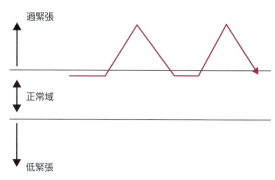

図6 痙性を伴うAT型
過緊張から中等度の筋緊張で変動.

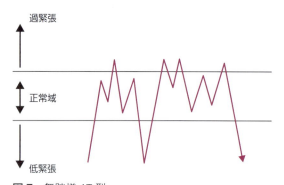

図7 舞踏様AT型
低緊張から軽度の筋緊張内で変動.

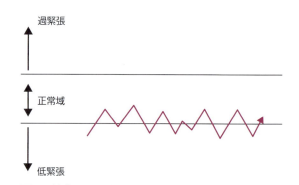

図8 純粋なAT型
低緊張から正常な筋緊張内で変動.

表2 痙直型とAT型の特徴の対比

	痙直型	AT型
神経学的	姿勢筋緊張が亢進状態で一定 過剰な同時収縮	姿勢筋緊張が動揺しすぎる 同時収縮の欠如
運動学的	運動の開始が難しい 運動範囲は関節の中間に限られる 動きが少ない 持続した一定の姿勢保持 動きは遅い	突発的な動き 関節の中間での動きが難しい 動きすぎる 持続した姿勢保持が難しい 動きは速い
障害部位	四肢麻痺，両麻痺，片麻痺など	おもに四肢麻痺

評価

AT型の作業療法評価は以下のとおりです．

1）情報収集

医師や看護師，理学療法士，言語聴覚士，ケースワーカー，心理士，保育士，教員，保護者が把握している健康状態や家庭環境，出生歴，療育歴等について，面談やカルテ，療育日誌などから確認します．脳波検査や精神発達検査などの各種の検査結果についても把握します．さらに，日常の活動について，どのようなやり方で，あるいはどのような介助で遂行しているかを聴取します．そして，「生活の地図」や「三間表」を作成し，1日や週単位のスケジュール，生活環境，利用している社会資源などについて把握します[6]．

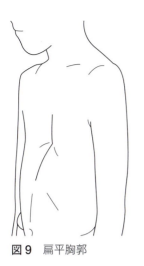

図9 扁平胸郭

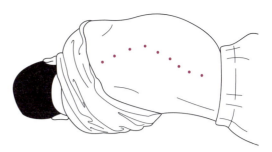

図10 脊柱側弯 Cカーブ

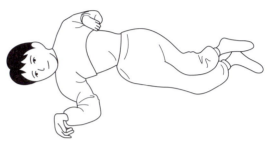

図12 ウインドスエプト変形と上肢のW肢位

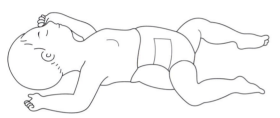

図11 蛙様肢位[4]

2）姿勢筋緊張

臥位や床座位，端座位，車いす座位，立位などさまざまな姿勢における筋緊張の状態を観察や触診からみます．筋緊張の状態は，性状（痙性，動揺性，弛緩），強さ（重度，中等度，軽度），分布状況（上肢，下肢，体幹部）について評価します．とくにどのような動作時に筋緊張が変動するのかを確認します．

3）関節可動域測定

四肢関節や体幹部の関節可動域（range of motion：ROM）を測定します．変形・拘縮の有無，あるいはその危険性の把握，左右差などを確認します．また，重症児の変形を示す指標として非対称性指数（Goldsmith 指数）[7]が利用されています．

4）変形・拘縮

ROMと同時に確認していきます．部位や程度，性質（軟部組織性か骨性かなど）などや，股関節脱臼や亜脱臼，左右非対称姿勢の出現を確認しま

す．さらに成長とともに，**上位頸椎症性脊髄症や変形性股関節症**という二次障害も出現することがあります．変形・拘縮においては，次に示すような姿勢を認める場合もあります．

- 扁平胸郭（図9）：胸郭がつぶれ，胸骨が陥没している状態です．胸郭の前後方向の可動性が低下します．
- **脊柱側弯**（図10）：脊柱が回旋を伴って側弯します．1カ所でカーブしている症状をCカーブ，2カ所でカーブしている症状をS字カーブといいます．X線写真を使用して，**Cobb角**を計測します．
- **蛙様肢位**（図11）[4]：左右の大腿の外側が床に着くほど股関節が屈曲・外転・外旋した状態です．
- **ウインドスエプト変形**（図12）：横から吹いてきた風に倒されたかのような下肢の状態をいいます．上側の股関節に脱臼がある可能性が高いです．
- 上肢のW肢位（図12）：手関節の掌屈を伴う場合が多くみられます．

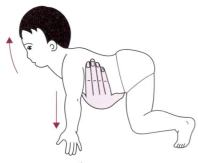

図13 STNR[4]

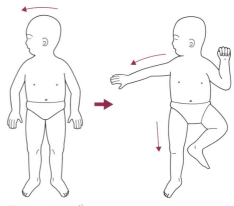

図14 ATNR[4]

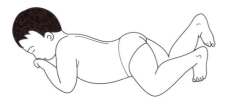

図15 TLR[4]

5）姿勢反射

原始反射が残存している場合が多くみられます．残存しやすい原始反射には，対称性緊張性頸反射（symmetrical tonic neck reflex：STNR）（図13）[4]や，非対称性緊張性頸反射（asymmetrical tonic neck reflex：ATNR）（図14）[4]，緊張性迷路反射（tonic labyrinthine reflex：TLR）（図15）[4]などがあります．バランス反応では，床座位，端座位，椅子座位，立位などさまざまな姿勢における姿勢のとり方を評価します．各姿勢における評価では，静的な姿勢のとり方，また外的刺激に対しての姿勢保持の仕方，さらには自分からリーチなどをしようとするときの体重移動の有無や方向，体幹の動きを観察します．また，バランス調整の際の代償運動についても観察します．図16は上肢の挙上と股関節の強い屈曲でバランスを保持しています．

6）運動発達検査

粗大運動能力尺度（gross motor function measure：GMFM）[8]は，88項目から構成されており，A：臥位と寝返り，B：座位，C：四つ這いと膝立ち，D：立位，E：歩行，走行，跳躍の5つの異なる粗大運動機能領域に分けられています．各項目は4段階で評価していきます．

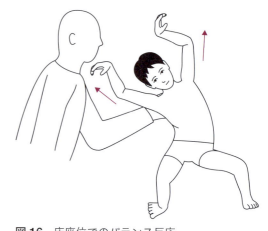

図16 床座位でのバランス反応
外的刺激に対して，過剰に上肢が反応し，股関節を屈曲してバランスをとっています．

粗大運動能力分類システム（gross motor function classification system：GMFCS）[9]は，座位をとる能力および移動能力を中心とした粗大運動能力を基にして，6歳以降の年齢で最終的に到達するレベルを5段階に分類したものです．レベルⅠは制限なしに歩く，レベルⅡは制限を伴って歩く，レベルⅢは手に持つ移動器具を使用して歩く，レベルⅣは制限を伴って自力移動；電動の移動手段を使用してもよい，レベルⅤは手動車いすで移送されるの5つの区分です．

JASPER（Japanese assessment set of paediatric extensive rehabilitation）は，厚生労働省が，「障害保健福祉総合研究事業」として2002（平成14）年度より「全国に共通する評価の確立に関する研究」に取り組みまとめた評価法です．内容

表3 スプーンによる食事の動作分析（例）

基本動作	単位動作	判定	観察事実
スプーンを持つ（回内全指握り）	把握する	○	
お皿からすくう	把握の維持 お皿へリーチ 前腕の回内から回外 肘の屈曲	×	回内からの回外運動ができない
口に運ぶ	把握の維持 体幹部の前屈と頸部の伸展 （スプーンを迎えにいく） 肘の屈曲	△	姿勢保持が難しく，お皿に近づきすぎるほどの前屈
取り込む	腕の動きに合わせて開口 手関節や前腕の動きで調整	×	回内と掌屈が強まり食塊を落とす

判定：○：できる，△：介助ありでできる，×：できない

は，生命維持機能（摂食・呼吸機能），粗大運動能力，基本的日常生活動作，変形・拘縮，社会生活力の5分野から構成されています[10]．

エアハルト発達学的把持能力評価（Erhardt developmental prehension assessment：**EDPA**）は，新生児期から成熟する月齢までの把持能力を評価します．把持の発達過程に応じて，セクション1：初期不随意性上肢-手パターン（肢位-反射的），セクション2：初期不随意運動（認識的方向性），セクション3：前書字動作の3つの部分から構成されています[11]．

7）姿勢・動作の分析

臥位，座位（床座位，端座位，椅子座位）などで全身を評価します．AT児は，体を非対称的に動かし，遠位部を固定して姿勢の安定を図り，動くスピードや範囲をコントロールしようとします．また近位部では，安心できる姿勢を確保しようと骨盤や脊柱を捻る傾向があります．そのため，体の非対称性や捻れの有無，体重支持面，よく動かす部位を観察します．また，不随意運動や連合反応の出現，異常姿勢反射の影響を観察します．これらは，リーチや把持など遊びのなかで観察していきます．

8）感覚-知覚-認知検査

AT児は，視覚，聴覚，触覚などの刺激に対して過敏な場合が多くみられます．過敏なために，予測していない突然の音や触られることに対して，過剰に反応し，過緊張となり姿勢を崩しやすい傾向にあります．手による識別，他動的に動かされた上肢の運動方向やスピード，部位などの深部感覚を評価していきます．可能であれば，視知覚を評価する**フロスティッグ視知覚発達検査法（DTVP）**や，身体図式の理解度の手がかりとなる**DAMグッドイナフ人物画知能検査**を実施します．

9）日常生活活動（activities of daily living：ADL）

リハビリテーションのための子どもの能力低下評価法（pediatric evaluation of disability inventory：**PEDI**）は[12]，6カ月から7歳6カ月までの対象児の特定のスキル要素を遂行する能力と機能的活動に必要な介助量の両面を評価します．評価項目は「セルフケア」「移動」「社会的機能」の3つの下位領域から構成されています．

こどものための機能的自立度評価法（functional independence measure for children：**WeeFIM**）は，成人用のFIMを基に6カ月〜7歳程度までの対象児の能力低下を評価するための必要最小限の尺度として開発されました．18項目（運動項目13，認知項目5）から構成され，介護度に応じて7段階で評価します[13]．

上記の評価は，できる程度を分類し数値化しますが，観察を通して動作分析による評価方法もあります．これは動作を，基本動作，単位動作，観察事実に分類して分析します（**表3**）．

10）コミュニケーション・社会性

AT児は，良好な言語理解に対して，言語表出が困難な場合が多くみられます．遠城寺式・乳幼児分析的発達検査法（p29）や新版K式発達検査（p32），ウェクスラー式知能検査（WISC-Ⅳ）（p34）など一部しか実施可能ではないかもしれませんが，これらの発達検査や知的検査を実施します．また，新版S-M社会生活能力検査（p34）を使用してADLや社会性を評価します．

11）呼吸・嚥下機能評価

摂食・嚥下機能のみならず，食内容（調理形態，栄養，水分確保状態など）と食環境（介助方法，食器・食具の状態など）を加えた3つの観点から評価を行います．一般的診査として，頸部と顎関節のROMを評価します．頸部のROM制限があると嚥下機能にマイナスの影響を与えます．また顎関節のROMは，食べるために口が開くかをチェックするだけではなく，口腔ケアの可否（歯磨きなど）を判断するためにも重要です．口腔内では，触覚異常（過敏）や口唇，舌のROM，オーラルディスキネジア（oral dyskinesia：OD，下顎の不随意運動）を確認します．触覚刺激に対して過剰に反応してしまう過敏がみられる場合があります．実際の摂食動作では，嚥下運動のみならず，口唇・舌・顎の協調運動も評価します．摂食・嚥下障害のあるAT児の多くは，食事に時間を要するため，食事の後半に疲労からむせや誤嚥を生じやすくなります．

嚥下造影検査（video fluoroscopic examination of swallowing：VF）は，重要な検査です．被験者に造影剤を含む液体あるいは半固形物，固形物を食べてもらい，口への取り込みから嚥下の終了までの過程をX線画像に録画して観察する方法です．

食事は呼吸機能と協調しながら営まれる機能です．AT児では鼻呼吸と口呼吸が分離していないことが多く，摂食と呼吸をうまく連動させることが困難です．そのため，誤嚥の危険性が高くなります．呼吸においては，顔色，唇の色，四肢末端の色から血中の酸素飽和度を推測します．またパルスオキシメーターを使用すると正確に確認でき

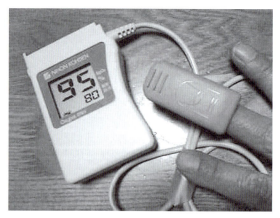

図17　パルスオキシメーター

ます．パルスオキシメーターは，洗濯ばさみのようなセンサーを指先や耳などにつけて，脈拍数と経皮的動脈血酸素飽和度（SpO_2）をモニターする医療機器です（図17）．正常値は96％以上，95％未満は呼吸不全の疑いがあり，90％未満は在宅酸素療法の適応となります．

呼吸・嚥下機能評価については，理学療法士，言語聴覚士などと協力しながら評価を進める必要があります．

実施上の注意点

治療活動の選択は，対象児が過剰な努力や代償を要さずに，容易にできることを目標とします．また，姿勢の安定を十分に保障します．外部からの感覚刺激が過剰にあると，過緊張となり異常な姿勢になるため，一度に数種類の感覚刺激が入らないように触覚，視覚，聴覚などを適応できる量に調整する必要があります．

作業療法

AT児の治療原則を以下に示します．
①安定した対称的な姿勢を促します．
②動揺が生じる刺激を把握し，リラックスできる姿勢を獲得させます．
③正中位指向を促します．
④両手動作を促します．
⑤ROM中間位での段階的な運動のコントロー

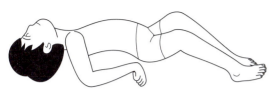

図18 後弓反張
強い反り返り．

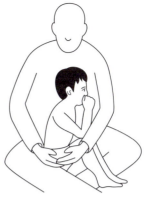

図19 両上肢が正中にくる対称的な姿勢[4]
股関節を十分に屈曲させ腰背部の伸展を援助します．

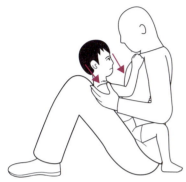

図20 向かい合った抱っこ[4]

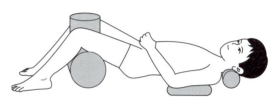

図21 クッション等の使用
肘の下にクッションなどを置き，両上肢が対称的に正中にくるようにします．

ルを促します．
⑥**目と手の協調性**を促します．
⑦把持能力を促します．
⑧**呼吸・嚥下・言語障害についての対応**も同時に実施します．
⑨**必要に応じて福祉機器を導入**します．

● 実際の治療

1）姿勢

AT児は，安定した姿勢保持が困難であり，姿勢が崩れたときに，上肢は外側や後方に引かれやすくなります．また，上肢の正中位へのリーチ時に，外側方向への捻じれるような不随意運動が出現するため，上肢の正中位指向が困難であり，正中線上での作業遂行が困難になります．そのため，作業療法では，姿勢のコントロール，上肢の正中位指向の向上，目と手の協調性，日常生活の姿勢管理が目標となります．

発達初期には，低緊張のため，抱っこが困難です．また，安静時の低緊張から急激に過緊張となって**後弓反張**（図18）が出現し，抱っこが困難になります．抱っこする場合は，**股関節を深めに屈曲させ，頭部と体幹部を対称的に保持し，包み込むように抱きます**（図19）[4]．さらに，**肩甲帯の後退を抑制し，両上肢を前方にもってくるように抱きます**．

また向かい合って抱くことで，対称的な肢位をとらせ，保護者の顔を見やすくし，頭部の正中位保持や意思疎通が可能です（図20）[4]．さらに，肩から股関節に向かって圧迫を与えることで，動揺性緊張を和らげます．

背臥位においても，ATNR様肢位のように非対称な姿勢や，はさみ脚肢位などに対して，図21のように枕やクッション，バスタオルなどを使用して，対称的な姿勢をとれるようにします．以上のように対称的な姿勢を促しながら，正中線上でガラガラを振ったり，くるくるチャイムにボールを入れたりして，上肢の正中位指向や目と手の協調性を促します．

腹臥位においては，TLRなど原始反射の影響により，全身的に屈曲優位な姿勢がみられます．

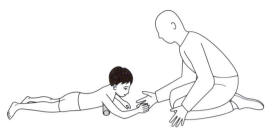

図22 腹臥位で腋下にクッションなどを入れた前腕体重支持の肢位
上肢での支持や頭部の挙上を促します．

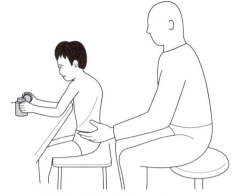

図23 端座位における姿勢コントロール
骨盤をポイントとし，骨盤の前傾をサポートしながら正中線上で蓋を開ける両手動作を行っています．

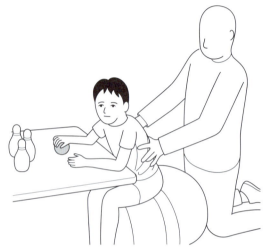

図24 バランス反応の練習
セラピーボールに座り，立ち直り反応を促します．両上肢を体の正中線上で支えることと，骨盤をポイントとして，骨盤の後傾を抑制します．また上・下肢による過剰な反応を引き起こさない範囲内で揺らします．

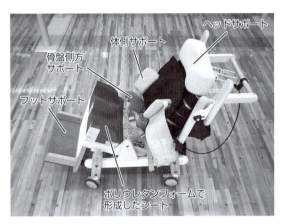

図25 モールド式座位保持装置

それに対して，腋下にバスタオル等を入れて，上肢での支持や頭部の挙上を促します（図22）．体幹部の筋緊張が低い場合は，肩甲帯と骨盤帯に安定性を与え，対象児が頭部を起こしやすい状況を作ってあげ，前方で絵本などを提示して遊びます．

姿勢コントロールでは，頸部，肩甲帯，脊柱，骨盤，股関節をポイントとし，姿勢をコントロールします．さらに，上肢機能では，肩甲帯，肩，肘，手関節をポイントとし，支持性と上肢の動きをコントロールします．図23は，端座位において，正中線上でビンの蓋を開ける活動をしています．このとき，骨盤から姿勢をコントロールしています．また，セラピーボールに座らせて，骨盤をポイントとして，ゆっくり揺らすことで，立ち直り反応，平衡反応を促通しています（図24）．このとき，肘で体を支えています．

成長とともに自力での座位保持が難しくなったAT児に対しては，座位保持装置を作製する場合もあります（図25）．座位保持装置は，非対称性を十分配慮し，頭部や体幹部のアライメントを整え，抗重力姿勢を安定させ保持させることが目的です．そのため，頭部，体幹部，足部保持部品等が必要になります．具体的には，ヘッドサポート，胸ベルト，骨盤ベルトなどを付け，それぞれ対象児に合わせて調整します．また，骨盤と下肢の調整では，はさみ脚肢位がみられる場合には，股関節を外転外旋に保持するために外転パットが必要です．さらに後弓反張が出現する場合には，ハムストリングスの短縮が発生しやすく，座位姿

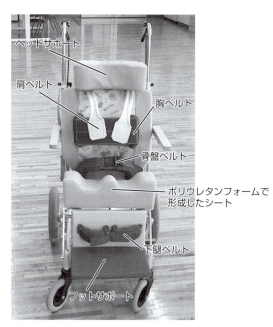

図26 介助型の車いす
背もたれや座面をオーダー・メード製作します．胸ベルト，骨盤ベルトもオーダー・メードで製作します．リクライニング機構を備えています．

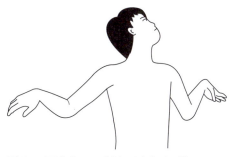

図27 正中位での上肢の活動が困難
肩甲帯の後退が強く，上肢の正中位指向が難しい様子．

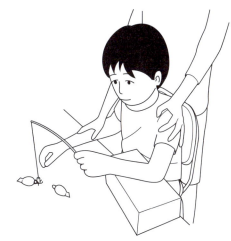

図29 正中位での片手動作①
左手で釣竿を把持し，上肢を動かしやすいようにクッションなどの上に肘関節をおいて，肘関節を支点として，中間位での段階的なコントロールを促します．OTは肩甲帯の後退を抑制し，上肢の前方へのリーチを肩からコントロールします．反対の上肢はOTが不随意運動を抑制します．

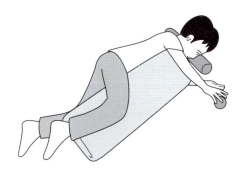

図28 側臥位
タオルやクッション，ロール等で側臥位を保持します．上肢の正中位指向を促します．

勢でもシートから前方にずり落ちやすくなるため，シート前方を高くし，股関節屈曲100°程度を目安にします．また，リクライニング機構も必要とする場合が多いです．

また，移動においては座位保持が難しいAT児は，背もたれや座面，ベルト等がオーダー・メードの介助型車いすを使用します（図26）．

2）さまざまな活動をとおして上肢の発達を促す

座位で活動する場合は，足底を床に付けるようにして，姿勢を安定させてから行います．肩甲帯の後退が強く，正中位での上肢の活動が困難な場合は（図27），側臥位にすることで，上肢が正中位に動かしやすくなります（図28）．机上においては，両手動作が難しい場合は，片手動作から始めます．上肢が過剰に動いてしまう場合は，クッションなどの上に肘関節を置いて運動の支点を作るとコントロールしやすくなります（図29）．徐々に運動がコントロールされてきたらクッションをとります（図30）．正中位での片手動作がうまくなってきたら，正中線を越えての片手動作を促します．図31は，左手にスポンジを把持し，右腕を拭いています．次に正中位での上肢の両側動作を促します（図32）．上肢の両側動作がうまくなってきたら，正中位での両手動作を促しま

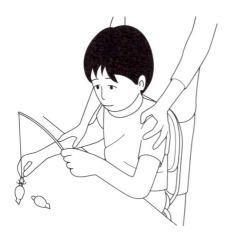

図30　正中位での片手動作②
中間位での段階的なコントロールができるようになったら，肘関節の下のクッションをとります．OTは肩甲帯の後退を抑制し，上肢の前方へのリーチを肩からコントロールします．反対の上肢はOTが不随意運動を抑制します．

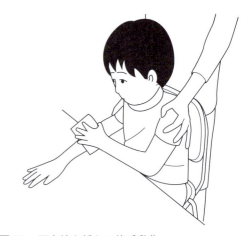

図31　正中線を越えて片手動作
スポンジを把持し，反対側の上肢をブラッシングします．

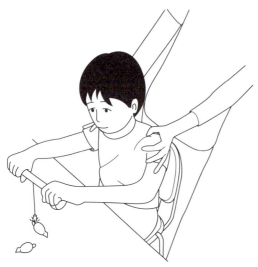

図32　正中位での両手動作①
両手で把持する釣竿で釣り遊びの場面．

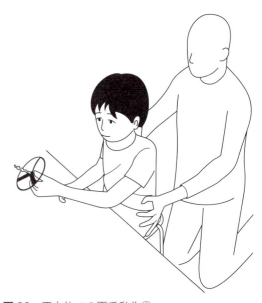

図33　正中位での両手動作②
片手で操作し，反対側は軸を保持します．骨盤をポイントとし，骨盤の前傾を維持しながら両手動作を促します．

す．上肢の正中位での動作を促すとき，OTは，肩甲帯の後退を抑制し上肢が前方へリーチしやすいように肩からコントロールします．図33は右手で軸を保持し，左手で竹とんぼを飛ばす様子です．図34は，両手でお菓子の袋を開けています．これらは，OTが骨盤をポイントととして骨盤の前傾を保持しながら上肢の両手動作を促します．

3）コミュニケーション

言語理解が良好な場合は，**コミュニケーション****エイド**の利用や，パソコンのマウスの工夫（**図35**）や，キーボードカバー（**図36**）の使用など，言語表出の代替を考えます．上肢の不随意運動が強い場合は，ヘッドスティック（**図37**）や下肢によるスイッチ操作を考えます．

4）摂食動作

摂食・嚥下障害のあるAT児の場合，トラブルが生じたときには呼吸動態にまず症状が現れてきます．そのため，摂食場面のモニターとしてパルスオキシメーターを使用する場合があります．比

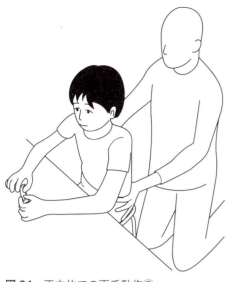

図34　正中位での両手動作③
両手でお菓子の袋を開けます．骨盤をポイントとし，骨盤の前傾を維持しながら両手動作を促します．

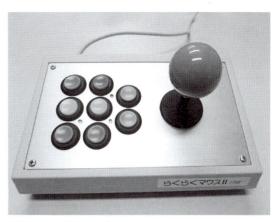

図35　らくらくマウスⅡ
(特定非営利活動法人こことステップ：http://www.kktstep.org/product/raku2mouse.html)

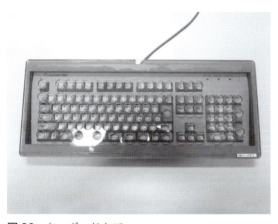

図36　キーボードカバー

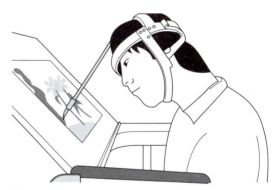

図37　ヘッドスティックを使用して描画

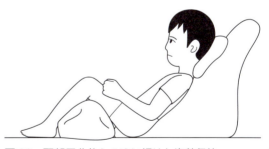

図38　頸部屈曲位と30°に傾けた姿勢保持

較的安価な機器も発売されているため，在宅で使用している家庭も多くなってきています．

　摂食場面では，SpO_2が90%以下，あるいは初期値（安静時）より1分間の平均で3%低下するときは，摂食を中止する必要があります．長時間の食事では，循環状態が悪くなったり，疲労がみられたりすることから，SpO_2が低下することもしばしばあります．これは，適切な食事時間の目安にもなります[14]．

　また姿勢においては，<u>頸部屈曲位と30°のリクライニングをつけた座位姿勢</u>は，誤嚥を減少させ，口腔からの漏れ，咽頭貯留を減少させる効果があります（**図38**）．さらに下顎運動のコントロールを行うことは，食物の飲み込みや嚥下が可能となる場合があります．

(1) 環境設定の工夫

　姿勢や運動の基礎的な機能を高める治療を行いますが，環境設定を工夫することで，対象児の能

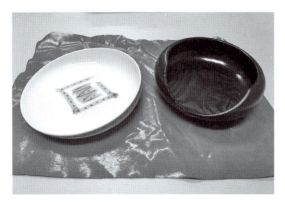

図39 すくいやすい皿と滑り止めシート

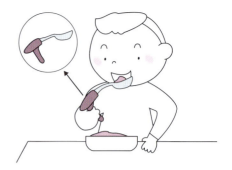

図40 食べ方の例
ピストル型スプーンで全指回内握りから三指握りへと運動学習を促します．

力を活かすことを検討します．

スプーンの動かし方が不十分な場合は，滑り止めシートで食器を固定したり，すくいやすい皿を使用します（図39）．動的三指握りができない対象児は，柄の形状をピストル型にすることで，指や手関節の運動学習を促します（図40）．また，スプーンには対象児の状態に合わせたさまざまなスプーンがあります．（図41）．

(2) 抱っこによる介助

横抱きは，後頭部と下顎を支え，顔が上を向きすぎたり，過剰に口が開くことを防ぎ，床面に対して体幹部を倒しすぎないようにします（図42）．横抱きは，強く反り返る対象児を安定させやすく，対象児の口元を確認しやすくなります．介助者の身体的な負担を軽減するために座いすやクッションの使用，また座位保持装置や市販のチャイルドシートを利用する場合もあります（図43）．

5) 呼吸への対応

(1) リラクセーション

体の筋緊張をできるだけ減らし，より楽に呼吸ができるようにします．

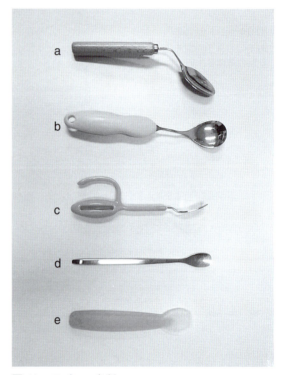

図41 スプーン各種
a：ボール部の角度を自由に変えられます．b：柄が太い．c：形状記憶ポリマー（柄の部分をお湯につけると形を変えられます）．d：フィーディングスプーン（ボール部分が平らで小さく，一口量を調節できます）．e：シリコーン製スプーン（咬反射が強い対象児に適しています）．

> **先輩からのアドバイス**
>
> AT児は，少しの刺激や精神的変化により過緊張になりやすいため，小声でゆっくりとした声かけを心がけます．

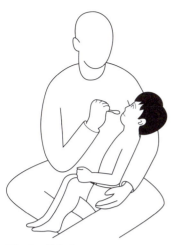

図 42　横抱き
反り返らないように十分に股関節を屈曲させます．また，肩関節が外転や伸展しないように支えている腕でガードします．

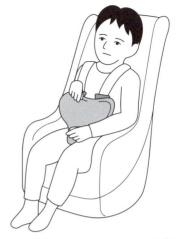

図 43　市販のチャイルドシートを使用

(2) ポジショニング

　寝たきりの状態が多い場合は，背側の分泌物の貯留と肺胞の虚脱が起こりやすくなります．これを防ぐために，体位交換が重要であり，腹臥位や側臥位が適切であることもあります．

(3) 呼吸介助

　十分に息を吐き出すことが難しい場合は，呼気を助けることで深い呼吸ができるようにします．対象児の呼吸に合わせて，呼気時にできるだけ息を吐き出しきれるように胸郭に圧をかけ，最後に急激に手を離すと，胸郭の元に戻ろうとする力で，酸素の取り込みがよくなり排痰の効果もあります．

ホームプログラム

● 抱っこ

　AT 児が落ち着くことができ，変形・拘縮の予防にもなる抱き方を提供します．対象児と向かい合って抱く場合は，対象児の体を密着させて抱きます．持続的な圧迫が加わることで落ち着きます．また AT 児の股関節は保護者の体をまたがせるように抱くことで，股関節の脱臼を予防します（**図 44**）．横抱きも同様に，AT 児の股関節を保護者の体にまたがせます（**図 45**）．前向きに抱く場合は，股関節の屈曲を十分にとり，全身を丸めるように抱きます．このことで，急激な後弓反張を抑制します（**図 46**）．

● 対称的な姿勢の保持

　普段，AT 児が落ち着ける姿勢を家庭内でも提供します．背臥位において，ATNR 様肢位のような非対称な姿勢や，はさみ脚肢位などに対して，図 21 のように枕やクッション，バスタオルなどを使用して，対称的な姿勢をとれるようにします．また，座位保持装置を使用します．

　また，側臥位にすることで，対称的な姿勢保持や両上肢の正中位指向を促します（図 28）．

トピックス

・ADL 全介助で，コミュニケーション手段として文字盤を使用する AT 児が，OT と学校との連携により，通常学級に通うことが可能となった事例があり，これは重度の運動障害児も通常学級に適応できる可能性のあることが示唆されたものだと報告しています[15]．

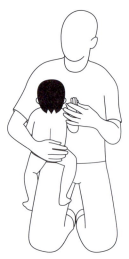

図44 向かい合った抱き方
体を密着させ，下肢をまたがせて抱きます．

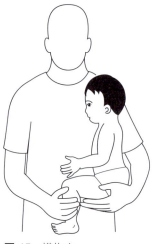

図45 横抱き
頭部のコントロールが良好な場合は，横抱きも可能です．下肢をまたがせて抱きます．

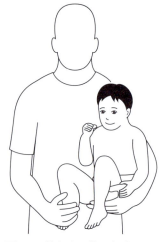

図46 前向きに抱く場合
股関節を十分に屈曲させ，後弓反張を抑制します．

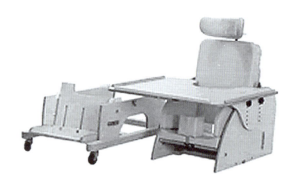

図47 二段式のオルソチェア
（有薗製作所：http://www.arizono.co.jp/top/seihin/shisei00.html）

床での生活が多い家庭においては，家族の視線が合うように座いす式のオルソチェアを使用することもあります（**図47**）．

● 遊ばせ方

座位がうまくできない場合は，腋下に丸めたバスタオルを入れた腹臥位で，玩具で遊びます（**図48**）．これにより，肩甲帯の支持性や頭部のコントロール，前方へのリーチ等を促します．また，上肢が正中位に動かしやすい側臥位で遊ばせます（**図49**）．また座位保持装置を使用しながら，テーブルの上で遊ばせます．

● ADL

摂食・嚥下障害のある対象児の食事は，保護者がその介助に非常に苦労している場合が多くみられます．そのため，いままでの経過や家庭状況，保護者の思いを十分理解しつつ，信頼関係を構築することが重要です．そうしたなかで，保護者も含めて，医師，看護師，言語聴覚士，理学療法士など専門職間で，食物形態，姿勢，介助方法など

先輩からのアドバイス

AT児は知的能力が高く，好奇心旺盛のため，何でも自分でしようと努力を惜しみません．やりたい感情をコントロールするために，考え（イメージ）させてから実際の運動をすると，余分な力が入りにくいこともあります．

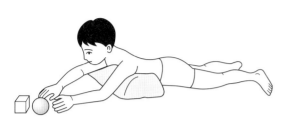

図48 遊ばせ方
腋下に丸めたバスタオル等を入れて腹臥位で遊びます．

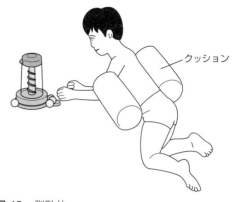

図49 側臥位
腹部と背部にクッションを置き，側臥位を保持します．

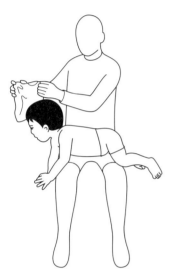

図50 年少児の着替え
膝の上に腹臥位で寝かせた状態で着替えさせます．

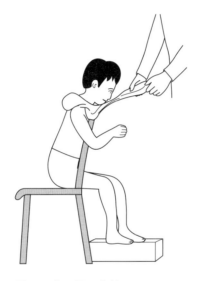

図51 年長児の着替え
椅子の背もたれを把持させ，手に固定点を与えて座位を安定させます．

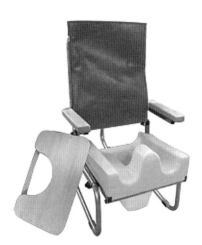

図52 NEWトイレットチェア
（有薗製作所：http://www.arizono.co.jp/top/seihin/shisei00.html）

を確認していきます．

　着替えは，年少で座位がとれず背臥位で着替えさせようとすると動揺が高まる場合は，保護者の膝の上に腹臥位で寝かせて着替えさせると有効な場合もあります（図50）．また，座位バランスをとりながら着替えることが難しい年長児の場合は，手，足，膝などのいずれかに固定点を与えることが有効になる場合もあります（図51）．

　トイレでは，支えがあれば座れる場合は，必要に応じてトイレットチェアを使用します（図52）．

> **確認してみよう！**
>
> - アテトーゼ型の特徴は，姿勢筋緊張の（ ① ）があり，（ ② ）があることです．このため，姿勢・肢位・運動のコントロールが困難です．
> - アテトーゼ児は初期は，（ ③ ）であり，（ ④ ）歳まではアテトーゼ様運動は出現しないこともあります．
> - （ ⑤ ）が残存していることが多く，（ ⑥ ）や（ ⑦ ）の成熟が遅れます．
> - 作業療法では，（ ⑧ ）な姿勢を促し，運動のみでなく，（ ⑨ ）や（ ⑩ ），（ ⑪ ）についての対応も実施します．
> - 二次障害として，（ ⑫ ）や（ ⑬ ）があります．

解答

①動揺　②不随意運動　③低緊張　④2，3　⑤原始反射　⑥立ち直り反応　⑦平衡反応　⑧安定した対称的　⑨呼吸障害　⑩嚥下障害　⑪言語障害　⑫上位頸椎症性脊髄症　⑬変形性股関節症

　※⑥と⑦，⑨〜⑪，⑫と⑬はそれぞれ順不同

（伊藤　信寿）

引用・参考文献

1) 杉本健郎, 二木康之, 福本良之編：障害医学への招待　特別支援教育・自立支援法時代の基礎知識. クリエイツかもかわ, 2006, pp68-69.
2) 熊谷晋一郎：リハビリの夜. 医学書院, 2009, pp33-34.
3) 北原佶：脳性麻痺の不随意運動（特集 不随意運動）. 総合リハ 25(3)：221-228, 1997.
4) 上杉雅之監修：イラストでわかる小児理学療法. 医歯薬出版, 2013.
5) 児玉和夫：出産時脳障害による不随意運動. 脳と発達 29：220-226, 1997.
6) 辛島千恵子：発達障害をもつ子どもと成人, 家族のためのADL　作業療法士のための技術の絵本. 三輪書店, 2008.
7) 堀本佳誉ほか：重症心身障害児（者）の呈する非対称性変形の計測法　Goldsmith 法による評価の信頼性. 日本重症心身障害学会誌 30：287-290, 2005.
8) 近藤和泉, 福田道隆監訳：GMFM 粗大運動能力尺度　脳性麻痺児のための評価的尺度. 医学書院, 2000.
9) Palisano R, et al：GMFCS-E & R. Gross Motor Function Classification System Expanded and Revised. Can Child Centre for Childhood Disability Research, McMaster University, 2007.
10) 全国肢体不自由児施設運営協議会編：障害児の包括的評価法マニュアル　JASPER の実践的活用法. メジカルビュー社, 2006.
11) Erhardt RP 著, 紀伊克昌訳：手の発達機能障害　DEVELOPMENTAL HAND DYSFUNCTION THEORY ASSESSMENT TREATMENT. 医歯薬出版, 1988.
12) 里宇明元, 近藤和泉, 問川博之監訳：PEDI　リハビリテーションのための子どもの能力低下評価法. 医歯薬出版, 2003.
13) 里宇明元ほか：こどものための機能的自立度評価法（WeeFIM）. 総合リハ 21：963-966, 1993.
14) 田角勝, 向井美恵：小児の摂食・嚥下リハビリテーション. 医歯薬出版, 2012.
15) 小幡一美, 大歳太郎, 村木敏明：通常学級で学ぶアテトーゼ型脳性麻痺児を学校コンサルテーションへ導くことにより, 学習可能性を拡大させた一例. 作業療法 31：493-500, 2012.

第9章 重症心身障害

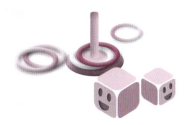

エッセンス

- 重症心身障害（profound intellectual and multiple disabilities：PIMD）（**図1**）[1] は医学的な診断名ではなく，**行政的な用語**です．
- 重症心身障害は「**重度の肢体不自由**」と「**重度の知的障害**」を併せもつ状態のことを指します．
- **作業療法**（occupational therapy）は**活動**や**行為**を実行しやすくするといった本人に対する直接的なアプローチだけでなく，介護に携わっている人が介助しやすくなるように**環境を整える**ことも含まれます．
- 作業療法は，本人が自発的，主体的にできる活動を治療として利用するため，「遊び」が有効な治療手段になることがあります．

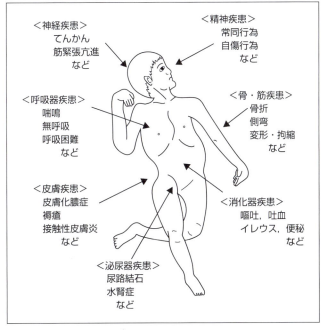

図1 重症心身障害児 [1]

定義

「重症心身障害(profound intellectual and multiple disabilities：PIMD)」という概念は，PIMD施設への受け入れ基準を規定するという行政的立場から生まれました．そのため，PIMDは医学的な診断名ではなく，行政的な用語です．1966年，厚生省(現・厚生労働省)は「身体的精神的障害が重複し，障害が重度である児童および満18歳以上の者」をPIMD児と定義しました．翌年，児童福祉法により「重症心身障害児施設とは，重度の精神薄弱及び重度の肢体不自由が重複している児童を入所させ，これを保護するとともに，治療及び日常生活の指導をすることを目的とする施設とする」と規定され，PIMD児施設の法制化が実現しました．この法制化により，PIMD児の入所が各都道府県にある児童相談所の措置によって行われるようになりました[2]．

しかし，2003(平成15)年から「支援費制度」が施行され，これまでの措置制度から利用契約制度へと移行しました．2012(平成24)年4月からPIMD児施設は18歳未満の利用者を「医療型障害児入所施設」，18歳以上の利用者を「障害者自立支援法改正案」の規定による，「福祉型障害児入所施設」と再編成されました．これら法律の変遷により，PIMD児をとりまく状況は施設入所から地域移行へと促進されてきています[3]．

原因

PIMDの発生原因はさまざまですが，脳障害であるという点で一致しています．また，その発生時期は胎生期から18歳までとされ，表1のように発生時期によって発生原因を分類すると整理しやすくなります[2]．

表1 PIMDの原因となる脳障害の発生時期による分類[2]

発生時期	主要な原因
胎生期(受精～周生期直前まで)	遺伝子異常，染色体異常，脳血管障害，低酸素症，脳形成異常
周生期～新生児期(生後4週まで)	低酸素脳症，脳循環障害，頭蓋内出血，低血糖症，髄膜炎，高ビリルビン血症
生後5週～18歳まで	脳炎，髄膜炎，脳症，頭部外傷，脳血管障害，低酸素性脳症など

トピックス

・障害福祉施策について，2000(平成12)年介護保険制度開始，2003(平成15)年「支援費制度」，2006(平成18)年「障害者自立支援法」，2013(平成25)年「障害者総合支援法」とめまぐるしく変化しているようにみえますが，基本的な方向＝「社会福祉基礎構造改革」「措置から契約へ」は一貫しています．2012(平成24)年4月からは，PIMD児施設は，医療法による病院であると同時に，18歳未満の利用者は児童福祉法による医療型障害児入所施設，18歳以上の利用者は障害者自立支援法改正案による福祉型障害児入所施設という事業に再編成されました．

・重症心身障害の定義にも変遷がありました．1963(昭和38)年に厚生省は重症児を，①重度身体障害＋知的障害，②重度知的障害で処遇困難(知的障害施設)，③重度身体障害でリハビリテーションでの改善困難と定義していましたが，知的障害施設に重度棟設置などの制度改正で，②，③は徐々に対象外とされました．その後も障害者自立支援法，障害者総合支援法へと改正され，種別としての「重度心身障害児施設」は消滅しましたが，「重症心身障害」の用語は残され，医療・療育の一体的提供体制は存続しています．病院であり福祉であるというシステムは，諸外国にも例のないもので，高く評価されています．

表 2　大島の分類 [1]

知能指数（IQ）	走れる	歩ける	歩行障害	座れる	寝たきり
80〜70	21	22	23	24	25
70〜50	20	13	14	15	16
50〜35	19	12	7	8	9
35〜20	18	11	6	3	4
20〜0	17	10	5	2	1

運動機能

分類

PIMD 児・者に福祉サービスを提供するためは，障害程度を明確にする必要があります．その障害の程度を表すものとして「**大島の分類**」が広く利用されています．「大島の分類」は**表 2** [1] のように横軸を運動機能障害の程度を，縦軸に知能指数（IQ）による知的障害の程度を表しています．大島の分類区分 1 〜 4 に該当するものを PIMD 児・者と分類しており，5 〜 9 区分に属するもので，①たえず医療管理下におくべきもの，②障害の状態が進行的と思われるもの，③合併症のあるもののいずれかに該当する場合も PIMD 児・者に含みます [4]．

発生率

全国的な調査はされていませんが，38,000 〜 43,000 人の PIMD 児・者がいると推計されています．そのうち 11,000 〜 19,000 人が PIMD 児施設や国立病院機構に入所・入院し，24,000 〜 27,000 人が在宅で生活していると推計されています [13]．

臨床像

PIMD 児・者の定義にある「重度の肢体不自由」は，ほとんど寝たきりで，自力では起き上がれず，人によっては座ることがやっとできる程度，自力移動や食事摂取，更衣，排泄，整容，入浴が困難といった状態と考えられます．「重度の精神薄弱（知的障害）」とは，知能が IQ35 以下で，日常会話を理解できない，表出言語がない，適応行動がとれない，異常行動がみられるなどの人や，社会とのコミュニケーション能力の障害があるといった状態と考えられます．また，PIMD 児・者にみられるおもな合併症として，「神経疾患」「精神疾患」「消化器疾患」「呼吸器疾患」「摂食障害」「拘縮・変形・側弯・脱臼」「皮膚疾患」「泌尿器疾患」などもみられます．ただし，PIMD 児全員がこれらすべての症状を有するというわけではなく，人によって臨床像はまったく異なります [3]．

		時間	6：00	8：00	10：00	12：00	14：00	16：00	18：00	20：00	21：00
活動	対象児	空間									
		内容									
	母など	空間									
		内容									
	支援者	空間									
		内容									

図 2　三間表

評価

●情報収集

PIMD 児・者は**随意運動**の行いにくさに加え，姿勢保持の行いにくさや**筋緊張の異常**があり，興味・意欲の表出のしにくさ，知的障害，視覚や聴覚等の感覚のとらえの特異さが影響しながら日常生活を送っています．日常の生活を知ることは介入していくうえで非常に重要です．家族構成，生活リズム，日常姿勢，実施可能なポジション，1 日のスケジュール（**三間表**，**図 2**），投薬や状況（発作の有無），リスク状況など事前に情報収集しておくことは重要です．

●日常生活活動（activities of daily living：ADL）

PIMD 児・者は家庭や施設で過ごす時間が多くなります．日常的な姿勢でも，筋緊張を強めながら一定の運動様式をとることが多く，変形・拘縮

を起こしていきます．加齢に伴い運動能力が良くなる場合と，呼吸機能や摂食機能が低下する場合などさまざまです．

1）食事

第一に食べる意欲があるのかどうかを確認します．筋緊張の低下や亢進・変動の姿勢に与える影響，食具の使用方法・適応状況をみます．同時に食環境に対する反応が過敏であることが姿勢や口腔機能に影響を与えることも，臨床場面では重要な要因です[5]．

2）摂食機能

PIMD児・者にとってとくに問題となるところは，姿勢（とくに，体を起こす角度と頸部の屈曲角），耐久性，口腔の閉鎖，口腔周囲の感覚過敏または鈍麻，呼吸と嚥下の分離，痰の貯留，嚥下や咳嗽反射の強さ，舌運動，食物形態であることが多くみられます[6]．嚥下の状態は通常の観察で確かめることが困難であるため，嚥下造影検査（video fluoroscopic examination of swallowing：VF）が用いられます．

3）排泄

尿意や便意を感じているか，排便リズムが一定しているかどうかをみます．トイレでしっかりと踏ん張ることができるかなど，どのような姿勢が適切かをみます．

4）更衣・整容・入浴

PIMD児・者の更衣，整容，入浴に関してはある程度協力できる能力があっても，時間的制約や清潔に行わなければならないといった目的の違いにより，介助されることが多いです．しかしながら，ていねいに運動を引き出すことで，できる協力動作があることを知ることも大切です．

●遊び・活動

観察や情報収集からある程度の嗜好性を探り，遊びの対象や性質から分類していくことが有効な方法です．

●姿勢・運動発達

異常な筋緊張，姿勢，重力の影響等により固定化された肢位をとりやすく，強度の変形・拘縮がみられます．

表3 原始反射と姿勢反射

脊髄・脳幹レベル
ガラント反射（Galant reflex） モロー反射（Moro reflex） 非対称性緊張性頸反射（asymmetric tonic neck reflex） 対称性緊張性頸反射（symmetric tonic neck reflex） 緊張性迷路反射（tonic labyrinthine reflex） 陽性支持反応（positive supporting reaction）
中脳レベル
体に働く頸の立ち直り反応（neck righting reaction acting on the body） 体に働く体の立ち直り反応（body righting reaction acting on the body） ランドウ反応（Landau reflex）
皮質レベル
パラシュート反応（parachute reaction） 傾斜反応（tilt a board reaction） 平衡反応（equilibrium reaction） ステッピング反応（stepping reaction）

1）自発運動の有無

PIMD児・者は非常に特異な運動様式を示します．自発運動可能な部位，程度などをみます．

2）原始反射と姿勢反射（表3）

原始反射の姿勢への影響や立ち直り反応や平衡反応のレベルをみます．

3）姿勢筋緊張

全身的に筋緊張は亢進，低下あるいは変動があるか左右差をみ，姿勢や活動の状態によって，筋緊張の分布状態に変化が生じるのかどうかをみます．正常では姿勢変化に対応して筋の調整が行われるのに対して，痙性（spasticity）または強剛（rigidity），動揺，弛緩などの異常がみられます．

●変形・拘縮

変形・拘縮は，原始反射の残存や習慣的姿勢やとれる姿勢のバリエーションの少なさにより，経年的変化が脊柱側弯・前弯・後弯，股関節異常（ウインドスエプト変形，図3）として生じてきます．このため，定量的な評価が必要です．関節可動域（range of motion：ROM）測定，脊柱側弯は，X線写真等からCobb角の測定，股関節脱臼は，X線写真等から骨頭側方偏移率の測定，

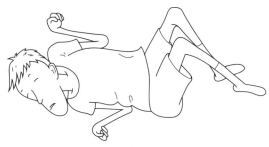

図3　ウインドスエプト変形

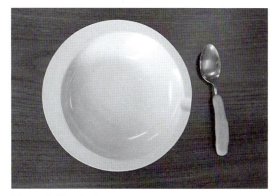

図4　食器・食具

Goldsmith らによる非対称指数計測法を測定し，予防的観点から実施します[7]．

●合併症

不動姿勢と姿勢や筋緊張の異常は呼吸，循環器，消化など生存のための基本的な機能にも影響を与えます．排痰困難，上気道閉塞，胸郭運動制限，嚥下障害，胃食道逆流現象，嘔吐，便秘，褥瘡，その他の健康上の問題に対する予防的な観点からの評価も必要です．

●上肢機能

ものに手を伸ばす（リーチ），ものを持つ・つまむ（把持・ピンチ），ものを放す（リリース），手の中で動かす（手内操作），そして上肢機能に大きな影響を及ぼす姿勢を観察し，分析します．

●感覚・知覚

PIMD 児・者は感覚・知覚の問題も併せもつことがあります．どの感覚がとらえやすいかを評価することはコミュニケーションをとっていくうえで非常に重要です．

●統合と解釈

情報収集，観察，評価などの内容から，PIMD 児・者の達成可能なこと，達成困難なことを見つけ，日常生活の場面でどこに生かせるのか，どのような自助具や福祉機器を使用すれば，実施しやすくなるかを明確にします．

●作業療法

1）本人ができることを生活のなかに取り入れます（手足がバタバタと動き，どのようなことができるのかわからない対象児・者への日常生活への支援）．

(1) 目標

日常生活において PIMD 児・者ができること

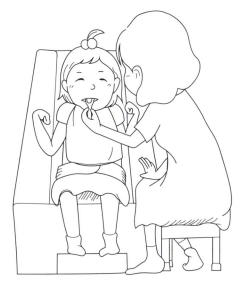

図5　食事介入

があります．すべて自分ですることだけを目標にするのではなく，生活のなかに無理なくできることを組み入れていくことが大切です．

(2) 手段・方法

①食事動作：不随意運動や痙性があっても，口まで手を動かすことができる対象児・者には，スプーン，食器（図4），テーブル等の工夫が重要です．毎日の繰り返しが大切であり，生活場面である場合，介助姿勢が大切です．非対称的な姿勢や過剰な全身性伸展様式，全身性屈曲様式を抑制し，上肢や頭部，そして，下顎，舌，口唇の分離選択運動が可能となるようにします[8]（図5）．

②排泄：時間誘導で排尿・排便ができる対象児・者には，洋式便座に背もたれをつけたり，椅子型

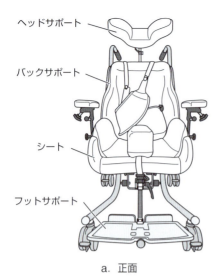
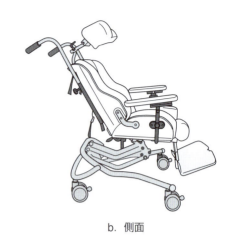

a. 正面　　　　　　　　　　　　　b. 側面

図6　昇降機能付座位保持装置

便器を作成したり，座位が保てるようにします．
③更衣動作：更衣動作は，ボディーイメージを育てるためにも，幼少期からの着脱しやすい姿勢と，手足に沿わせて引っ張るなど介助者への適切な介助方法の指導が重要です．加齢とともに随意運動に見合った着脱動作の一部分を自力で可能になる対象児・者もいます．
④入浴：身体を洗うときに座位保持できるような椅子の工夫や，シャワーチェアの活用，必要であれば浴室リフト等の介助機器の紹介をします．
⑤作業活動：上肢機能や発達レベルに合わせて内容を設定します．材質や素材の配慮，簡単な操作で音や動きがでる玩具の工夫等も必要です．上肢機能を引き出すために，また特異な運動様式を修正していくためにはどこをどのくらいどの方向にサポートするかを常に考慮しながら進めます．自分の身体を動かし，ものにかかわることに楽しみ，喜びを感じてくれることが大切です．グループ活動のほうが動機づけしやすいこともあります．

（3）実施上の注意点

対象児・者ができることを日常生活のなかに取り入れていくためには，内容・時間を検討する必要があります．無理に行っていることは日常生活のなかでは定着せず，対象児・者と支援者の両方に負担がかかってしまうこともあります．

2）安定した座位や自発的な動きを引き出します

（自ら座位姿勢に変換，維持できず，基本的に臥位で日常生活を送っている対象児・者への支援）．

（1）目標

座位姿勢の保持が困難な対象児・者に対して，身体各部を外的に支えて補助し安定した座位や自発的な動きを引き出すことを目的にした装置を座位保持装置といいます[9]．座位保持装置を使用することで，寝たきりでみられる「精神疾患」「呼吸器疾患」「拘縮・変形・側弯・脱臼」「消化器疾患」，加えて「コミュニケーションや情緒の発達，上肢機能の向上が得られにくい」といった問題を改善します．

（2）構造

座位保持装置は大きく身体支持部とフレームからなります．身体支持部は，頭・頸部や体幹部を支えるものであり，フレームは，支持部を装置の使用目的に合わせた高さや角度に保持するものです．座位保持装置を使用する場所と目的をはっきりとさせることは，フレームを選択するうえで非常に重要となってきます（図6）．学校や家庭などの高さの違うテーブルに合わせることが可能な昇降機能付座位保持装置のフレームの種類と材質は，使用する場所（庭，学校，施設など）や使用する目的（食事，学習，作業，移動，排泄，入浴，車載など）によって決定されます．図7は，

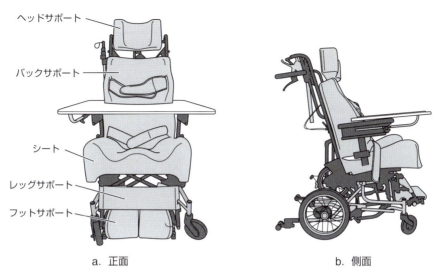

a. 正面　　　b. 側面

図7 モールド型の座位保持装置（食事用テーブル付）

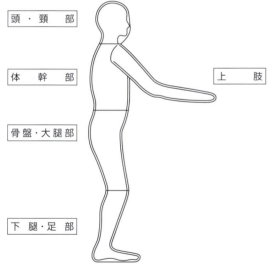

図8 座位保持装置の採寸・採型にかかわる身体各部位

食事の際に使用するモールド型座位保持装置です．支持部は身体部位によって区分されています（**図8**）．頭部から頸部を支える「**ヘッドサポート**」，体幹部を支える「**バックサポート**」，骨盤・大腿部を支える「**シート**」，下腿部を支える「**レッグサポート**」，足部を支える「**フットサポート**」からなります．支持部だけでは，目的の機能を果たさない場合，その他の付属品で身体部位の支持を補います（**表4**）[10]．

3）他者との意思疎通を促します（運動能力の制限，知的障害のために自発的な発信がほとんどみられず，働きかけに対して反応が乏しい対象児・者への支援）．

(1) 目標

PIMD児・者では，他人との意思疎通に困難さを呈します．そのため，日常生活にさまざまな支障をきたしていると考えられ，その改善が作業療法において主たる目標となる場合も多く見受けられます．また，コミュニケーションはPIMD児・者へ介入する際のすべての基盤となり，さまざまな目的で作業療法を実施するうえでのポイントとなります[11]．

(2) 手段・方法

PIMD児・者への介入にあたってどのような**感覚**が感じやすいか，または感じにくいか，などの評価をします．おもに，**視覚**（PIMD児・者の視野に入る，明暗の刺激など），**聴覚**（言葉がけや音に対する反応），**触覚**（触れる，感触グッズなど），**固有感覚**（軽い圧迫，振動など），**前庭感覚**（ハンモックやトランポリンで揺れるなど）において，**定位反応**や情動の変化，笑顔や発声などの**快反応**を誘発する働きかけを探っていきます（**図9〜11**）．反応がみられた場合，PIMD児・者に対して応答的に**感覚入力**を繰り返し，人・ものへの注意を引き出していきます．作業療法士（occu-

表4 付属品の例[10]

名称	種類	機能
上肢保持部品	1. アームサポート	上肢の支持
	2. 肘パッド	肩甲帯のリトラクション抑制，不随意運動の抑制
	3. 縦型グリップ	手の不随意運動の抑制，体幹部の正中保持
	4. 横型グリップ	同上
体幹部保持部品	5. 肩パッド	肩の挙上防止，肩甲帯のリトラクション抑制
	6. 胸パッド	体幹部の前傾防止
	7. 胸受けロール	同上
	8. 体幹パッド	体幹部の横ずれ防止
	9. 腰部パッド	腰椎の支持
骨盤保持部品	10. 骨盤パッド	骨盤の固定
	11. 殿部パッド	殿部の後ろずれ防止
下肢保持部品	12. 内転防止パッド	股関節の内転防止
	13. 外転防止パッド	股関節の外転防止
	14. 膝パッド	前ずれ防止，膝の伸展防止，骨盤の固定
	15. 下腿保持パッド	下腿の交差防止
	16. 足部保持パッド	足部の保持
ベルト部品	腕ベルト	手の不随意運動の抑制，体幹部の正中保持
	17. 手首ベルト	同上
	18. 肩ベルト	体幹部の正中保持，前傾防止
	19. 胸ベルト	体幹部の前傾防止
	20. 骨盤ベルト	骨盤の保持
	21. 股ベルト	骨盤の前ずれ防止
	22. 大腿ベルト	大腿部の保持
	膝ベルト	前ずれ防止，膝の伸展防止，骨盤の固定
	23. 下腿ベルト	下腿部の保持
	24. 足首ベルト	膝の伸展防止，足の横ずれ防止

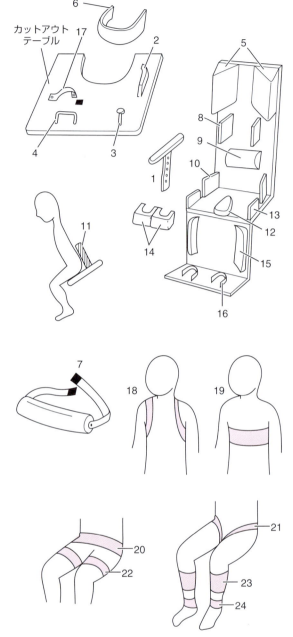

pational therapist：OT）の声や身体は，刺激としての**段階づけ**が容易なため，PIMD児・者の快反応を引き出し，外界への広がりを促しやすくなります．こういったことから，**人的な直接的介入**が有効であるといえます[6]．

(3) 実施上の留意点

OTには，PIMD児・者の自発的な，あるいはかかわりの結果から生じるわずかな反応も見逃さない洞察力が求められます．

4) 環境調整を行い，不快感を軽減させます（反り返ることが多く，不快そうにしていることが多いPIMD児・者への支援）．

(1) 目標

適切な**環境（感覚刺激）調整**を行い，反りかえ

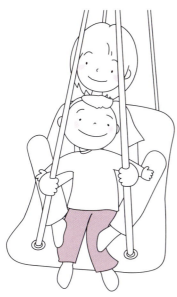

図9　意思疎通を促す方法①
OTとともにブランコに乗りながら快反応（前庭感覚）を探ります．

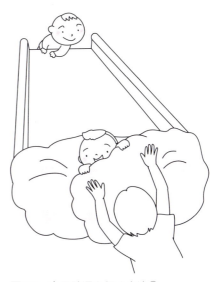

図10　意思疎通を促す方法②
滑り台を降りた場所にクッションを敷き，対象児を圧迫して快反応（固有感覚）を探ります．

りや不快感を軽減させるようにします．
(2) 手段・方法

　治療手技や環境からの刺激がどのように受け止められているか，表情の変化や，全身の反応で判断します．感覚刺激を用いながら，その刺激の量と種類を調整していきます．たとえば軽く圧迫しながら触れることは，抑制的に作用し安心感を与えることが多いです．軽く触れたり話したりを繰り返す刺激は，強い刺激になって筋緊張を高めることが多いです．このことは，介助時の注意点でもあります．覚醒レベルが低い場合，前庭刺激が心地よく，快表情が現れ覚醒してくることがあります．逆に興奮している場合，落ち着きをもたらすことがあります．これらを感覚遊びとして，どのようにして日常生活に活かしていくかがポイントです．

5) 適応反応を引き出せるようにします（常同行為や自傷行為がある対象児・者への支援）．
(1) 目標

　頸や身体を振る，顔を叩いたり，頭部を打ち付ける，他人やものを噛む，奇声をあげる，じっとして動かない，かかわりを拒否するなどの問題をもつ場合があります．外界への興味が少ないとよ

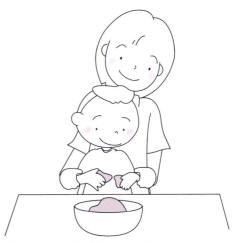

図11　意思疎通を促す方法③
小麦粉粘土を楽しみながら快反応（触覚）を探ります．

り固定化しやすいです．環境による刺激を調整し，適応反応を引き出せるようにします．
(2) 手段・方法

　身体を揺らしたり，四肢，体幹部を動かし，いろいろな感覚を楽しんでもらいます．トランポリン，ハンモック，ボールプールなどを利用し，快表情が出るように働きかけます．本人が興味をもち，楽しめるように人やものとのやり取りを進め，少しずつ適応した行動様式に誘導します．

ホームプログラム

 PIMD児・者にかかわるOTの役割は，本人に対する直接的なアプローチだけでなく，介護に携わっている人が介助しやすくなるように環境を整えることも含まれます．そのため，負担のない移乗やADLにおける介助方法や拘縮予防を目的としたストレッチなどを保護者や施設職員とともに検討することはOTにとって非常に重要な役割です．また，PIMD児・者に対する介護はADL全般に必要となるため，在宅PIMD児・者の保護者負担は非常に大きいものとなります．そのため，福祉サービスを必要に応じてPIMD児・者と結びつけるソーシャルワーカーの役割は非常に重要です．

 先輩からのアドバイス

 スイッチを用いたアプローチとして，最近ではPIMD児の自発的な移動を支援する取り組みも行われています．PIMD児は運動制限が顕著なため，自力移動が困難な場合が多くみられます．しかし，自らの意思で「動く」という体験をすることは身体的な発達だけでなく，自立度や自尊感情の高まり，視知覚や社会性，情緒の発達を促すといわれています．そのため，OTは理学療法士や車いす業者と連携をとりながら，スイッチを用いた電動車いすの改良（図12，13）を行い，自らの意思で「動く」ことを支援します[12]．

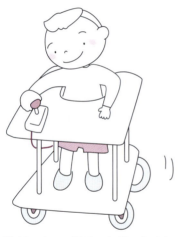

図12 立って乗ることができるカートを使用した取り組み

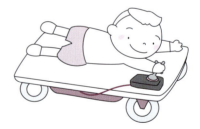

図13 電動プローンカートを使用した取り組み

 先輩からのアドバイス

 PIMD児・者のなかには自分の意思を伝えられない人も多く，その意思を推察して評価することもOTとしての重要な役割であると考えます．その意思のなかにPIMD児・者の「やりたいこと・面白いこと」がみられます．そういった「やりたいこと・面白いこと」の実現が日々の生活にハリをもたせ，本人の満足度を高める要素になります．

🔍 確認してみよう！

- 重症心身障害という名称は，医学的な診断名ではなく，重症心身障害施設への受け入れ基準を規定するために生まれた（ ① ）な用語です．
- 重症心身障害をきたす原因は（ ② ）障害であり，その発生時期は胎生期から（ ③ ）歳までとされています．
- 重症心身障害児・者の障害程度を明確にするために，広く利用されているのが（ ④ ）です．
- 重症心身障害児・者の寝たきり状態によって起こりやすい非対称変形として（ ⑤ ）があります．また，寝たきり状態を解消するために，身体各部を外的に支えて安定した座位を保持する装置を（ ⑥ ）といいます．
- 重症心身障害児の介入にあたっては，まず，どのような（ ⑦ ）を知覚するのかをみていきます．それによって（ ⑧ ）や情動の変化，笑顔や発声などの（ ⑨ ）を誘導する働きかけは何かを探っていきます．刺激としての段階づけが容易である（ ⑩ ）な直接的介入が有効です．

解答

①行政的 ②脳 ③18 ④大島の分類 ⑤ウインドスエプト変形 ⑥座位保持装置
⑦感覚 ⑧定位反応 ⑨快反応 ⑩人的

（笹井　久嗣，板垣　正樹，辛島千恵子）

引用・参考文献

1) 上杉雅之監修:イラストでわかる小児理学療法.医歯薬出版,2013.
2) 江草安彦監修:重症心身障害療育マニュアル.第2版,医歯薬出版,2005.
3) 曽根 翠:重症心身障害児.総合リハビリテーション40:115-118,2012.
4) 片桐和雄共著:重症心身障害児の認知発達とその援助.北大路書房,2001.
5) 辛島千恵子:発達障害をもつ子どもと成人,家族のためのADL.三輪出版,2008.
6) 石川 齊監修:作業療法技術ガイド.第2版,文光堂,2006.
7) 千住英明監修:子どもの理学療法.第2版,九州神陵文庫,2007.
8) 今川忠男:理学療法と作業療法.医学書院,1985.
9) 日本リハビリテーション工学協会編:小児から高齢者までの姿勢保持.医学書院,2007.
10) 澤村誠志監修:車いす・シーティングの理論と実践.はる書房,2014.
11) 福田恵美子編:発達過程作業療法学.医学書院,2006.
12) 髙塩純一:最近の重量心身障害児の理学療法.理学療法28:1226-1234,2011.
13) http://www.normanet.ne.jp/~ww100092/network/inochi/page1.html, www.mhlw.go.jp/shingi/2008/08/dl/s0820-2a.pdf, http://www.geocities.jp/hikarigogojp/bloc/10/111216leaflet01.html

第10章 知的障害・ダウン症候群

知的障害・ダウン症候群

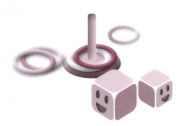

エッセンス

- **知的障害**とは，**知的機能が全般的に同年齢の平均より明らかに低く**，意志伝達，自己管理，家庭生活，社会的/対人的技能など，いくつかの**適応機能が困難**な状態であり，これらが発達期（18歳未満）に現れることをいい，1つの疾患を示すものではなく，なんらかの原因により知的機能の障害が生じ，日常生活などに援助が必要となる状態を示します．
- 知的障害は全般的な発達に遅れを示し，その程度も対象児によって異なるため，作業療法（occupational therapy）実践においては，対象児それぞれの臨床像を把握することが不可欠です．とくにダウン症候群（Down syndrome：DS）に対する作業療法では，感覚運動機能の発達に対する支援をはじめ，保護者への心理的なサポート，日常生活活動（activities of daily living：ADL）の獲得に向けた支援を発達期を考慮して提供する必要があります．

知的障害

●定義

知的障害とは，①知的機能が全般的に同年齢の平均より明らかに低く，②いくつかの適応機能が困難な状態であり，③これらが発達期（18歳未満）に現れることをいいます．適応機能とは，意志伝達，自己管理，家庭生活，社会的/対人的技能，地域社会資源の利用，自律性，発揮される学習能力，仕事，余暇，健康，安全を意味します[1]．

1つの疾患を示すものではなく，なんらかの原因により知的機能の障害が生じ，日常生活などに援助が必要となる状態をいい，おもに法令上の用語として使われています．

知的障害と同様に使われている用語として「精神遅滞」「知的能力障害」がありますが，これは医学的診断名であり，一定の診断基準を満たすことで診断されます（表1）[2]．

●原因・発生率

知的障害の原因はさまざまですが，おもな要因は，遺伝性疾患，染色体異常，外因性（感染，低酸素性，代謝異常，脳損傷など）といわれています[3]．また，障害が起こる時期によっても原因は異なります（表2）[4,5]．そのほかに臨床的には特別な原因がなくても知的発達の遅れを示す場合があり，そのほとんどは知的障害以外の明確な問題がなく軽度の遅れであるといわれ，知的障害の30％を占めるとされています[4]．遺伝性疾患，染色体異常により知的障害を示す代表的疾患の概要を表3[6,7]に示します．

発生率は，平成26（2014）年度障害者白書によると対象児・者は1,000人あたり6人と報告されており[8]，男性に多いといわれています[9]．

表1 医学的診断基準[2]

知的能力障害（知的発達症/知的発達障害）
知的能力障害（知的発達症）は，発達期に発症し，概念的，社会的，および実用的な領域における知的機能と適応機能両面の欠陥を含む障害である．以下の3つの基準を満たさなければならない． A. 臨床的評価および個別化，標準化された知能検査によって確かめられる．論理的思考，問題解決，計画，抽象的思考，判断，学校での学習，および経験からの学習など，知的機能の欠陥． B. 個人の自立や社会的責任において発達的および社会文化的な水準を満たすことができなくなるという適応機能の欠陥．継続的な支援がなければ，適応上の欠陥は，家庭，学校，職場，および地域社会といった多岐にわたる環境において，コミュニケーション，社会参加，および自立した生活といった複数の日常生活活動における機能を限定する． C. 知的および適応の欠陥は，発達期のあいだに発症する．

表2 知的障害の原因[4,5]

	知的障害の原因
出生前	・染色体異常：ダウン症候群，脆弱X症候群など ・先天性代謝異常・内分泌異常：フェニルケトン尿症，クレチン病など ・脳形成発達の障害：滑脳症，脳梁欠損症など ・母体環境要因：アルコールや薬物使用による影響など
周産期	・出生・分娩異常：低出生体重児，仮死など ・新生児の疾患：頭蓋内出血，低血糖，脳質周囲白質軟化症など
出生後	・頭部外傷：脳挫傷，脳梗塞など ・感染症：脳炎，髄膜炎など ・変性疾患：脳白質ジストロフィー，進行性ミオクローヌス，てんかんなど ・養育環境：栄養障害，被虐待児など

表3 遺伝性疾患・染色体異常により知的障害を示す疾患[6, 7]

	疾　患	特　徴
遺伝性精神遅滞	レット障害	進行性退行性の疾患で，生後5カ月ごろから徐々に精神運動発達の遅れが生じ，手の運動機能の喪失や手もみのような常同運動が出現する．さらに環境に対する興味も減少し，歩行障害が出現してくる．知的障害は最重度の遅れを示す例が多い．
	フェニルケトン尿症	出生時には正常だが，徐々に発達遅滞や皮膚の異常が出現しけいれん発作を伴う場合もある．知的障害は進行性で最終的には中等度の遅れになることが多い．
	先天性甲状腺機能低下症（クレチン病）	新生児期は呼吸障害，活動性の低さ，浮腫などがみられ，その後，体重増加不良，低身長，運動機能および知的機能の遅れが生じる．
	福山型先天性筋ジストロフィー	進行性筋疾患で，全身性筋萎縮，筋力低下を示す．知的障害は重度の遅れを示すことが多い．
	脆弱X症候群	知的障害を示す原因としてはダウン症候群についで多く，その程度は軽度〜中等度の遅れである．多動やぎこちないしゃべり方，自閉傾向などの特徴がある．
	ウィリアムズ症候群	出生前成長障害，特徴的な顔貌（腫れぼったい眼瞼や口唇，眼間狭小，鞍鼻など），大動脈弁上狭窄などを示し，知的障害は軽度から中等度の遅れが認められる．
	ソトス症候群	成長過多，特徴的な顔貌（長頭，前額突出を伴う大頭，大きな耳介など），けいれんなどを示し，全例で知的障害を示す．
隣接遺伝子症候群	プラダー・ウイリー症候群	筋緊張の低下，特徴的な顔貌（アーモンド形の眼，魚様の口），小さい手足，過食と肥満を示し，軽度から中等度の知的障害を示す．
染色体異常	ダウン症候群	染色体異常のなかで最もよくみられる疾患で，そのおもな症状は，知的障害を伴う全般的な発達の遅れ，筋緊張の低下，特徴的な顔貌などで，先天性心疾患や消化器官の異常などを合併することがある．
	クラインフェルター症候群	思春期以降に診断されることが多い疾患で，身長が高く，四肢も長い．女性化乳房を示し，精巣や陰茎が小さい．知的障害は正常例から軽度遅滞までみられる．
	5p-症候群（ネコ鳴き症候群）	乳児期に子ネコ様の泣き声を示し，小頭，小顎症，脊柱変形，発達遅滞，筋緊張の低下などがみられる．知的障害の程度は最重度を示すことが多い．

● 分類

知的障害は，知的能力や適応行動に対する援助の程度などによって分類されます．

1）知的能力による分類

知的能力による分類は，知能指数（IQ）や学業，日常生活活動（activities of daily living：ADL）の到達度などによって，**軽度から最重度までの4段階**で示されます（**表4**）[2, 10]．軽度の知的障害は全体の約85%で，到達精神年齢は小学6年生程度で，中等度は約10%で小学2年生の水準を超えることが難しいといわれており，重度は3〜4%，最重度は1〜2%を占めるといわれています[11]．この分類は，知的障害者福祉法によって交付される療育手帳の取得にも利用されています．そのほかに診断的な分類ではないものの，IQ70以上85未満を境界域知的障害として分類することがあります．

2）支援の程度による分類

米国精神遅滞学会ではIQによる分類ではなく，適応機能に対する支援の程度を基準に分類を行っています[12]．この分類はどの程度障害されているかではなく，どんな支援をどの程度必要とするかについて分類されています（**表5**）[12]．IQの低さと日常生活や社会生活の能力の低さは必ずしも一致するわけではなく，知的障害児・者のなかにはIQが低くても社会生活能力が高く，社会に適

表4 知的障害の知的能力による分類[2, 10]

	国際疾病分類第10版（ICD-10）	DSM-5　精神疾患の診断・統計マニュアル
軽度	・言葉の発達が遅れることはあるが，日常的な会話は可能 ・身の回り動作や家庭内の技能は自立 ・おもな困難は学業の遅れ，とくに読み書きの問題 ・学業よりも実地の能力が必要とされる仕事をする潜在的能力をもつ ・知能指数（IQ）50〜69の範囲に相当	・読字，書字，算数，時間など，年齢相応の学習技能を身につけることが困難 ・同年代と比べて対人的相互反応において未熟である ・社会的な判断は年齢に比して未熟であり，他人に操作される危険性がある ・身の回り動作は年齢相応に機能することが多いが，複雑な日常生活上の課題は支援が必要 ・概念的な技能に重点をおかない職業につくことはあるが，技能を要する仕事をうまくこなすには支援が必要
中等度	・言語理解と使用の遅れがみられる ・身の回り動作や運動能力の遅れがあり，見守りが必要な場合がある ・学業の遅れはあるが，基本的な読み書き，数える技能は習得する ・成人になって完全な自立生活を送ることは難しいが，単純な社会生活活動に従事する能力をもつ ・知能指数（IQ）35〜49の範囲に相当 ・器質的病因が同定できることがほとんどである	・概念的な能力は明らかに遅れ，読字，書字，算数，時間などの理解は明らかに制限される ・学習技能の発達は初等教育の水準で，学習技能の応用には支援が必要 ・社会的コミュニケーションは単純である ・社会的な判断，意思決定能力は制限があり，支援が必要となる ・基本的な身の回り動作を行うことは可能だが，自立には長期間の指導が必要で，出来栄えを得るには継続的な支援が必要となる
重度	・臨床像，気質的病因の存在ともに中等度のものと類似していて，達成度の低さがみられる ・顕著な運動障害やその他の合併症状を示す ・知能指数（IQ）20〜34の範囲に相当	・文字や数，時間など概念はほとんど理解できず，問題解決にあたっては生涯支援が必要 ・話し言葉はかなり制限があり，単純な会話と身振りによるコミュニケーションを理解する ・すべての日常生活上の行動に援助を必要とする
最重度	・要求あるいは指示を理解したり，それに応じたりする能力が限定されている ・ほとんどの者は動くことが著しく制限されている ・自分自身の基本的ニーズを満たすことが困難で，常に援助と管理が必要 ・知能指数（IQ）20未満に相当	・概念的な技能よりも物理的特徴に基づいて習得する ・会話などのコミュニケーションは理解が非常に限られており，自分の欲求や感情のほとんどは非言語的コミュニケーションで表現する ・日常的な身体の世話，健康，安全のすべてにおいて他者に依存する ・娯楽的な活動への参加はありうるが，他者の支援を必要とする

表5 米国精神遅滞学会（AAMR）の支援の程度による分類[12]

一時的支援	必要なときだけのサポート．なんらかの出来事が生じたときに対応するもので，いつもはサポートを必要としない人の場合や，人生の転換期（たとえば，失業，急に病気になったとき）にごく短い期間だけサポートが必要となるような場合．その程度は，強力な場合もあればそうでない場合もある．
限定的支援	期間限定であるが，継続的な性格のもので，その点で一時的な性格のものとは区別される．長期的・全面的サポートの場合よりも，必要なスタッフの数は少なく，また，費用も安くすむようなもの（たとえば，雇用のための一定期間の訓練や学童期から成人期への移行期のサポートなど）．
長期的支援	少なくともある環境（職場や家庭）においては，定期的に（たとえば毎日）必要で，限られた期間だけ必要というものではないもの（長期間のサポートや長期にわたる家庭生活のサポートなど）．
全面的支援	いろいろな環境で，長期的に，しかも強力に行う必要のあることが全面的なサポートの特徴で，場合によっては生涯必要となることもある．全面的なサポートの場合，通常，長期的あるいは限定的サポートよりも，多くのスタッフによる，より協力的な介入が必要とされる．

応している場合もみられます．

●臨床像

　知的障害の原因がさまざまであるように，その臨床像も多様で個人差が大きいといえます．しかし，全般的な均一の遅れという点は共通の特徴です．発達経過は，遅れながらもほぼ定型発達の順序にそって発達しますが，到達水準に一定の低さが生じます．障害が重度であると発達の遅れはより顕著となり，その到達水準もさらに低くなります．

1）身体症状

　知的障害の原因によっては，特有の身体症状や小奇形を示す場合があり，発育全体に影響を与える可能性があります．例をあげると，発育障害である巨人症や小人症，頭蓋の形態異常（小頭症，大頭症，狭頭症など），特異的顔貌などがあります．また，消化管，心臓，血管，生殖器などの内臓奇形や感覚障害，てんかんなどを合併することが多くあります[4]．

2）感覚運動機能

　乳幼児期では運動発達の遅れを示すことが多く，その症状は知的障害の原因によっても異なります．とくに遺伝性疾患や外因性など器質的な原因の場合は，麻痺などの明らかな運動障害を合併することがあります．

　粗大運動発達においては発達指標の獲得が遅れることがあります．また，筋緊張の低下を示すことが多く，扁平足や関節の過可動性などがみられることがあるため，とくに抗重力姿勢や運動の獲得が遅れる傾向があります．そして，座位や立位，歩行など基本動作を獲得したあとでも，バランスや姿勢調整機能の問題により，身体操作がぎこちなく，遊具を使っての遊びなどの獲得にも影響を示す場合があります．また，微細運動発達においては，姿勢の安定性や外界への興味・関心，動機づけの問題により，上肢を使用した探索活動や操作経験が不十分となり，巧緻性を必要とする上肢の協調運動などの障害を示すことが多くあります．

　自閉症スペクトラム障害を伴う知的障害の場合では，感覚刺激に対する反応に偏りを示す場合があります．たとえば特定の音に過剰に反応する，触れることに敏感すぎて玩具を使って遊ぶことを嫌がるなどです．このことは運動機能や認知機能の発達，適応技能の習得に影響する場合があります．

3）認知機能

　知的障害は知的機能を含む認知機能に遅れを示します．その遅れの程度は知的障害の原因などによりさまざまで，発達期によっても様子が異なります．

　乳児期では動作の模倣や喃語の獲得に遅れがみられることがあり，自発的に玩具に手を伸ばすなどの外界探索も少ないことが多いようです．この探索活動は語彙の獲得にも影響を与えるため，自発的な探索活動の弱さは言葉発達の遅れにつながる場合があります．言葉は，言語表出と言語理解，さらにコミュニケーションや思考，自己調整としての機能をもっています．また話し言葉の獲得は，その後，読みや書き言葉へと発達し，文字の獲得にも影響を与えます．定型発達では，乳児期には言葉を獲得する前段階として三項関係や共同注意を獲得しますが，自閉症スペクトラム障害を伴う知的障害の場合，これらの機能の獲得が遅れ，言語表出を獲得してもコミュニケーションの道具として言葉を使用することが遅れる場合があります．

　定型発達の幼児期は，表象を獲得し抽象概念の理解が発達していきますが，知的障害の場合この段階でつまずくことが多く，言語理解の発達に遅れを示すようになります．言語理解の発達の遅れは，言語表出や思考，自己調整機能にも影響を与えるため，心理社会的機能の発達にも遅れがみられるようになります．また，器質的な原因であったり，筋緊張の低下などにより発話に必要な運動機能の発達が遅れたりすることで，発音の不明瞭さなどがみられる場合があります．

　学童期では前述したように，抽象概念の発達の遅れがあることから，個人差が大きいものの，物事を予測したり判断したりする，高次で抽象的な概念の理解や推測，操作などが困難であることが多くみられます．そのため，文字や文章の構成，

数の概念や計算といった**教科学習の習得に遅れ**が生じます．また，細部に関心が向き対象物を総合的にとらえることが難しく，さらに注意を集中することが困難になりやすいため，関心を向けるものが次々と変化しやすい傾向にあることから，学習が積み重なりにくいことがあります．

4）心理・社会的機能

認知機能の発達でも示したように，言語理解や抽象概念の獲得に遅れが生じるなどの特徴から，自ら環境に働きかけることが少なく，また，働きかける対象や場面が限られていることが多いのが知的障害の特徴です．そのため目的をもって行動するために必要な**動機づけが未発達**となりやすく，とくに社会的欲求や自己実現に向けての動機づけは獲得が困難となることが多いようです．このことは，社会的な役割を担ったり，集団場面に適応するように自己調整したりする機能の獲得の遅れにつながります．

器質的な原因により，障害の程度が重度である場合，「強度行動障害」という行動上の障害を示すことがあります．強度行動障害とは，著しい自傷，他傷，こだわり，ものの破壊，多動，パニック，粗暴などの行動が，通常考えられない頻度と強さで出現し，著しい処遇困難が継続している状態であると説明されています[13]．

5）ADL[14]

ADL は感覚運動機能や認知機能，心理社会的機能などと密接に関連しているため，全般的な発達の遅れを示す知的障害の場合，ADL の獲得にも遅れが生じます．食事動作は生理的な欲求を満たすことができ，動機づけの未発達が影響しにくいことから比較的早期に獲得することが多いようです．更衣動作や入浴・整容動作は，姿勢の変化や作業工程が多様であり，動機づけが得にくい動作であることから，獲得するのに時間がかかることが多くみられます．排泄動作は生理的機能の成熟が大前提となるため，全般的な発達の遅れを示す知的障害では，獲得することが遅れる可能性があります．

●作業療法評価

知的障害は，認知機能や心理・社会的機能の発達の遅れが特徴的ですが，発達期によってはこれらの機能を含む全般的な発達の遅れを示すことから，知的能力の程度だけでは知的障害を全体的に把握することが不十分です．知的障害を理解し適切な作業療法（occupational therapy）を提供するためには，全般的な発達の状態と発達の遅れがどのような適応機能に影響しているかを分析できるように評価を行う必要があります．

1）情報収集・面接

保護者からの情報収集は面接を通して行うことが多く，事前にカルテなどから基本情報や医学的情報などを確認して，情報が重複しないように準備します．臨床場面では，**表6**[15]のような内容の質問表を利用するなどして，保護者に直接確認する内容を中心に面接を進めます．主訴についてはできるだけ具体的に聴取し，知的障害の程度や年齢によっては当事者にも確認することがあります．情報収集は保護者だけでなく，利用している医療・福祉機関の医師や他職種から医学的情報や，発達検査などの結果について情報収集を行います．また，保育園や幼稚園，学校の担任からの情報収集は集団生活の適応状態を確認するためにも不可欠です．

2）観察

観察は，対象児の作業遂行や環境適応の状態を把握するためには欠かせない評価手段です．しかし，漠然と観察するだけでは重要な情報を得ることができません．観察する目的を明確にし，観察ポイントを整理して観察する必要があります．たとえば，道具の操作能力を分析するためには実際の作業場面やそれに近い場面を設定して観察します．ADL についても実際の場面や模擬的な場面を設定して，各動作の自立度だけでなく，どのように行っているかなど，作業分析の視点で質的な評価を行います．また，遊びの場面でも観察の目的を明確にして，自由な遊びや設定した遊びを提供して観察を行います．観察の手法として参加型観察と非参加型観察がありますが，作業療法士（occupational therapist：OT）が直接的にかかわることで，感覚刺激に対する反応性や行為機能，コミュニケーション，対人関係など，より具体的

表6 質問表の項目一覧（文献15を一部改変）

基本情報	氏名，生年月日，所属（学校など），家族構成など
生育歴	診断の時期や粗大運動や微細運動，言語やADLの発達状況など
他職種からの情報	医師からの情報（診断名，投薬の有無，禁忌事項など）や他職種からの情報（知能検査結果など）
主訴（ニーズや気になる点など）	できるだけ具体的な情報を得るようにし，できればいつごろから気になっているかなどについても確認する
家庭の様子	好きな遊び（遊び相手，遊びの内容など），具体的な活動の様子（たとえば，鉛筆やはさみなどの使い方など），ADLの遂行状況，子どもの1日の時間的な流れ（睡眠などの生活リズムの確認を含む），子どもの発達状況に対する家族の理解など
保育園，幼稚園，学校の様子	所属しているクラスの様子（構成人数，教員などのかかわり方，支援の程度など），得意あるいは苦手な活動（科目），学校などでの過ごし方など
その他	利用している医療・福祉機関や社会資源に関する情報など

な情報を詳細に得ることができます．遊びの観察では表7[16]に示したようなポイントをもって観察することでより詳細な観察が可能です．また，標準化された検査場面においても検査中の反応を観察することで，検査結果の妥当性についての情報を提供したり，対象児の作業遂行能力を評価したりすることができます．

3）検査

知的障害に対する作業療法評価として利用できるおもな検査を表8[17]に示します．対象児の全般的な発達状況を把握するためには一般発達検査を利用することができます．発達指数や発達年齢を算出できる検査があるので，知的障害が重度な場合は，発達指数が参考となります．知的機能検査や視覚認知機能検査では，対象年齢や検査の目的を考えて実施する必要があります．

感覚運動機能については，とくに乳幼児期では運動発達の遅れがみられる場合があるので，運動発達の評価が必要です．粗大運動発達と微細運動発達について，何ができて，どのように行っているのか，何ができず，なぜそうなるのかという視点で評価をします．また，粗大運動の発達に影響を与える，姿勢反射・反応検査や筋緊張の検査を実施します．知的障害を症状とする疾患のなかには，神経筋の障害を示すものもあるため，基礎疾患の特徴を理解したうえで，関節可動域（range of motion：ROM）や粗大筋力などの検査を実施することもあります．

また，活動に関する検査では**こどものための機能的自立度評価法（WeeFIM）やリハビリテーションのための子どもの能力低下評価法（PEDI）**の利用も可能ですが，どちらも運動障害をもつ児を対象とした検査であるため，知的障害児の適応を十分検討して行う必要があります．

自閉症スペクトラム障害を伴う知的障害の場合は，感覚刺激に対する反応に偏り（感覚調整障害）を示すことがあるため，日本感覚インベントリー（JSI-R）を利用して，その特性を評価します．さらに，発達特性を評価する日本版PEP-3自閉症・発達障害児教育診断検査などの検査結果の情報を得ることも有用となる場合があります．

●作業療法実践[18]

作業療法の実践は，評価結果より保護者の主訴を分析し，その背景となる因子を整理して統合と解釈を行い，そこから作業療法計画を立案します．知的障害は，全般的な発達の遅れがみられるため，発達過程を考慮した作業療法を実践していくことが大切です．

ここでは，知的障害の大半を占める軽度から中等度の知的障害に対する作業療法実践をその臨床像に基づき目的別にそって説明します．

1）感覚運動機能の発達を促す

乳幼児期は，感覚運動機能の発達の遅れがさまざまな動作に影響を与えていることが多くあります．たとえば，姿勢運動発達の遅れは授乳や着替えなど姿勢が安定しないことに影響し，保護者は

表7　行動観察表[16)]

	観察項目
行動の状態	1. 行動のまとまり（覚醒や注意の状態） 　　多動・寡動性 　　注意集中性・被転動性・衝動性 2. 行動の目的性や興味 　　目的行動・興味（こだわり） 　　自発性・内的欲求・創造性 3. 定型的な行動 　　常同行動・こだわり・儀式的行動
感覚刺激への反応	1. 前庭（重力不安・動きに対する不耐性） 2. 固有受容覚* 3. 触覚（触覚防衛） 4. 視覚 5. 聴覚 6. 嗅覚・味覚
行為の状態	1. 基本的な粗大運動 　　姿勢の保持（筋緊張等） 　　バランス（姿勢反応等） 2. 複雑な運動・器用さ（運動企画） 　　観念化（行為を発想・イメージ） 　　順序の組み立て 　　試行錯誤の程度 　　身体図式と三次元空間 　　対象物の操作・構成能力 　　言語指示に対する行為 　　左右の協調（両側統合） 　　細かい手先の運動（巧緻運動）
対人・伝達・情動	1. 人への反応（拒否，友好的，無関心，大人と子どもの違い） 2. 集団における行動特徴（集団適応） 3. 要求の表現・方法 4. 遊びの中での対人関係（平行遊び，協同遊び，やりとり） 5. 非言語性（ジェスチャー・表情） 6. 理解言語（言語指示の理解・代償的ツールの使用） 7. 表出言語（音声模倣・言語の模倣・単語・文章の程度） 8. 感情の安定性（不安・変動・気持ちの立ち直りなど）
認　知	1. 学習（記憶） 2. 視知覚・認知 3. 概念化（数，色，形など）
その他	

*注：固有感覚　　　　　　　　　　　　　　　　　広島感覚統合研究会版　2004

育児の困難さを感じることがあったり，食事動作において姿勢が崩れることで注意がそれてしまい，食事が中断してしまったりするかもしれません．このような場合，保護者との遊びや集団での遊びを通して，姿勢調整機能の発達をはかります（図1～3）．とくに，重力に抗した姿勢の保持や滑らかな関節の運動，姿勢バランスの調整が苦手となることが多いため，対象児の状態に応じて遊びのなかに取り入れて体験できるように促します．また，育児支援として身体が安定する抱き方や着替えの介助のなかで姿勢反応を促すような方法などを指導します．学童期になると着席しての活動が増えてきます．このとき，自動的に姿勢を調整することが不十分だと活動が中断してしまうため，間接的な支援として環境調整を行うことがあります．たとえば，椅子や机の高さを機能的に

表8 知的障害に対する作業療法評価に利用されるおもな検査[17]

検　査	対象年齢
一般発達検査	
遠城寺式・乳幼児分析的発達検査法	0〜4歳8カ月
新版K式発達検査法	0〜14歳
DENVER Ⅱデンバー発達判定法	0〜6歳
KIDS乳幼児発達スケール	0〜6歳11カ月
知的機能検査	
WPPSI-Ⅲ知能診断検査	2歳7カ月〜7歳3カ月
WISC-Ⅳ知能診断検査	5〜16歳11カ月
日本版KABC-Ⅱ	2歳6カ月〜18歳11カ月
田中ビネー知能検査Ⅴ	2歳〜成人
グッドイナフ人物知能検査	3〜10歳
視覚認知機能検査	
フロスティッグ視知覚発達検査（DTVP）	4〜7歳11カ月
WAVES	小学1〜6年
視覚−運動統合発達検査（VMI）	4〜13才
心理社会機能検査	
S-M社会生活能力検査第3版	6カ月〜10歳6カ月以上
言語機能検査	
絵画語彙発達検査	3〜12歳3カ月

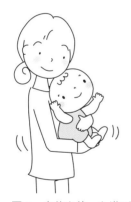
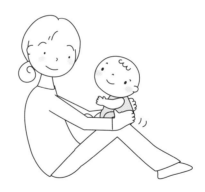

図1　身体を使った遊び
1人で座位保持ができるようになったら，その姿勢を安定させた状態でブランコのように揺らすなどの遊びを行います．

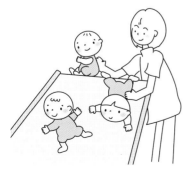
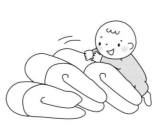
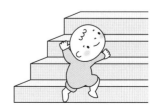

図2　運動遊びの例
スロープを四つ這い移動で上るなど，上肢で支持しながら重力に抗した運動を取り入れた遊びを提供します．

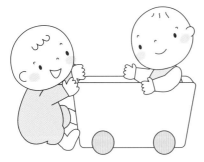

図3 運動遊びの例
箱に入ることで姿勢が安定するため，箱が傾いたり，動いたりしても安心して遊ぶことができます．

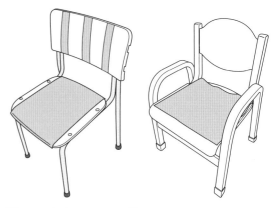

図4 滑り止めマットの使用
座面や背もたれに滑り止めマットなどを使うことで姿勢保持の補助を行うことができます．

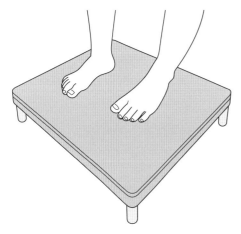

図5 足底が接地できるような工夫
椅子の高さが合わず，足底が床につかないときは，図のように補高をすることで姿勢の安定を図ることができます．

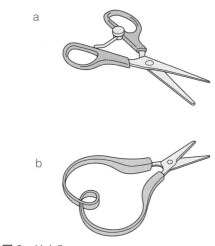

図6 はさみ
自発的にはさみを開くことができない場合は，ばね付のはさみ（a）を使ったり，手指を分離しての操作が難しい場合は，手指全体で握って操作するはさみ（b）などを利用することができます．

なるように調整したり，姿勢保持の補助具などを利用したりします（図4，5）．

微細運動の発達の遅れは，探索活動や両手動作，道具の操作に影響し，ADLの遅れにもつながります．微細運動の発達は姿勢保持機能と関連するため，上肢で身体を支える活動や両手を使ってものを持つなど，上肢の中枢部の安定性を促す活動が体験できる遊びを提供します．肩甲帯が安定すると手指を使った操作が行いやすくなるため，つまみ動作や持続的な把持が必要となる遊びを通して，手指操作機能の発達をはかります．学童期になると，道具の操作が課題となることがあります．道具の操作には視覚で手の運動を誘導することが必要となるため，形に合わせて箱に物を入れる活動や積木などを正確に積み上げる活動などを通して眼と手の協調を促します．また，道具は対象児の手の機能に合わせて選択することが重要で，適切な道具を使うことによって成功体験につながります（図6，7）．

自閉症スペクトラム障害を伴う知的障害の場合では，感覚刺激に対する反応に偏りを示す場合があるため，情緒的な反応が顕著となったり行動がまとまらなかったりします．このような状態は乳幼児期では育児や遊びの獲得に影響を与え，学童

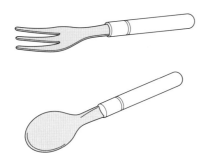

図7 スプーン・フォーク
スプーンやフォークの柄は円柱状のもののほうが把持が安定します.

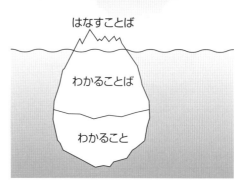

図8 言葉の発達のイメージ

期以降では集団適応に影響を与える場合があります. 作業療法では, 対象児一人ひとりの感覚刺激に対する反応の特徴を把握し, 受け入れられる感覚刺激を活用した実践を行います. 対象児の不適応な反応の原因のなかには, 感覚刺激に対する反応の偏りが影響していることを保護者や支援者が理解することが重要であり, OTは対象児の行動のとらえ直しをする支援を行い, 我慢をさせたり, 慣れさせたりといった方法はかえって不安につながる場合があることを説明していきます. そして対象児の反応にはそれぞれ意味があることを理解し, 新たなかかわり方や対象児が受け入れられる感覚や求めている感覚刺激を使った活動を実行できるように支援していきます.

2) 認知機能の発達を促す

知的障害の認知機能の特徴は, 言語理解や抽象概念の獲得に遅れが生じることです. 言葉の発達過程を考えると, 言葉を使用するまでの感覚運動体験が重要となるため (図8), 作業療法では遊びを通して感覚運動体験を積み重ね, 「わかること」が増えていくように支援します. 対象児が快反応を得られるようにかかわりを行い, その刺激はOTが与えていることに気づかせるようなやり取りを繰り返し, 対象児が「○○な遊びは楽しいなあ」とわかるかかわりを増やしていきます. このような場面に保護者にも参加してもらい, 共有することで「わかること」を広げていきます.

また, 因果関係がわかりやすい活動や, 見通しを立てたかかわりなどは活動内容が具体的なので, 認知機能の発達の遅れを補う方法となります. さらに活動の手がかりとなる情報として視覚情報を補うことも有効です. このような支援は学校などの集団場面でも利用できるため, 担任の教員などと連携を取り, 支援を進めます.

3) 心理・社会的機能の発達を促す

知的障害ではその認知機能の特徴から環境の理解が乏しく, 見通しを立てたり, 過去の経験と照らし合わせて目標を設定することが困難となるため, 動機づけの未発達 (たとえば, 歯磨きができるようになりたいなど) が生じてきます. 作業療法では, このような特徴を踏まえてプログラム立案を行う必要があります. 対象児が理解できる具体的な目標設定を行い, 達成することで得られる報酬を明確にする, 興味・関心のある活動を活用するといった方法を取り入れることで, 成功体験を重ね, 動機づけを育てる支援を行っていきます. 社会性に対する支援では, 幼児期から具体的な場面で他児と協同して行える活動や共有できる場面を保育・教育場面に取り入れることを提案していきます. 集団内でのルール理解や役割を対象児自身が理解できるような視覚的な手がかりなどを用いながら, 達成感を得ることができるように支援を行います.

4) ADLの獲得[14]

ADLの支援は, ①対象児の興味・関心の強い場面から動機づけのポイントを把握し, 引き出し, 満たすこと, ②「できる」動作を把握し, その動作がどのように習得されたかを分析し, 新た

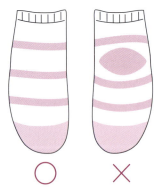

図9 ADLの支援：靴下
靴下をはくときに，足背が上にくるようにたたんだものを準備することで，靴下の口の部分を両上肢で持つだけで踵に合わせてはくことができるため，苦手意識を軽減させる手立てとなります．

な動作の習得に応用すること，③細かな段階づけをした課題を提供すること，などに留意して行います．また，ADLは多くの工程で成り立つ動作であるため，見通しをもたせ，手順が明確になるような支援を行うことが望まれます．使用する道具や衣類などを対象児の能力に合わせて選択する，工程が少ない動作から開始する，工程の最終段階から参加させることで達成感につなげ，動機づけを育てるなどの支援を行います（図9）．

ダウン症候群

●定義

ダウン症候群（Down syndrome：DS）は，染色体異常のなかで最もよくみられる疾患で，21番染色体の過剰あるいは異常が原因といわれています．そのおもな症状は知的障害を伴う全般的な発達の遅れ，筋緊張の低下，特徴的な顔貌などで，先天性心疾患や消化器官の異常などを合併することがあります．

●原因・分類・発生率

DSの発生原因は一元的に説明できるものはなく，考えられるいくつかの要因としては，親の染色体異常，異常遺伝子の存在，母体の加齢，父親の加齢，母体の疾病，感染などがあげられます[19]．

DSの原因は以下のようにおよそ3つの型に分けられます[20]．

1）トリソミー型（標準型）

DSで最も多い，21番染色体が過剰で3本存在するタイプで，95％がこのタイプであるといわれています．

2）転座型

転座型はDS全体の3〜4％で，21番染色体が14番染色体に転座（結合）している例が最も多くみられます．

3）モザイク型

転座型よりも少なく全体の1〜2％を占め，染色体のなかに，正常な細胞と21番染色体が過剰になった細胞とが混在しているため，症状はほかのタイプと比較して軽度であるといわれます．

発生率は，1,000人に1人程度で[21]，トリソミー型では母体の年齢と発生頻度とのあいだに相関があるとの報告があり，30〜34歳で1/800出生，35〜39歳で1/270出生，40〜44歳で1/100出生といわれています[22]．

●臨床像

1）身体症状[20, 21]

特徴的な顔貌（前後に扁平な頭蓋，外上方につり上がった眼裂，低い鼻根，小さい口に突出傾向の舌，小さい耳介など）を示し，小頭を示すこともあります．頸は短く，なかには軸椎の歯突起の形成不全により環軸椎の亜脱臼が起こる場合があります．低身長を示すことが多く，四肢では手指が短く第5指は内弯を示し，足部は外反扁平足を示し，足趾は第1趾と第2趾間が開いている状態が認められます．また，筋緊張の低下が認められ，関節の過可動性や運動発達の遅れなどに影響を与えます．

2）認知機能・感覚運動機能

知的機能の発達は個人差や個人内差があり，「知覚-運動」や「物の名称の理解や表出」の発達は比較的良好ですが，「物の概念的理解や文章の理解」や「短期記憶」，「数の概念」の到達水準は低いとの報告があります[23]．また，知的能力は平均IQが45〜48で，最高でも軽度の知的障害のレベルを示すといわれています[24]．

感覚運動機能の発達は全般的に遅れる傾向があ

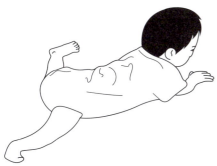

図10 DSの腹這いパターン
DSでは関節が過可動性を示すため，図のような股関節の過度の外転などを示すことがあります．

り，粗大運動発達では筋緊張の低下を示すことから，とくに抗重力姿勢・運動の獲得が遅れます．そのため，発達の順序性に乱れが生じることがあり，さらにDS特有の姿勢・運動を示す場合があります（図10）．安定した独歩の獲得は平均30.1カ月（13～96カ月）で，運動レベルが高くなるほど定型発達との差が大きくなるようです[26]．微細運動の発達は粗大運動発達と関連して発達をしていくことから，発達の遅れがみられることが多いです．筋緊張の低下や関節の過可動性などにより，上肢の支持性が不十分になりやすく，そのため末梢部での操作，つまみ動作や離す動作の発達が遅れたり，両上肢を使用した道具の操作の獲得も遅れることがあります．

3）合併症状

表9 [22, 24, 26, 27)] に示したように，DSでは合併症状が多くあります．先天性心疾患は約40％にみられ，難聴は40～75％，消化器疾患は3～8％

にみられます[22]．

4）発達経過・予後

DSはさまざまな症状により，各発達期に特徴的な経過を示します．生命予後は医学的管理の進歩などにより50歳を超え，60歳を超える例も珍しくありません[24, 28]．

（1）乳児期

筋緊張の低下が認められ，哺乳力不良など発育に影響を与えることがあります．心疾患などがある場合は乳児期に外科的治療を行うことがありますが，経過については合併症状などによりさまざまです．感覚運動機能の発達の遅れがみられ，とくに抗重力姿勢・運動の獲得に遅れが生じます．

（2）幼児期

感覚運動機能の発達の遅れが認められ，巧緻動作の獲得や言語発達にも遅れが生じます．個人差はありますが，幼児期になると知的発達の遅れに気づきやすくなります．知的機能は定型発達児と比較すると遅れはみられますが，その後はDS児それぞれのペースで発達し青年期前期まで向上するといわれ，40歳過ぎから低下する傾向があります[23]．

（3）学童期以降

肥満が目立つ場合が多く，生活習慣病になりやすい傾向があります．青年期，成人期になると早期老化がみられるようになります．早期老化では外見上の変化（白髪，頭毛脱落，歯の脱落，しみ，しわなど）や行動上の変化，たとえば「作業への適応や取り組みが悪くなった」「がんこさや甘えなどが目立つようになった」「感情の不安定

表9 DSの合併症状 [22, 24, 26, 27)]

	合併症状
先天性心疾患	心室中隔欠損症，房室中隔欠損症，心房中隔欠損症，ファロー四徴症，動脈管開存症など
消化器疾患	十二指腸閉鎖，鎖肛，輪状膵など
呼吸器疾患	気管狭小化，横隔膜ヘルニアなど
耳鼻科疾患	耳介の変形，聴力障害，扁桃腺肥大など
眼科疾患	屈折異常，白内障，斜視など
整形外科疾患	環軸椎亜脱臼，外反扁平足，側弯など
その他	白血病，易感染性，甲状腺機能低下，てんかんなど

さが目立つようになった」などがみられるようになります[29]．また，30歳以降では，てんかん，難聴，白内障，アルツハイマー病，乳がんなどの悪性腫瘍が多くなります[25]．

● 作業療法評価

DSは知的障害を伴う全般的な発達の遅れを示すため，知的障害に対する作業療法評価と同様に全般的な発達の状態を把握し，主訴を分析し作業療法実践につながる評価を行います．

1）情報収集・面接

保護者からの情報収集は，表6の内容を参考に面接を通して進めていきます．主訴についても知的障害の場合と同様にできるだけ具体的に聴取します．医学的情報は，DSがもつ合併症状の有無やそれに対する治療方針について情報を得ることが重要で，他職種からは発達検査などの結果だけでなく，支援内容についても情報収集を行います．また，保育園や幼稚園，学校の担任からの情報収集は集団生活の適応状態を確認するためにも不可欠です．

2）観察

知的障害と同様に観察は，対象児の作業遂行や環境適応の状態を把握するためには欠かせないため，具体的な目的をもって観察を行います．詳細は，知的障害に対する作業療法評価を参照して実施しますが，DSの場合，運動発達の遅れを示すため，ADLなどの活動場面における姿勢動作の分析，巧緻動作の分析も重要です．

3）検査

DSに対する作業療法評価として利用できる検査は，表8に示したものと同様ですが，筋緊張の低下や関節の過可動性がみられるため，とくに乳幼児期では運動発達の評価に加え，筋緊張や関節可動域の検査，姿勢反射・反応検査も必要です．また，微細運動の発達にも遅れがみられるため，上肢機能の基本動作を評価する，**エアハルト発達学的把持能力評価（EDPA）** を使用することもあります．

● 作業療法実践

DSに対する作業療法実践は，DSの臨床像と発達期の特徴を考慮して，評価結果を解釈し，プログラムを立案して実施します．具体的には知的障害に対する実践が基本です．

1）乳幼児期

この時期は，運動発達の遅れが顕著であり，筋緊張の低下があることから抗重力姿勢の獲得がとくに遅れるため，生活のなかで座位や立位などを積極的に取り入れた遊びを提供します（図1～3）．しかし，健康な状態でないとこのような支援を継続できないため，合併症状を考慮することが不可欠です．また，保護者の受容の問題が子育てに影響することが多い時期でもあるため，**保護者への心理的なサポート** も重要です．DSは筋緊張が低く姿勢保持能力や表情などの反応性が乏しいため，抱きにくかったり表情の変化をつかめなかったりすることが多いと考えられます．そこで対象児へのかかわり方，反応のとらえ方を伝え，子育ての充実を図るように支援を行います．上肢機能においても支持性を高めたり，把持を持続させたりする運動遊びや握りやすい玩具の工夫などを行います．

幼児期ではとくにADLの獲得を目指した支援

Topics トピックス

- DSでは，青年期になると急激退行という状態を示すことがあります．いわゆる老いとは異なり生活適応水準の急激な退行を示し，20代前半に多くみられるようです．その症状は，動作面（動作緩慢，会話の減少，乏しい表情），対人関係面（過緊張ないし対人関係不能），行動面（興味喪失，固執，興奮），身体症状面（睡眠障害，食欲不振，失禁，体重減少）などです[29]．このことにより，生活場面ではいままでできていたことが雑になったり，時間がかかったり，さらには介助が必要となったりすることも起きる可能性があります．

を行います．DSの特徴から姿勢保持能力や上肢の操作性に問題が生じる場合は，姿勢が安定する環境設定や操作しやすい道具の工夫を対象児に合わせて設定します（図4～7）．具体的な支援方法については知的障害に対する作業療法実践を参照してください．

2）学童期以降

この時期は集団適応の獲得に対する支援を行います．DSは知的障害と同様に動機づけの発達に遅れを示すため，集団に適応するためのルールを守る，役割をもち行動するなどの社会的機能の獲得も遅れると考えられます．集団適応は青年期以降も必要となる能力であるので，学校と連携して集団でのルール理解を促すよう支援を行います．また，学習場面においては感覚運動機能の発達の遅れによる道具の操作の問題が生じることもあるため，対象児が操作しやすい道具の工夫を含めた環境設定を提案します．

確認してみよう！

- 知的障害は知的機能が同年齢の平均より明らかに低く，いくつかの（　①　）が困難な状態をいいます．
- 知的障害の発生率は1,000人あたり（　②　）人程度で，性別では（　③　）に多いといわれています．
- 知的障害に対するADL指導においては，達成感を提供し（　④　）を高める支援を行います．
- ダウン症候群の粗大運動発達では筋緊張の（　⑤　）を示すことから，とくに（　⑥　）姿勢・運動の獲得が遅れます．
- ダウン症候群の知的発達は（　⑦　）の遅れを示すことが多くあります．
- 乳幼児期のダウン症候群に対する作業療法では保護者に対する（　⑧　）が重要です．

解答

①適応機能　②6　③男性　④動機づけ　⑤低下　⑥抗重力　⑦軽度から中等度　⑧心理的サポート

（篠川　裕子）

引用・参考文献

1) 髙橋三郎ほか訳：DSM-Ⅳ-TR 精神疾患の分類と診断の手引．医学書院，2003，pp49-50．
2) 日本精神神経学会監修：DSM-5 精神疾患の診断・統計マニュアル，2014，医学書院，pp33-35．
3) 大堂庄三：精神遅滞時の臨床．青弓社，2003，pp16-19．
4) 伊藤利之監修：発達障害児のリハビリテーション．永井書店，2008，pp225-227．
5) 陣内一保，安藤徳彦監修：こどものリハビリテーション医学．第2版，医学書院，2008，pp242-243．
6) 大堂庄三：精神遅滞児の臨床．青弓社，2003，pp54-74．
7) 森川明廣監修：標準作業療法学．第7版，医学書院，2009，pp139-144．
8) 内閣府：平成26年度障害者白書．2014，p27．http://www8.cao.go.jp/shougai/whitepaper/h26hakusho/zenbun/index-pdf.html
9) 大堂庄三：精神遅滞児の臨床．青弓社，2003，pp11-12．
10) 融 光男ほか監訳：ICD-10 精神および行動の障害 臨床記述と診断ガイドライン．新訂版，医学書院，2005，pp237-240．
11) 髙橋三郎ほか訳：DSM-Ⅳ 精神疾患の分類と診断統計マニュアル．医学書院，1996，pp57-60．
12) 茂木俊彦監訳：精神遅滞．第9版，学苑社，1999，p46．
13) 田中恭子，曾田千重，平野 誠：強度行動障害の医学的背景と薬物療法に関する検討．脳と発達38(1)：19-24，2006．
14) 藤井浩美，小山内隆生，黒渕永寿編：日常生活活動の作業療法．中央法規，2014，pp256-264．
15) 福田恵美子編：標準作業療法学 発達過程作業療法学．医学書院，2006，p224．
16) 日本感覚統合学会編：広島感覚統合研究会版 行動観察記録．感覚統合療法入門講習会資料集，2004．
17) 福田恵美子編：標準作業療法学 発達過程作業療法学．第2版，医学書院，2014，p143．
18) 福田恵美子編：標準作業療法学 発達過程作業療法学．第2版，医学書院，2014，pp145-147．
19) 一色 玄，安藤 忠編：ダウン症の発達医学．医歯薬出版，1995，pp5-8．
20) 鳴海洋子：ダウン症とは．小児科臨床64(10)：2095-2101，2011．
21) 大堂庄三：精神遅滞時の臨床．青弓社，2003，pp70-71．
22) 陣内一保，安藤徳彦監修：こどものリハビリテーション医学．第2版，2008，医学書院，pp248-253．
23) 菅野 敦：ダウン症と知的発達．臨床リハ20(6)：521-528，2011．
24) 芳賀信彦：オーバービュー ダウン症の現在．臨床リハ20(6)：516-520，2011．
25) 多和田 忍：ダウン症と運動発達．臨床リハ20(6)：p529-534，2011．
26) 一色 玄，安藤 忠編：ダウン症の発達医学．医歯薬出版，1995，pp138-139．
27) 高野貴子：臨床像（ダウン症―最近の話題―）．小児科臨床64(10)：2103-2108，2011．
28) 香川二郎：内分泌学的特性―ダウン症でみられる内分泌代謝疾患―．小児科臨床64(10)：2117-2122，2011．
29) 菅野 敦：ダウン症の退行現象―生涯発達における青年期・成人期の課題と支援―．小児科臨床64(10)：2137-2145，2011．

第11章 デュシャンヌ型筋ジストロフィー

エッセンス

- デュシャンヌ型筋ジストロフィー（Duchenne muscular dystrophy：DMD）は**遺伝性・進行性**の筋疾患であり，**筋原線維の萎縮**と**筋力低下**を示します．筋力低下は，腰部・下肢近位部から始まり徐々に全身へと広がりますが，手指巧緻動作は保たれます．日常生活活動（activities of daily living：ADL）では，入浴・排泄動作は早期から要介助になりますが，上肢の活動が主となる**食事・整容**は臥床期まで保たれます．また，腰部・下肢近位部の筋力低下を上肢などで代償する**登はん性起立**や，腰椎が前弯した**特異な立位姿勢**，腰を左右に振りながらの**動揺性歩行**が特徴です．

- 経過は，**歩行期**，**車いす期**，**臥床期**の3つに分けることができます．機能障害の分類は，**筋ジストロフィー機能障害度の厚生省（現・厚生労働省）研究班の分類**が広く利用されています．作業療法（occupational therapy）では，各時期の状態に合わせた取り組みが必要です．デュシャンヌ型筋ジストロフィーのおもな問題は筋力低下ですが，それに伴う関節可動域（range of motion：ROM）の制限や変形・拘縮も出現します．

- 筋原線維の萎縮・筋力低下は避けることができませんが，障害の進行を遅らせることや，廃用・過用といった二次障害の発生を防ぐことは重要です．それでも障害は確実に進行するため，対象児やその家族に対する**心理的サポート**も必要です．また，障害が進行していくなかでも，**対象児の残存機能**を活用して，できるかぎり自立した生活を送ることができるよう援助をしていくことが大切です．趣味・余暇活動に取り組めるよう，**作業活動を選択したり手段を工夫したりする**ことも作業療法士（occupational therapist：OT）の重要な役割です．

定義

　筋ジストロフィーは，遺伝性，進行性の筋疾患です．骨格筋（筋線維）の壊死・再生を繰り返しながら，進行性の筋力低下と筋萎縮を引き起こします．筋ジストロフィーには多くの種類がありますが，そのなかでも最も多いのがX連鎖（性染色体）劣性遺伝によるデュシャンヌ型筋ジストロフィー（Duchenne muscular dystrophy：DMD）です．DMDよりも臨床経過が良好なベッカー型筋ジストロフィーも，「ジストロフィン異常」により発症します．そのほかに，常染色体劣性遺伝の筋ジストロフィーで，20歳過ぎに発症して四肢近位筋から進行する肢帯型筋ジストロフィー，下肢遠位部が早期から侵される遠位筋ジストロフィー（三好型），重度の知的障害や中枢神経障害を伴う福山型先天性筋ジストロフィー，常染色体優性遺伝の筋ジストロフィーで，顔面・肩甲・上腕筋群が侵される顔面肩甲上腕型筋ジストロフィーや，知的障害を伴い筋強直現象が特徴的な筋強直性ジストロフィーなどがあります（表1）．

原因

　DMDは，X連鎖（性染色体）劣性遺伝による染色体異常が原因の疾患です．染色体とは，遺伝子情報であるDNAとタンパク質からなる生体物質です．染色体は22対の常染色体と1対の性染色体からなり，児は親からそれらを受け継ぎます．常染色体は男性も女性も同じですが，性染色体は女性では2つのX染色体，男性ではXとY染色体からなっています．X連鎖（性染色体）優性遺伝では，親から異常なX染色体を1つでも受け継ぐと発症します．一方，X連鎖（性染色体）劣性遺伝では親から異常なX染色体とY染色体を受け継いだ場合だけ発症します．そのため，DMDは男児のみの疾患です．

　DMDは，X染色体にあるジストロフィン遺伝子の異常によりジストロフィンが完全欠損するため発症すると考えられています．ジストロフィンの欠損により，筋線維は結合組織や脂肪組織に置き換わり，筋線維の直径は大小不同がみられます．おもに骨格筋等が侵されて筋原線維の萎縮・筋力低下となり，それらは筋・腱の短縮，関節拘縮，脊柱変形を引き起こし，徐々に座位困難，立位困難，歩行困難などの運動機能障害となります．検査上は，筋細胞が壊れるとクレアチンキナーゼが放出されるため，血清クレアチンキナーゼ（CK）値が著明に上昇します．また，アキレス腱を除く腱反射の低下がみられます．

分類

　DMDの経過は，自力もしくはものにつかまりながらの歩行が可能な歩行期，歩行能力を喪失し，四つ這い移動や車いすでの移動が主となる車いす期，自力での移動が困難になり臥床傾向の強

表1　筋ジストロフィーの分類

	デュシャンヌ型	ベッカー型	肢帯型	三好型	福山型	顔面肩甲上腕型	筋強直性
性別	男	男	男・女	男・女	男・女	男・女	男・女
発症年齢	4歳以前	5～15歳	20歳ごろ	10～20代	6カ月以内	10歳前後	20～30歳ごろ
罹患筋	四肢近位筋	四肢近位筋	四肢近位筋・腰部骨盤帯	下肢遠位部	腰帯・肩甲帯筋，頸部筋，初期から遠位部も罹患	顔面・肩甲・上腕筋群	四肢遠位筋
進行度	比較的速い	緩徐	緩徐	緩徐	緩徐	緩徐	緩徐
歩行不能となる時期	10歳前後	発症後25～30年	発症後20～30年	発症後約10年	歩行の獲得は困難	歩行は保たれる	発症後約20年以内

表2 筋ジストロフィー機能障害度の厚生省（現・厚生労働省）研究班の分類[4]

Stage Ⅰ	階段昇降可能	a：手の介助なし b：手の膝おさえ
Stage Ⅱ	階段昇降可能	a：片手手すり b：片手手すり，膝手 c：両手手すり
Stage Ⅲ	椅子から起立可能	
Stage Ⅳ	歩行可能	a：独歩で5m以上 b：1人では歩けないが，ものにつかまれば歩ける（5m以上） 　ⅰ）歩行器 　ⅱ）手すり 　ⅲ）手びき
Stage Ⅴ	起立歩行は不可能であるが，四つ這いは可能	
Stage Ⅵ	四つ這いも不能，いざり這行*は可能	
Stage Ⅶ	いざり這行も不可能であるが，座位の保持は可能	
Stage Ⅷ	座位の保持も不能であり，常時臥床状態	

*いざり這行とは殿部を床につけて移動する特異な移動方法のこと

まる臥床期に大きく分けられます．また機能障害の分類は一般に，**筋ジストロフィー機能障害度の厚生省（現・厚生労働省）研究班の分類**による下肢体幹を主とした**8段階の分類**が広く利用されています．作業療法では，**各 Stage の状態像を把握した適切な介入が重要です**（**表2**）[4]．

発生率

DMD は筋ジストロフィー症のなかで最も頻度が高く，全体の約半分の割合を占めます．**発生率は男児出生10万人あたり約20人となっています**[1]．DMD の約 1/3 が遺伝子の突然変異による発症で，残りの 2/3 は母親が原因遺伝子をもつ保因者であるため発症します．

臨床像

0～3歳ごろまでに発症しますが，その後，遅れながらも運動発達を示すため，診断を受けるのは**6歳**ごろになることもあります．定頸および座位保持可能年齢は正常とあまり差がありませんが，筋緊張低下や歩行開始の遅れ，階段昇降困難などの徴候を示すことで異常に気づかれます．その後，5歳くらいまでは運動発達がみられますが，6歳以降は運動機能が低下していきます．**10歳前後で歩行不能となり，平均15歳で座位保持困難となります**[2]．手指運動は残存しますが，呼吸筋力低下による呼吸不全や心不全で**20歳ごろまでに死亡する**といわれています．しかし，最近では人工呼吸器療法の普及などにより，平均死亡年齢は26～27歳となっています．死因も以前は大半を占めていた呼吸不全が減少し，心不全が大半を占めるようになっています[3]．

筋力低下は，**腰部・下肢近位部**の筋群から始まり，徐々に全身の筋群に広がっていきます．手指筋群や手内在筋群などの遠位筋は，経過中も障害の進行がきわめて緩徐なため，手指機能は残存されやすくなります．形態的には腓腹筋などが腫れた**仮性肥大**（**図1**）[4]が観察され，アキレス腱の短縮により踵の接地が制限されます．起立時の姿勢は，腰椎が前弯した**特異な立位姿勢**となります（**図2**）[4]．床からの立ち上がりでは，腰部・下肢近位部の活動を補うために，膝，大腿に手をつき

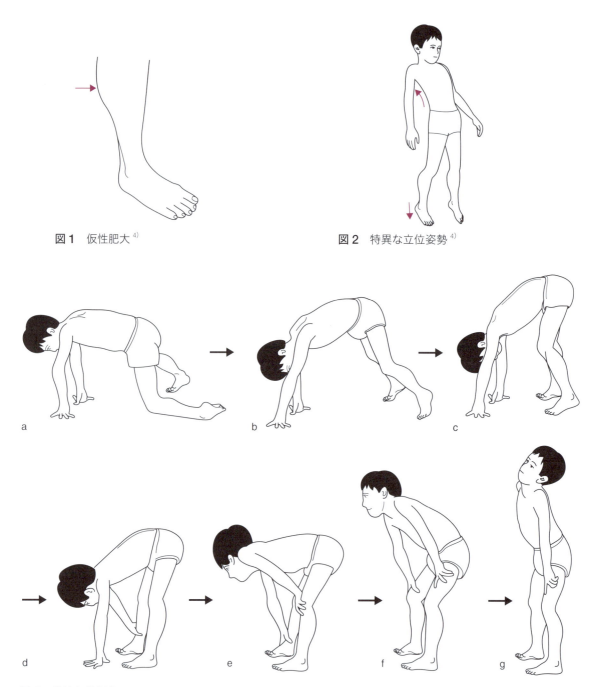

図1 仮性肥大[4)]

図2 特異な立位姿勢[4)]

図3 登はん性起立

ながら上半身を起こす**登はん性起立（Gowers徴候）**がみられるようになります（**図3a〜g**）．歩行時には，両側の下肢を広げて腰椎を突き出し，腰を左右に振りながらの**動揺性歩行**が出現します（**図4**）．これらの現象の出現に伴って，歩行時の転倒が目立つようになり，次第に自力での立ち上がりや歩行が困難となります．関節可動域（range of motion：ROM）は筋変性とともに制限され，歩行可能な時期から股関節や膝関節の屈曲拘縮，尖足などが出現します．関節拘縮は歩行不能になるとさらに増強し，手指にも出現します．また，歩行不能になる前後から**脊柱変形（側弯）**や**胸郭の変形**もみられるようになります（**図5**）．

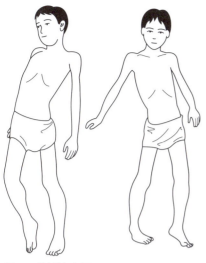

図4 動揺性歩行

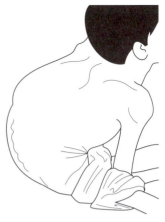

図5 脊柱変形

評価

DMD は進行性の疾患ですので，障害の進行状況と生命予後を十分に考慮して評価を行う必要があります．ROM や筋力といった運動機能面に加えて，日常生活活動（activities of daily living：ADL）やコミュニケーション，余暇活動といった生活面からの評価も重要です．DMD 児は障害の進行に伴って体力低下も顕著になりますので，効率よく評価を進められるよう十分に計画をして実施し，対象児の負担にならないよう配慮しましょう．

1）情報収集

事前の情報収集は，効率的な評価を実施するために重要です．医学的情報や個人的情報（家族構成，居住環境，生活状況，介助の状況，ニーズ等），社会的情報（社会資源の利用状況，社会参加等）が必要です．

2）機能障害度分類

機能障害度分類によって，障害の進行状況を把握することができます．機能障害度分類には，前述した筋ジストロフィー機能障害度の厚生省（現・厚生労働省）研究班の分類が広く用いられていますが，ほかに Swinyard らによるニューヨーク大学式[5]，上田らの分類[6] などがあります（表3）[7]．

3）筋力評価

筋力低下は DMD の最も基本的な症状です．四肢・体幹部の近位筋から筋力が低下し，左右非対称に進行していきます．筋力評価には一般的に，Daniels による徒手筋力検査（manual muscle testing：MMT）が広く用いられています．しかし，DMD では障害の進行に伴い関節拘縮や脊柱変形が出現し，顕著になっていくため，規定の方法で測定を実施することが困難になることが多くあります．そのため，Daniels による方法を一部改変した Daniels の変法[8] が用いられます．Daniels の変法は発症時期から末期まで同じ条件下で筋力測定が可能なため，筋力の変化を把握しやすくなります．筋力測定ではとくに Fair 3 以下になると代償動作が生じやすいため，注意をする必要があります．

4）ROM 測定

DMD の関節拘縮発生率はとても高く，部位も多くの関節に及びます（図6）．拘縮の原因には，筋短縮，重力，習慣的姿勢，廃用性の筋萎縮などが考えられています．とくに，歩行が不能になってからは関節拘縮が増悪しやすくなるため，注意が必要です．ROM の測定は，基本的に自動運動と他動運動の両方で行います．MMT と同様に，障害の進行に伴い測定肢位がとれなくなる，代償動作等が生じやすくなるなどの問題が起こるため，DMD に適した ROM 測定法が提案されてい

表3 機能障害度分類[5~7]

Stage	Ⅰ	階段昇降可能 a. 手の介助なし b. 手の膝おさえ	歩行可能
	Ⅱ	階段昇降可能 a. 片手手すり b. 片手手すり，膝手 c. 両手手すり	歩行可能
	Ⅲ	椅子から起立可能	歩行可能
	Ⅳ	歩行可能 a. 独歩で5m以上 b. 1人では歩けないが，物につかまれば歩ける（5m以上） 　ⅰ）歩行器　　ⅱ）手すり　　ⅲ）手びき	歩行可能
Stage	Ⅴ	四つ這い	歩行不可能
	Ⅵ	ずり這い	〃
	Ⅶ	座位保持可能	〃
	Ⅷ	座位保持不可能	〃

Swinyardら（ニューヨーク大学，1957）の分類[5]を上田により日本式に改訂（1968）[6]，さらにStageⅠ，Ⅱを細分化した．StageⅣの細分化は松家による[7]．

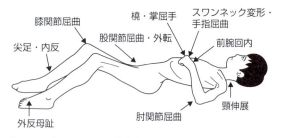

図6 発生しやすい関節拘縮と変形

ます[9]．また，その他の変法を使用したときも，どのように測定をしたのか，方法をしっかりと記載しておくことが大切です．

5）上肢機能

上肢の筋萎縮は肩甲帯から始まり，末梢方向へと徐々に進行していきます．また，一般的に屈筋群より伸筋群のほうが早く筋力低下が進みます．歩行不能になってからも遠位筋は比較的よく保たれるため，手指機能は残存されることが多くなります．上肢機能の評価指標には，**松家らの9段階法**などがあります[10]（**図7**）[11]．対象児が効率よく活動が行える方法を提案するために，残存する筋力やROM制限，関節拘縮・変形，握力，ピンチ力などに加えて，実際に可能な動作や**代償動作**を把握しておくことが大切です．

6）ADL

DMD児のADLは，歩行も含めて多くは一度自立しますが，筋力低下に伴って**7～15歳**のあいだに急激に低下します．一般的に，**食事，整容，更衣，排泄，入浴**の順で自立度が高くなります（**図8**）[12]．とくに，**食事や整容**のように上肢が主体となるADLは，電動車いすでの生活以降もある程度の期間は自立して行うことが可能です．DMD児のADLには，可能な動作と不可能な動作が混在しているという特徴があります．また，ADLの遂行方法も特徴的で，上肢を固定して頭部や体幹部の動きで目的物に近づく**さかさま動作**や，手指の**尺取虫様の動き**といった**代償動作**が多くみられます（**表4**）[12]．過不足のない介助を行うためにも，どこが可能でどこが不可能かという具体的な動作分析が大切です．

7）呼吸循環機能評価

DMDでは，呼吸筋の変性・萎縮と脊柱・胸郭の変形により**拘束性の呼吸障害**を生じます．呼吸の観察，肺活量の測定，血液ガス，動脈血酸素飽和度（SpO_2）などにより呼吸状態を把握します．心不全は，心筋の変性・線維化が進むことで心室の拡張性，収縮力が低下し，血液を十分に全身に送り出すことができなくなることで起こります．

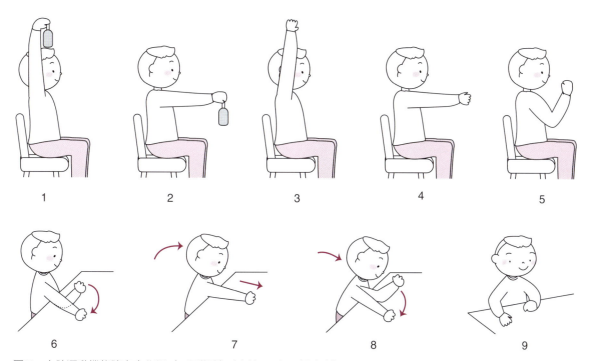

図7 上肢運動機能障害度分類（9段階法）（文献11を一部改変）
1. 500 g 以上の重量を利き手に持って，前方へ直上挙上する．
2. 500 g 以上の重量を利き手に持って，前方 90° まで挙上する．
3. 重量なしで，利き手を前方から直上挙上する．
4. 重量なしで，利き手を前方 90° まで挙上する．
5. 重量なしで，利き手を肘関節 90° 以上屈曲する．
6. 机上で肘関節伸展により手を水平前方へ移動する．
7. 机上で体幹部の反動を利用し，肘関節伸展により手を水平前方へ移動する．
8. 机上で体幹部の反動を利用し，肘関節伸展を行ったのち，手の運動により水平前方へ移動する．
9. 机上で手の運動のみで水平前方へ移動する．

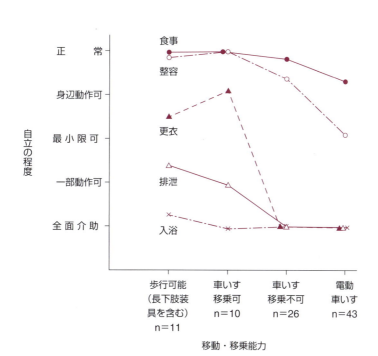

図8 移動・移乗能力に応じた ADL の自立度（文献12を一部改変）

表4 代償動作の様式と例[12]

カテゴリー	代償動作様式	具体例
目的物への到達	A. さかさま動作	・上肢をどこかにつき，固定した状態でADLが遂行されるため，到達できない距離を頭部や体幹の動きで補うとともに，動作そのものが上肢を固定し，頭部や体幹の動きのみで行われる．一般的な方法とは逆である． ・図は箸で食物をつかみ，口で迎えにいっているところ．
目的物への到達	B. 変則的手移動	・洗面台，テーブル上，食器，水道栓などへ上肢を近づけるための移動方法は，二次元か三次元かなどさまざまな因子によって，千差万別である．よくみられるものに，手・足指の尺取虫様運動や，体幹の側・後屈を利用した上肢の動きなどがある． ・図は手指を口でくわえ，頸の伸展によりテーブルの上に乗せているところ．
肢位の獲得と保持	C. 非利き手による補助	・ADLを遂行する際，利き手のみの動きだけでは目的物へ到達できない場合，非利き手で持ち上げる，あるいは押すことで利き手の動きを助ける． ・ADLを遂行しやすい肢位に利き手を保っておくために，非利き手で利き手を支持する． ・図は歯磨き動作であるが，適した肘関節の屈曲角度を得るために，左手で支えているところ．
肢位の獲得と保持	D. 外的環境での支持	・ADLに適した肢位を保つために，肘関節，前腕，手関節を車いすのアームレスト，インサート物，テーブルの上や縁，自分の大腿などの上に置いている． ・図は箸を持つ右上肢がテーブルから落ちないように，テーブルの縁とアームレストで支えているところ．

心電図，1回拍出量，心拍数などを参考に，活動の適切な強度と量を定める必要があります．また，常に表情や疲労度などを観察して，活動が過負荷にならないよう注意をすることが大切です．

8）知的機能

DMD児の平均IQは約85とされており，約1/3は知的障害のレベルにあります．また自閉症スペクトラム障害や学習障害の合併も多く，とくに小学校低学年時には，運動面よりも学習，社会性の問題が目立つことも多く見受けられます[13]．

作業療法

DMDは根本的な治療方法が確立されていないため，**筋萎縮**や**筋力低下**など疾患そのものが原因となる機能障害の進行は避けられません．そのため作業療法では，障害の進行を少しでも遅らせることや，廃用・過用といった**二次障害**の発生を予防することが基本です．また障害が進行していくなかでも，残存機能を活用して，できるかぎり自立した生活を送ることができるよう援助をしていくことが重要です．

●歩行期（Stage I〜IV）

歩行期はおおむね10歳ごろまでです．この時期はADLもほぼ自立しているため，幼稚園や普通小学校に通う場合も多々あります．この時期からの作業療法で**運動機能の維持・改善**に努めていくことが，今後の障害の進行を遅らせるためにも

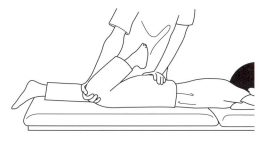

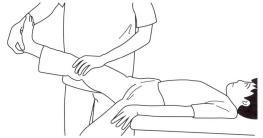

図9　徒手によるストレッチ

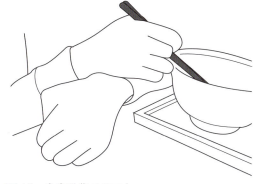

図10　食事動作での工夫

重要です．

　運動機能維持には，生活場面で多くみられる動作を毎日繰り返し行うことが効果的です．そのため，生活動作の方法や活動の選択を吟味することが大切です．たとえば，しゃがむ・椅子に座る動作の途中で一時的に止まるようにすると，大腿四頭筋をはじめとした下肢・体幹部の各筋を総合的に使用することができます[12]．また，楽しみながら行うことのできる遊びや作業活動のなかに，強化したい筋群が働く活動や，最大可動域を必要とする活動を取り入れることも効果的です．このとき，運動が過負荷になることで筋破壊が進み，病態が悪化してしまわないよう，作業活動の負荷に配慮することが重要です．運動負荷は，活動性があれば，高負荷・低頻度で問題ありませんが，原則的に低負荷・高頻度のものを選択し，翌日に疲労を残さないことが大切です[10]．また，対象児に無理強いさせるような運動や，瞬発的に力が加わる運動は控えるべきです[13]．この時期にはまだ拘縮は著明ではありませんが，短縮の起こりやすい**腸脛靱帯やアキレス腱のストレッチ**は欠かさず行う必要があります（**図9**）．

　通っている幼稚園や小学校などにDMDの病態理解を促すことも必要です．過剰な負荷のかかる活動を避けるよう配慮することや，障害の進行により段差の解消や手すりの設置などの必要性があることを伝え，学校側と協力してさまざまな環境調整を行うことが大切です．

●車いす期（Stage Ⅴ～Ⅶ）

　障害の進行により筋力低下が顕著となり，移動手段が歩行から車いすに移行します．運動機能の低下に伴い，**変形・拘縮**も著しくなります．この時期には，効果的な**代償動作**や作業環境の調整により，無理のない範囲で自立したADLが保てるよう**生活指導**を行うことが大切です．また，ADLの低下から障害を強く意識し，**心理的不安**が大きくなる時期でもあります．作業活動を通じて趣味や余暇活動の支援を行うことで，対象児のQOL向上に働きかけることも作業療法の重要な役割です．

1）食事

　食事は最も自立の程度が高いADLであると同時に，最後まで自分で食べることの楽しみを味わうことのできる活動です．上肢の筋力低下により食器具の保持や持ち上げ動作が困難となるため，テーブルの高さの調整など食器具から口までの距離を縮める工夫（**図10**）や，軽量で持ちやすいスプーンやフォークの使用を検討することが必要です．コップの把持ができない場合にはストローを用います．複数の食器具に手が届くよう，**ターンテーブル**を利用することも効果的です．また，**アームサポート**によって上肢の空間保持を助けることができます（**図11**）．

2）整容

　センサー式自動水栓や**電動歯ブラシ**など，力を

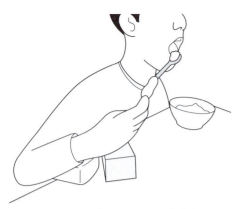
図11　アームサポートを用いた食事支援

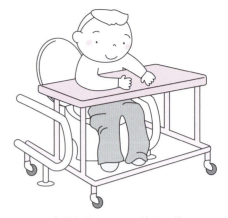
図12　姿勢保持のために前台を使用

加えなくても使用できる道具を使用することは有効です．車いすでも使用できるように洗面台の高さを調節したり，車いすテーブルの上に洗面道具を置いてテーブル上で洗面や歯磨きをしたりすることもできます．水での洗顔が困難な場合には，濡れたタオルで顔を拭いて代用することもできます．

3）更衣

更衣には，握力5kg以上，ピンチ力1kg以上が一般に必要とされています[14]．前開きのシャツは着脱が難しくなるため，**かぶり型のシャツ**を選択すると着脱がしやすくなります．下衣の着脱はベッドなどの広い場所を利用して長座位で行うとよいのですが，長座位の保持が困難な場合には介助が必要となります．衣類は，**伸縮性に富んだ素材やデザイン**など，わずかな力でも着脱できるものを選ぶことが大切です．ファスナーにひもをつけ，上げ下げをしやすくする工夫も効果的です．

4）排泄

立ち上がりが困難な場合には，**手すりや補高便座**で立ち上がりをしやすくする工夫が必要です．座位保持が困難な場合には，体の支えとなるテーブルを用意したり，体幹部を保持するためのベルトをしたりするなどして座位を安定させる工夫が必要です（図12）．トイレへ移動することが難しい場合には，**尿器**を使用します．

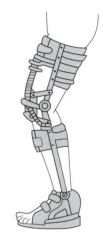
図13　徳大式バネ付長下肢装具[4]

5）入浴

入浴は最も早期から介助の必要なADLです．濡れた浴室内での移動には危険を伴うため，安全性を最優先して歩行が不安定な時期から介助をすることが望まれます．座位保持が困難な場合には，**シャワーチェアや洗体用のストレッチャー**の利用が有効です．

6）移動

独立歩行が困難になった場合には，**長下肢装具**などの装具を使用します．長下肢装具のおもなものには，**徳大式バネ付長下肢装具**（図13）[4]や**リングロック装具**などがあります．移動範囲拡大のために車いすも併用されますが，長時間の座位は関節拘縮を助長するため，できるだけ装具立位をとることが望まれます．**長下肢装具**を用いた歩行

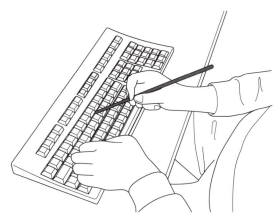

図14　キーボード操作の工夫

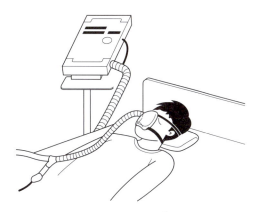

図15　非侵襲的陽圧換気療法[4]

訓練が，変形予防や歩行機能維持に役立つ可能性も示されています．装具歩行が不可能になったあとにも立位保持のために装具を使用することは有効です．起立台と長下肢装具を用いた起立訓練は脊柱側弯の進行予防に対して有効と考えられています．

車いすは，装具歩行が可能な時期から適用されます．車いす操作は，それ自体が上肢・体幹部のよい運動機能訓練ですが，障害の進行に伴って上肢や体幹部を使用する駆動から，上肢のみ，手指のみを使用しての駆動へと変化していきます．片側の上肢だけを使用した漕ぎ方や，左右非対称な駆動は脊柱側弯を増悪する可能性があるため注意が必要です．

7）趣味・余暇活動

対象児の残存機能やニーズから作業活動を選択して，趣味・余暇活動の充実を図ることも大切です．絵画や写真などの作品を展示して披露することや，パソコンを用いた娯楽やコミュニケーションなどを通じて他者と交流しながら充実感を得ることが，QOL向上への働きかけとなります．電動車いすを用いたホッケーやサッカーなどのスポーツに参加することも，大きな楽しみとなります．対象児のニーズを最大限かなえられるよう，上肢のリーチ範囲や筋力に応じて道具の選定・工夫を行ったり，実施環境や作業工程を工夫したりすることが大切です（図14）．

● 臥床期（Stage Ⅷ）

高校～成人期になると障害は進行し，ADLはほぼ全介助となります．一般に25歳までには，呼吸筋の筋力低下に伴う呼吸不全により人工呼吸管理が必要となります．近年では，気管切開などを行わない，マスクを利用した非侵襲的陽圧換気療法（non-invasive positive pressure ventilation：NPPV）（図15）[4]による呼吸管理が，ほとんどの場合に適用できるようになっています[13]．NPPVでの呼吸管理が難しい場合には，気管内挿管や気管切開による侵襲的陽圧換気療法（invasive positive pressure ventilation：IPPV）に移行します．

また，発声によるコミュニケーションが困難になった場合には，代替手段の検討が必要です．日常的に接している介護者であれば，瞬きや眼球運動などでYes/Noを判断することもできます．しかし，複雑な内容や正確なやりとりを行うには，コミュニケーションボードや五十音ボード，意思伝達装置などの使用を検討する必要があります．ナースコールの使用も必要不可欠ですが，筋力低下により一般的なナースコールを使用することができない場合には，対象児・者の残存機能に応じてスイッチを自作すると使い勝手の良いものが提供できます．そのほかにも，電動車いす操作のためのジョイスティックやパソコン入力の機器などを対象児・者が使用できるように工夫することで，最大限主体的な作業活動が行えるよう支援し

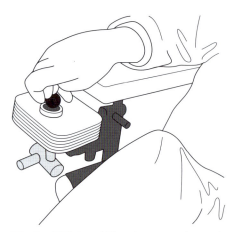

図16 電動車いすジョイスティックの工夫

ていくことが大切です[15,16]（**図16**）．このような場合，スイッチなどを間違いなく操作できる機能が残存している筋を，適切に判断する必要があります．

● 社会的な活動

対象児・者や保護者がよりよい生活を選択するために，さまざまな情報を入手しておくことが必要です．疾患の予後や将来必要となるケア，対処法についての医学的情報や，就労に向けた教育を受けること，医療・行政を含む社会とのコミュニケーションも必要です．情報へのアクセスにはインターネットも活用できます．また，対象児・者同士，保護者同士での情報提供は，心理的支援や実用的な情報交換としても重要です（**ピアサポート**）[17]．

ホームプログラム[18,19]

ホームプログラムは，障害が軽度な初期の段階から取り組み，習慣化することが重要です．ホームプログラムの継続のためには，取り組みのポイントを絞ることが大切です．また，特殊な器具は使用しないこと，生活習慣のなかに組み込むことや，娯楽的に楽しみながら行えるよう工夫することも有効です．ホームプログラムも，筋ジストロフィー機能障害度のStageに合わせて取り組むことが必要です．

● Stage Ⅰ～Ⅱ

この時期のADLは問題なく行えることが多いため，自立可能な動作を増やして自立可能な期間の延長を心がけます．活動範囲を制限せず，自由に体を使った遊びを経験できるようにします．転倒などで怪我をさせないよう安全面には十分な注意をしつつ，**過剰な援助**や**保護的な対応**は避けなければなりません．また，初期の段階から短縮の起こりやすい**腸脛靱帯・アキレス腱・腸腰筋・ハムストリングスのストレッチ**を行うよう，指導することも必要です．

 トピックス

・DMD患者の絵画やパソコンなどを用いた作業活動に対するニーズは高く，そのような活動を用いた作業療法はQOLの維持・向上につながる有効な援助であることが示されています[20]．

 先輩からのアドバイス

電動車いすやIT機器などの工夫をする場合には，使用する対象児・者本人と，どのような工夫を施すか相談するなかで良いアイデアが生まれることがあります．ぜひ，対象児・者と一緒になって工夫の方法を考えてみましょう．

● Stage Ⅲ～Ⅳ

　下肢機能の低下が目立ち始めます．毎日の散歩に加えて，立位保持能力と上肢近位筋の筋力維持のためキャッチボール，野球，サッカーなどを取り入れます．水泳は全身の筋力維持や呼吸訓練としても有効で，水の中を自由に動くことは移動能力低下によるストレス軽減にも役立ちます．立ち上がり動作が困難になってくるため，台やテーブルを利用した立ち上がり動作を行います．トイレや浴室には必要に応じて手すりを設置します．歩行時の転倒も増加するため，保護帽やサポーターなどを使用することも必要です．学校生活について教員と話し合い，迅速な対応が可能となるよう理解を得ておきます．

● Stage Ⅴ～Ⅵ

　この時期から，上肢の機能障害も目立つようになります．上肢挙上が困難となることから，ビーチボールなどを使用したボール投げや，座位姿勢での野球などを行うと同時に，上肢遠位筋に対しては，パソコンやテレビゲームなどの活動を利用して筋力維持に努めます．上肢の関節拘縮予防には，入浴後の四つ這い位でのストレッチや，回内拘縮に対しては，カードめくりによる回外動作が利用できます．ADLにおける介助も必要となるため，代償動作の方法を指導して可能なかぎり自力で行わせることを，保護者にも理解してもらうことが必要です．

● Stage Ⅶ～Ⅷ

　残存している手指機能を利用して，パソコンなどの趣味を通した生活の質の向上や社会交流を図ります．また，必要に応じて座位姿勢のポジショニングやスイッチの工夫・改造を行います．

確認してみよう！

- デュシャンヌ型筋ジストロフィーは進行性・（ ① ）の筋疾患で（ ② ）のみにみられ，およそ（ ③ ）までに発症します．幼児期に歩行困難などの徴候を示すことで気づかれ，（ ④ ）ごろまでに診断を受けることが多く，（ ⑤ ）で歩行不能になり，多くは（ ⑥ ）ごろまでに死亡します．

- デュシャンヌ型筋ジストロフィーの機能障害の分類は，筋ジストロフィー機能障害度の厚生省（現・厚生労働省）研究班の分類が広く利用されています．Stage IVまでは（ ⑦ ）可能です．Stage Vでは（ ⑧ ），Stage VIでは（ ⑨ ），Stage VIIでは（ ⑩ ）が可能ですが，Stage VIIIでは常時（ ⑪ ）となります．

- 筋力低下は，（ ⑫ ）から全身へと広がり，それにより（ ⑬ ），（ ⑭ ），（ ⑮ ）がみられます．また，下腿部は腫れた（ ⑯ ）を呈します．

- ADLは（ ⑰ ）のあいだに急激に低下します．一般的に，（ ⑱ ），（ ⑲ ），（ ⑳ ），（ ㉑ ），（ ㉒ ）の順に自立度が高くなります．とくに（ ⑱ ）や（ ⑲ ）のような上肢が主体となる活動は，電動車いすでの生活以降も自立度が高くなります．ADL遂行時には，特徴的な（ ㉓ ）が多くみられます．

解答

①遺伝性 ②男児 ③3歳 ④6歳 ⑤10歳前後 ⑥20歳 ⑦歩行 ⑧四つ這い ⑨いざり這行 ⑩座位保持 ⑪臥床状態 ⑫腰部・下肢近位部 ⑬特異な立位姿勢 ⑭動揺性歩行 ⑮登はん性起立 ⑯仮性肥大 ⑰7～15歳 ⑱食事 ⑲整容 ⑳更衣 ㉑排泄 ㉒入浴 ㉓代償動作

※⑬～⑮は順不同

（五十嵐　剛，辛島千恵子）

引用・参考文献

1) 大澤真木子,新井ゆみほか:筋ジストロフィー 筋ジストロフィーの自然経過.臨床リハビリテーション 小児リハビリテーションⅡ(岩谷 力,土肥信之編),医歯薬出版,1991,pp67-94.
2) 花山耕三:筋ジストロフィー.こどものリハビリテーション医学(陣内一保,安藤徳彦監修),第2版,医学書院,2008,pp196-202.
3) 花山耕三,石田 暉:筋ジストロフィー・二分脊椎.最新リハビリテーション医学(石神重信,石田 暉ほか編),第2版,医歯薬出版,2005,pp381-384.
4) 上杉雅之:デュシャンヌ型筋ジストロフィー症.イラストでわかる小児理学療法(上杉雅之監修),医歯薬出版,2013,pp175-185.
5) Swinyard CA, et al : Gradients of functional ability of importance in rehabilitation of patients with progressive muscular and neuromuscular disease. Arch Phys Med Rehabil 38:574-579, 1957.
6) 上田 敏,間嶋 満ほか:下肢機能の経過とその評価—disability stage の再検討を中心に.総合リハ 11:253-257,1983.
7) 松家 豊:施設におけるリハビリテーション.臨床リハビリテーション 小児リハビリテーションⅡ(岩谷 力,土肥信之編),医歯薬出版,1991.p98.
8) 塚本昭ияра:筋力低下.筋ジストロフィーのリハビリテーション(大竹 進監修).医歯薬出版,2002,pp51-67.
9) 植田能茂:関節可動域異常.筋ジストロフィーのリハビリテーション(大竹 進監修),医歯薬出版,2002,pp68-89.
10) 松家 豊:Duchenne 型筋ジストロフィーのリハビリテーション.総合リハ 15:783-789,1987.
11) 福田恵美子編:標準作業療法学 専門分野 発達過程作業療法学.第2版,医学書院,2014,p141.
12) 風間忠道,佐藤智恵子:筋ジストロフィー Duchenne(デュシェンヌ)型を中心に.ADLとその周辺—評価・指導・介護の実際(伊藤利之,鎌倉矩子編),第2版,医学書院,2008,pp201-222.
13) 小牧宏文:筋ジストロフィーの治療の現状と今後の展開.脳と発達 46:89-93,2014.
14) 松家 豊:筋萎縮性疾患(進行性筋ジストロフィーを中心に).日常生活活動(動作)—評価と訓練の実際—(土屋弘吉,今田 拓ほか編),第3版,医歯薬出版,1992,pp258-278.
15) 田中栄一:進行した筋ジストロフィーの作業療法.医療 60:173-179,2006.
16) 林 哲也:筋ジストロフィー患者のIT支援の実践.北海道作業療法 31:9-14,2014.
17) 前野 崇:筋ジストロフィーのリハビリテーション.脳と発達 46:94-97,2014.
18) 赤松 満:筋ジストロフィー 在宅リハビリテーションと学校.臨床リハビリテーション 小児リハビリテーションⅡ(岩谷 力,土肥信之編),医歯薬出版,1991,pp115-129.
19) 黒淵永寿,並河 彩ほか:家庭療育プログラムの実際 家族指導のポイント 筋ジストロフィー症のホームプログラム.OTジャーナル 35:397-401,2001.
20) 麻所奈緒子,伊藤祐子:ランダム化比較試験によるデュシェンヌ型筋ジストロフィー患者の作業療法効果.日本保健科学学会誌 16:123-132,2013.
21) 森 直樹:進行性筋ジストロフィー.標準作業療法学 専門分野 発達過程作業療法学(福田恵美子編),第2版,医学書院,2014,pp154-171.

第12章 小児整形疾患（二分脊椎・分娩麻痺・骨形成不全症）

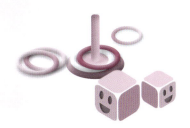

エッセンス

- 小児整形疾患では，二分脊椎（spina bifida：SB），分娩麻痺，骨形成不全症などが作業療法のおもな対象疾患です．
- 二分脊椎は先天的な脊椎の形成不全により脊髄障害を呈する疾患であり，潜在性二分脊椎と嚢胞性二分脊椎に分類されます．脊髄障害による運動機能障害は**下肢の麻痺や変形**，**排泄障害**などがみられます．合併症として**水頭症**や**アーノルド・キアリ奇形**などを併発することが多く，上肢機能障害や精神遅滞（知的障害）もみられます．作業療法（occupational therapy）はライフステージや麻痺レベルに応じて展開します．更衣や排泄などのセルフケア練習，就学・就労に関する技能練習，関節拘縮・変形予防やリスク管理を目的とした自主練習指導などを実施します．
- 分娩麻痺は，分娩の際に**腕神経叢**の牽引損傷により麻痺を生じる疾患です．損傷を受けた神経根のレベルにより病型が決まり，**運動麻痺や知覚障害**，**関節拘縮・変形**などがみられます．麻痺の回復具合やライフステージに応じて作業療法を実施します．各段階に応じて，関節可動域（range of motion：ROM）の維持・拡大，筋力強化，両手動作の促通による麻痺手の使用拡大，日常生活活動（activities of daily living：ADL）練習，自助具の作製などを実施します．
- 骨形成不全症は，骨の脆弱性を特徴とする疾患で，**象牙質形成不全**，**青色強膜**，難聴などを主体とする遺伝性疾患です．**骨脆弱性**による骨折と骨折に伴う変形が大きな問題です．作業療法では，日常生活活動自立のための環境設定，就学・就労に関する動作練習，身体機能の維持やリスク管理を目的とした自主練習指導などを実施します．

二分脊椎

● 定義

二分脊椎（spina bifida：SB）とは，脊椎と脊髄の先天的な形成不全と異常の総称であり，神経管閉鎖障害（neural tube defects）の1つです．二分脊椎に含まれる脊髄髄膜瘤は，厚生労働省によって医療費助成の対象となっている小児慢性特定疾患の1つです．

● 原因

おもな原因は，葉酸の摂取量不足，ビタミンAの過剰摂取，てんかん薬の内服，遺伝子変異などが考えられています．母親がビタミンB群の一種である葉酸を摂取するとSBの発症リスクは下がるため，適量の葉酸摂取が推奨されています[1]．

● 分類

潜在性SB（または閉鎖性SB）と嚢胞性SB（または開放性SB，顕在性SB）に分けられます（図1[2]，2）．潜在性SBは，神経症状を伴わないため気づかれない場合もあります．嚢胞性SBでは，脊柱管の中にあるべき髄膜・神経組織が脱出し，癒着や神経症状を伴います．二分脊椎神経学的スケール（spina bifida neurological scale）は，機能障害の重症度分類として知られています[3]．

● 発生率

発生頻度（潜在性，嚢胞性を含む）は，10,000人出生あたり約4.7人とされています[4]．腰部と腰仙部に多く発生します．

● 臨床像

症状は単なる整形疾患ではなく，脊髄が障害された中枢神経系障害（運動障害，感覚障害など）の症状を呈します（表1）[4]．痙性麻痺と弛緩性麻痺の運動障害がみられます．脳障害を来たすさまざまな合併症（水頭症，アーノルド・キアリ奇形，脊髄空洞症など）や運動経験の乏しさに付随する上肢機能障害（失調症，巧緻動作の拙劣さなどを含む）を来たす場合が多くあります．露出した部位の閉鎖術が出生後すぐに実施されます．

合併症の1つである脊髄係留症候群は，硬膜と癒着した脊髄が成長とともに尾側に伸長され，排便障害，下肢運動障害，痛みなどの症状を引き起こす病態です．脊髄の障害レベルによって，移動手段は独歩から車いすまでさまざまです．また，医療用手袋に使われている天然ゴムの成分によるラテックスアレルギーを発症することも多く，注意が必要です．

典型的な発達と異なる経過をとり[5]，日常生活活動（activities of daily living：ADL）の自立度が低い場合があります[6]．とくに，神経障害に起因する排泄障害は日常生活のなかで非常に大きな問題になるので，自己管理を含む経年的なサポートが必要です．感覚障害により，殿部や足部に発赤や褥瘡が発生する場合もあります．変形も多くみられ，体幹部の後弯と側弯，下肢の変形に対して，装具療法，リハビリテーション，手術などが実施されます．髄液循環障害により，脳室やくも膜下腔に過剰に髄液が貯留して生じる水頭症は，シャント手術など多くの治療を必要とし，新生児期から手術を受けるケースも少なくありません．このように，合併症や手術，生育環境などに伴って，精神遅滞（知的障害），感覚－認知機能障害，巧緻動作の障害などが認められることが多いため，作業療法（occupational therapy）は，新生児期から成人期まで継続的に介入していくことになります．成人になり，大学，就職と進むケースもあります．

● 評価

1）手段・方法

(1) 情報収集

カルテや個別支援計画表などからSB児の社会的・基礎的・医学的情報を収集します．生育歴，既往歴から得られる身体機能や保護者との相互作用などは重要な情報です．これらの情報を基にして作業療法で実施すべき評価（観察，面接，検査・測定）を準備します．教科書や先行研究もまた，評価実施を計画する際に有用な情報を提供してくれます．

(2) 観察・面接

出生より幾度となく医学的処置を受けた経験のあるSB児は，作業療法士（occupational thera-

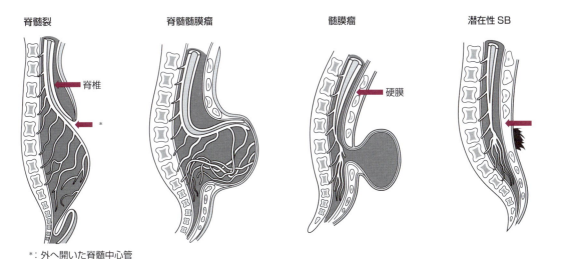

図1　SBの分類（文献3を一部改変）

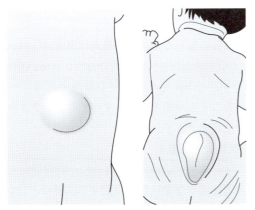

図2　潜在性SB（左）および嚢胞性SB（右）

表1　SBの臨床像[1]

中枢神経の変化（水頭症やアーノルド・キアリ奇形）に伴う障害
　けいれん
　知的障害
　呼吸障害（中枢性）
　内分泌異常
　高次脳機能障害（認知・注意）

下肢・体幹部の運動・感覚障害
　体幹変形（側弯・後弯）
　股関節（亜）脱臼と骨盤傾斜
　座位バランスの低下
　関節拘縮
　足部変形
　移動の障害
　呼吸障害（胸郭変形による）
　褥瘡

排泄（排尿・排便）障害
　腎機能障害（膀胱尿管逆流や感染による）

その他の障害
　性機能障害
　肥満

pist：OT）の働きかけに不安や恐怖を感じ，信頼関係を築くことが困難になる場合があります．乳幼児期においては，とくに保護者を含めた観察と面接が重要です．SB児の反応や興味，好きな人や場所をよく理解してあげることが大切です．作業療法場面やADL場面での観察と面接は，続

表2 Hofferの分類[17]

community ambulators（地域生活での歩行可能）	屋内，屋外におけるほとんどの活動で歩行可能．杖または装具，あるいはその両方を使用する場合がある．居住地域以外への長時間移動のときにだけ車いすを使用．
household ambulators（屋内での歩行可能）	器具を使用して屋内のみ歩行可能．ほとんど介助なしで椅子やベッドからの起居動作可能．自宅や学校でのいくつかの活動，居住地域周辺の活動の際に車いすを使用する場合がある．
non-functional ambulators（機能的な歩行が困難）	自宅，学校，病院での治療時のみ歩行．移動には車いすを使用．
non-ambulators（歩行困難）	移動にはすべて車いすを使用．通常，車いすからベッドへの移動は可能．

いて行われる検査・測定を選択する際の重要な手段の1つです．

(3) 検査・測定

　機能障害には，感覚障害，認知機能障害，筋力低下，関節可動域（range of motion：ROM）制限（脊柱，下肢），失調症を含む上肢機能障害などがあります．また，姿勢，基本動作，移乗もADL遂行のために重要です．新生児期の発達評価に関しては，自発運動（general movements：GMs）評価，Brazelton新生児行動評価（neonatal behavioral assessment scale：NBAS），Dubowitz新生児神経学的評価（Dubowitz法）などがその代表です．新版K式発達検査2001において，乳幼児期の認知・言語領域の検査項目には，注視，追視，微笑，自発的な把持，呼びかけに対する反応などがあげられています．

　移動能力の評価として，Hofferの分類（**表2**）[17] が用いられています．Sharrardは，胸髄，腰髄，仙髄の麻痺と股関節脱臼との関連性を調査し，下肢筋の神経支配を報告しました[8]．その際に，麻痺レベルを6群に分類したものをSharrardの分類（**表3**）[17] といいます．

　ADLにおいては，排泄についての評価がとくに重要です．定量化された評価として，こどものための機能的自立度評価法（functional independence measure for children：WeeFIM）やリハビリテーションのための子どもの能力低下評価法（pediatric evaluation of disability in-

表3 Sharrardの分類[17]

分類	麻痺レベル
1群	Th12
2群	L1またはL2
3群	L3またはL4
4群	L5
5群	S1
6群	下肢の運動麻痺なし

ventory：PEDI）といった尺度を用いることができます．また，経時的な観察を記述した評価も，介入効果を判定するうえで重要です．学術的に広く使用されているカナダ作業遂行測定（Canadian occupational performance measure：COPM）はSB児だけでなく保護者に対して実施することも可能であり，すべてのライフステージで使用できます．

2）実施上の留意点

　ライフステージの変遷に伴って，排泄管理を含む身辺処理や学業・就労に関する活動など，1日を構成するADLが複雑になってきます．「できる・できない」の評価に留まらず，排泄に要する時間や頻度，作業課題の遂行速度や正確さなど，作業の質を評価することも重要です．また，評価結果を，過去，現在，未来という縦断的な視点でとらえることも，作業療法を展開していくうえで参考になります．

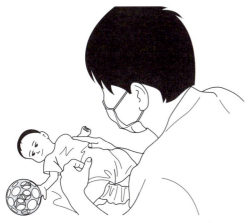

図3 乳児期における頭部の自動運動促進
右側に玩具を置きます．OTは対象児の左体幹を右方向へ回旋させ，頭部の回旋を促します．右側の玩具を注視すると同時に，目と手の協調性をも促します．

● 作業療法
1）プログラム立案

評価を基に，作業療法の介入プログラムとそれ以外の場面（療育場面や自宅）でのプログラムを立案します．ライフステージだけでなく，病態や手術などの医学的側面も考慮し，身体機能，活動，参加，環境のうち何に重きをおくかを明確にします．

2）目標

実施した評価と立案したプログラムに対応した目標を設定する必要があります．おもな作業療法目標は，セルフケア技能の獲得，育児・保育・学習場面に応じた感覚-認知機能と上肢機能の獲得，排泄自己管理への援助，発達に応じた地域参加への援助，変形・褥瘡の予防があげられます．更衣の自立は，日常生活を能動的に遂行する重要なきっかけです[9]．また，<u>就学までに排泄行為を自立</u>させることは大きな目標の1つです．

3）手段・方法
（1）乳児期

ポジショニングや自動運動の促進（**図3**）を行います．作業療法場面だけでなく，普段の育児場面でもこれらが行えるように，保護者と作業療法評価や練習場面での反応を共有し，治療的な育児方法を指導します．また，排泄管理等の育児方法の指導も行います．排尿に関して，2歳までは，腎機能が正常であれば，一般的な新生児と同様におむつによる対処が行われます．また，この時期は便性が緩く，回数も多く排泄されます．そのため肛門周囲に皮膚障害を起こすことがあります．可能であれば時間を決めて定期的に（2～3時間ごとに）おむつを交換してもらい，<u>ドライタイム</u>がどのくらいあるのか，尿線を描いて排尿があるのかなどを保護者や看護師とともに評価します．濡れた状態を放置せずに，できるだけドライな状態を長く経験できるようにし，乾いた状態が普通であり，気持ちがいい状態だと認識できるようにすることを保護者に指導します．腎機能障害をきたしている場合には，カテーテル留置などの処置が行われます．SB児は便による直腸の伸展刺激を感知できません．神経麻痺があるために大腸の動きも悪く，便意も乏しいことが多くみられます．<u>外肛門括約筋麻痺</u>があり，外肛門括約筋を意識的に収縮することができないため，我慢ができず便失禁をきたしやすくなります．また，腹直筋の筋力低下により，排便時に有効な腹圧がかけられないことが多く，効果的な排便ができません．以上の理由から，SB児は慢性の便秘状態に陥っていることが多く見受けられます．食事摂取や啼泣，運動などで緩んだ肛門から便が押し出されることがあります．感覚障害もあるため，肛門から便が出ているか，肛門部に便が付着しているか否かが知覚できません．そのため，便の付着に関する清潔・不潔の概念も発達しにくくなります．排便による爽快感も感じられません．OTは，保護者と協力して排便管理に関する概念や意義を育んでいく必要があります．排泄行為の自立を達成するためには，できるかぎり早期より介入することが重要です．排泄の管理方法は多様であり，ライフステージや生活状況に合わせて食事の工夫，腹部のマッサージ，薬物療法，感染対策，環境設定などを行っていきます．

（2）幼児期

母子へのADL指導，遊びをとおした姿勢コントロール，上肢操作性の向上，上肢筋力の増強（**図4**）[10]，学習の基礎となる感覚-認知機能の促進（**図5**）[10]，排泄ケア自立の準備（**図6**），保育

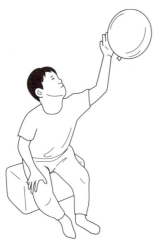

図4 遊びをとおした姿勢コントロール，上肢操作性の向上，上肢筋力の増強[10)]
OTはボールの方向を調整し，SB児は座位バランスを保ちながらボールへのリーチ動作を行っています．

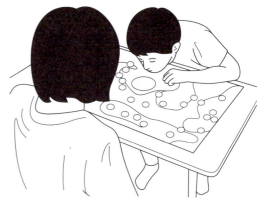

図5 学習の基礎となるスキルの指導[10)]
視知覚機能の発達の遅れに対して，ゲームをとおして図形の弁別能力を促します．

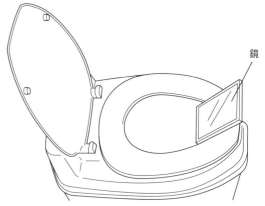

図6 就学前の自己導尿指導
鏡を利用してカテーテルを挿入します．

園や幼稚園との連携などの作業療法を展開します．座位姿勢のコントロールができるか，上肢の巧緻動作は可能か，道具の操作が行えるかといった評価を踏まえてADL練習を行う必要があります．排尿管理については，2～3歳を過ぎて膀胱容量が維持されているようならば，**間欠的自己導尿**が全介助にて開始されます．可能であれば，**手圧排尿・腹圧排尿**を行っていきます．この方法は，間欠的自己導尿と比べて簡単で単純であり，器具を使わないため感染の危険性が少ないという特徴があります．しかし，**膀胱尿管逆流現象**がある場合には行ってはいけません．排便管理については，浣腸をしても上手にいきむことができず，効果的に行えないこともあります．いきむ練習と腹筋を鍛える運動も必要です．浣腸だけでは不十分な場合，摘便を併用します．また，食事に注意して便性を整え，浣腸で管理しやすいようにします．排便時には「すっきりしたね，たくさん出たね」などと理解すべき知識や感覚などを含んだ声かけを行い，褒めていきます．6歳までには，就学を見据えて排尿・排便が自己管理できることが大きな目標です．失禁した場合にも，おむつの交換など自分でできるようにしていくことも必要です．ドライタイムが明確となれば，1日1回でもおむつを外すよう指導します．おむつをしている安心感に慣れてしまうと，将来これを外すのが非常に困難になります．ドライタイムが不明確な場合には定期的なおむつの交換を継続します．しかし，尿意がはっきりしない場合でも，時間を決め，定期的に便器（おまる）に座らせ，排尿を促していくことも重要です．また，集団生活に適応するために予期しない排便をなくすことも重要です．そのため毎日決まった時間に浣腸を行い，定期的に直腸を完全に空にします．このころより排便時のいきみも上手になってきますので，浣腸後しっかりいきんで効果的な排便を目指します．上手にいきむことができ，排便があった場合は十分褒め，一緒に喜びを共有します．浣腸は，座位が安定してとれればトイレで行います．座位をとることが困難であれば，洋式トイレへの移動など排

泄動作が遂行できるような練習も必要です．

(3) 学童期

学習課題に応じたスキルを促す（**図7**）[10]．セルフケア技能の指導と心理的支持，学校との連携などの作業療法を展開します．排泄ケアに関しては，小学校入学後もこれまで同様の練習が必要です．可能であれば，徹底して間欠的自己導尿を行い，抗コリン剤などの投与を続けます．初めは浣腸液の注入だけなど，簡単なことから行い，少しずつステップアップを図ります．余裕があれば，排尿・排泄行為や失禁の処理に費やす時間を短縮できるよう，動作習熟や方法変更の練習，トイレなどの環境設定を行います．小学校高学年になると，宿泊を伴う課外活動や旅行などが始まります．この時期までに排尿を自立することは目標の1つです．このころになると，運動量や食事量の増加により，管理方法は同じでも予期しない排便が出現することもあります．そのようなときには，他の排便管理方法，浣腸を導入することも考慮します．順調に管理できていても，排便管理方法の選択肢を増やしておくことは，自分で自分の排便管理を行ううえで重要です．たとえば，肛門に直接挿入して使用する肛門用装具として「アナルプラグ」があります．これは，浣腸などで排便管理を行ってから使用することで，便失禁防止の効果が高く発揮されます．最長12時間の使用が可能なので，プールや発表会などのイベント時に使用して，便失禁の不安を解消できれば，楽しんで行事に参加することができます．このように，ライフイベントに合わせた対処方法を提案，指導することもできます．新しい排便方法を試みるときは，失敗したときの心配が少ないので，長期休暇のあいだに導入するとよいでしょう．

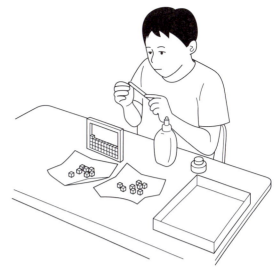

図7 学習課題に応じたスキルの促進 [10]
学童期の各学年で課題とされている工作活動などを先取りしてそのスキルを促し，学校で適応できるよう援助を行います．

(4) 青年期

中学校，高等学校になっても，基本的にはいままでの排泄の習慣づけ，感染管理と同じで，徹底して繰り返し行うことが重要です．このころになると，排泄問題だけに時間をかけることができなくなってきます．時間的制約がますます厳しくなり，加えていわゆる反抗期でもあるため，せっかく獲得できていた排泄習慣をないがしろにしてしまう例が多くなります．さらに，病院受診も怠り，発熱や腎機能低下を発症する場合もしばしばみられます．排泄動作が自立しなければ，大人として，あるいは社会人としてのライフステージに移行することが困難になります．厳しい状況でも，面倒な状況でも排泄管理（規則正しい生活，規則的な排泄など）を守る必要があります．

トピックス

- 米国で行われた調査によると，SB患者130名（平均年齢23±4歳）は，米国国民の推定値と比較して健康に良い食事をとることが少なく，運動不足の傾向にあることが報告されています．また，約半数は軽度から重度の抑うつ症状を呈し，重度の抑うつ症状は現在の飲酒状況と関連しています[11]．

4）実施上の留意点

　水頭症を合併している場合は，シャントの管理方法を理解する必要があります．SB児のサポートチームのなかで，OTが担っている役割を認識し，チーム内で共有・協力することが重要です．

分娩麻痺

●定義

　分娩の際に新生児に生じる腕神経叢の牽引損傷による麻痺を一般的に分娩麻痺と呼称しています．逆子，難産，過熟児に発生しやすいとされますが，正常分娩においてもみられます．損傷は全型，上位型（Erb型），下位型（Klumpke型）に分類されます．

　全型は腕神経叢を構成する第5頸椎から第1胸椎までの5本の神経根すべてに損傷が及ぶ麻痺で，上肢全体が麻痺します．

　上位型は頭側の1〜3本の神経に損傷が及ぶもので，おもに肩・肘が麻痺し上肢の挙上が困難です．手指だけが麻痺した純粋な下位型はまれです．

　分娩麻痺は，多くの場合，徐々に自然回復を示し，日常生活上支障のない程度までの回復がみられます．しかし神経根引き抜き損傷は重篤な障害を残すため，生後早期に神経修復術が施行されます．麻痺が残存した場合，機能再建手術は術後練習を容易にするため，幼児期から学童期までに行われることが多くなります．

●原因

　腕神経叢の損傷の様態は頭位分娩と骨盤位分娩により異なります．

　頭位分娩では，4,000g以上の巨大児が多く，肩が産道の狭窄部に捕捉され通過障害を起こし，肩を解離しようとして腕神経叢に牽引損傷を与えることになります．損傷は腕神経叢の上位部分に強く，下位になるに従い弱くなります．加わった外力がきわめて強ければ下位にいたるまで強い損傷が起こります（全型）が，神経叢の神経幹部が完全に断裂することはまれです．

　一方，骨盤位分娩では，娩出の際に児頭が捕捉され後続児頭の娩出において神経叢が損傷されると考えられます．通常，両肩に指をかけて引き下げる〔Veit-Smellie method（ファイト-スメリー法）〕ため，腕神経叢の上位部分に強い引き下げ力がかかると考えられます．両側分娩麻痺はすべて骨盤位分娩に起こっています．横隔膜神経麻痺を伴うことも多いので，高位型とよばれることもあり，上位部分から頸神経叢にかけて損傷が及ぶと考えられます[12]．

　骨盤位分娩とは胎児骨盤側が母体骨盤入口に向かい，分娩時にこれが先進し娩出されるものをいいます．先進部により分類すると，殿位，膝位，足位に分けられ，殿位が約70％で最も多くなります（図8）[13]．

●分類

　損傷は，定義でも述べたように，全型，上位型（Erb型），下位型（Klumpke型）に分類されます．頸部が伸展し，肩甲部が下方に牽引されると上位型麻痺が起こります．上神経幹の損傷が主で，肩関節の外転，肘関節の屈曲，前腕の回外が障害されます．対象児は，肩関節を内転・内旋，肘関節を伸展，前腕を回内，手関節を掌屈・尺屈，手指を屈曲させた定型的な肢位（Waiter's tip position）をとります（図9）．上肢が挙上位のまま牽引力を受けると下位型麻痺となり，手指の麻痺が生じます．外力が強ければ全型麻痺となって，上肢全体が麻痺に陥ります（図10）．

　脊髄神経根が脊髄から引きちぎれ，硬膜外に引き抜かれたものを神経根引き抜き損傷（root avulsion injury）といいます．中枢神経の損傷に属するため，神経再生は望めません．

●発生率

　わが国における正確な分娩麻痺の発生頻度は知られていませんが，およそ2,000人に1人と考えられています．麻痺の程度は腕神経叢にかかる牽引力の強さに依存し，完全に自然回復するものから重度の麻痺を残すものまで予後もさまざまです．約90％の症例では自然に完全回復しますが，残りの10％ではなんらかの麻痺が生涯遺残します[14]．

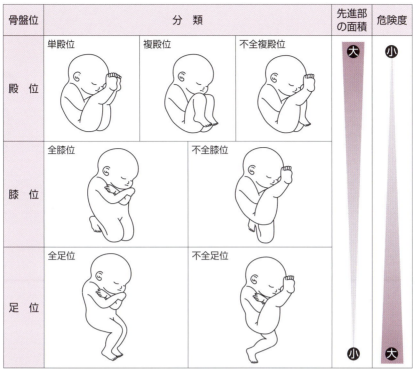

図8 骨盤位分娩の種類と分娩麻痺の危険度（文献13を改変）

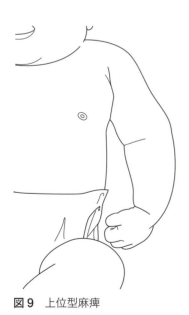

図9 上位型麻痺

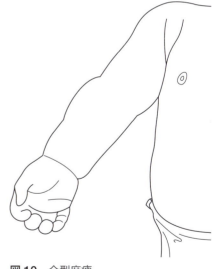

図10 全型麻痺

●臨床像
1）運動麻痺
　運動麻痺は損傷を受けた神経根のレベルで病型が決まり，弛緩性の麻痺が生じます．頻度的には上位型麻痺，全型麻痺，下位型麻痺の順に多く発生します．分娩麻痺におけるもう1つの運動麻痺は過誤神経支配による協調運動・分離運動障害です．損傷を受けた神経は旺盛に再生して本来は支配していない筋までその支配筋に取り込んでしまいます．その結果，ある1つの動作を企図したと

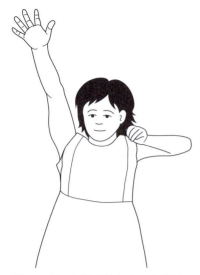

図11 筋の同時収縮による分離運動障害

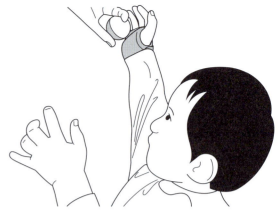

図12 右上肢分娩麻痺（上位型）児の上方へのリーチ

背屈保持が困難のため，装具を使用しています．

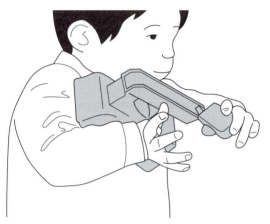

図13 右上肢分娩麻痺（上位型）児の両手動作

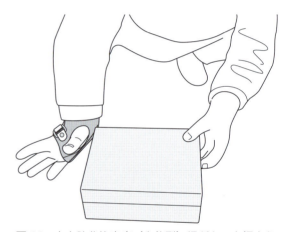

図14 右上肢分娩麻痺（上位型）児がものを押さえる様子

きに本来収縮すべき筋以外の多数の筋が同時に収縮して円滑な運動が障害され，筋収縮そのものが十分であるにもかかわらず，有用な動作を行うことができなくなります．たとえばこの現象が三角筋と上腕二頭筋のあいだで生じると，肘関節を屈曲しようとすると肩関節が外転してしまうために上肢下垂位での肘の運動が不能となり，肘をはったような動作しかできなくなります（図11）．図12〜15に対象児が日常生活や遊びのなかで患側上肢を使用している様子を示します．

2) 関節拘縮・変形

筋の回復過程における筋力不均衡と持続的な筋緊張による影響から関節拘縮・変形，亜脱臼や脱臼が発生することがあります．この障害は早期発見と適切なリハビリテーションで予防することができますが，ある程度以上になれば外科的治療が必要です．

3) 成長障害

神経そのものの成長に対する影響と廃用性の成長障害によって分娩麻痺の患側上肢は健側上肢と比較して萎縮し短縮することがあります．成長障害は麻痺の程度と相関し，機能的・整容的問題の原因です[15,16]．

4) 知覚障害

知覚は運動機能にとっても大切な要素です．通

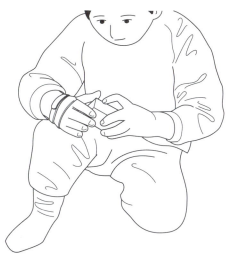

図15 右上肢分娩麻痺（上位型）児の巧緻動作

常，運動麻痺が生じていれば知覚障害も有しますが，新生児期，乳児期に知覚障害を客観的に評価することは容易ではありません．

5）ボディーイメージの形成障害

分娩麻痺においては患側上肢を自分の身体の一部として認識しないことがあります．これは，神経麻痺が治癒したにもかかわらず，上肢を日常生活で使用しない一因と考えられています．

●評価

分娩麻痺の評価項目については，時期により追加項目や重点項目の推移はありますが，基本的な評価のポイントについて以下に述べます．

1）手段・方法

(1) 情報収集について

カルテからの社会的・基礎的・医学的情報の収集とともに，主治医から損傷程度の確認や今後の医学的治療の方針，予後予測等の情報を得る必要があります．

(2) 観察・面接

出生直後の新生児期からの対応においては，観察によって姿勢・動作分析から始める必要があり，保護者からの情報収集が重要です．また，乳幼児期からの対応では，過去の治療的処置の有無や自動運動の出現時期，保護者や本人が気になっているADLについて困っていることがどのようなものかなどを面接によって把握する必要があります．

(3) 検査・測定

①上肢のROM検査

筋の短縮や拘縮の有無を調べるために，定期的な他動ROMの検査を行います．また自動運動での関節の動きの範囲や頻度を観察しておくことはとても重要です．新生児においては，おしゃぶりの様子や原始反射の出現時などに麻痺筋と動作筋を見極めていく必要があります．その後は可能な指示動作（拍手やバイバイ，ちょうだいなど）や玩具を使った遊びの様子などから観察を中心にして実施します．

②筋力検査

前述した主治医からの情報収集およびROMの検査状況を基に，動きに問題のある関節の支配筋の触診や，リーチ時の抗重力肢位における観察の実施など筋の状態や出力レベルを把握する必要があります．幼児期以降となり指示動作に従えるようになれば，徒手筋力検査（manual muscle testing：MMT）に従って髄節レベルを確認して実施することも可能です．また分娩麻痺児に使用する個別の機能評価指標での表記が求められることもあります．

③感覚検査

出生時から感覚障害を伴うために，検査は困難になる場合が多く見受けられます．乳幼児では手元を隠して侵害刺激（pinprick testなど）による痛覚の判断や，筆で触れるなどしたときの反応により表在感覚の程度をみることができます．また範囲については，可能であればデルマトームに沿って刺激を行い，皮膚色の左右差や発汗状況などの観察も同時に実施します．

④上肢長・周径の測定

出生時からの麻痺によって筋の萎縮が進み，健側手との差が出てくるため，周径や上腕・前腕・手指部および上肢全体の長さの計測も重要です．その際，左右差や変形の有無などの観察も同時に実施します．

⑤姿勢・動作の評価

乳児の場合には，運動発達検査を通して，上肢の運動麻痺による困難な動作の有無や，姿勢の偏

り，抗重力姿勢などをチェックしていく必要があります．その他，精神・知的面での発達に遅れが出ていないかも留意して，発達全体の経過をみていく必要があります．発達検査の種類については，第2章をご参照ください．

⑥上肢機能テスト

分娩麻痺における運動麻痺は，弛緩性麻痺だけではなく脳性麻痺にも似た協調運動，分離運動障害があります．損傷を受けた神経の旺盛な再支配によって，本来収縮すべき筋以外の多数の筋が同時収縮して円滑な運動が障害されます．そのため粗大運動レベルでの動作様式の分析に始まり，その後はひも通しなどの両手協調動作の確認や巧緻動作の確認が必要です．幼児期以降では，簡易上肢機能検査（STEF）の計測なども有用です．

(4) ADLについて

年齢に応じて獲得するADLの自立状態を確認する必要があります．また保育園や幼稚園など集団生活の時期に入るまでにできるだけ獲得を促す働きかけとして，治療場面での実践評価も必要です．また小学校以降では，体育や音楽，家庭科などさまざまな学科特有の活動ごとに取り組める方法や自助具の提案，装具作成などに向けた動作分析的評価も重要です．

2) 実施上の留意点

分娩麻痺は，新生児以降，成人にいたるまでの長期間のかかわりが必要となる疾患です．また発達障害の観点に立てば，生下時に生じる障害のため，できるかぎり早期から介入することが必要であり，成長して問題が顕在化する以前からそれらを予測して対応することが非常に重要です．そこで作業療法のおもな目的となるのは，運動発達を見据えながら，麻痺の回復に合わせた運動機能を獲得すること，そして患肢使用の動機づけを行っていくことです．ライフステージを視野に入れて，さまざまな角度から作業療法を展開していく必要があります．また近年，手術療法の時期や最終的な回復程度，評価方法などについても検討がなされています．専門書などを参照してください．

●作業療法

作業療法の展開の概略について，ライフステージごとに表4にまとめました．各時期のポイントは以下のとおりです．

(1) 新生児期

・不安を和らげていけるよう日々の育児に関する疑問に答えながら，保護者への精神的サポートを担うとともに，対象児とのラポール形成に努めていきます．

・運動療法はこの時期は行わず，軽く患側を固定しておいてもよいのですが長期間の固定は禁忌です．

(2) 乳児期

・治療場面において，拘縮ができていないかOTが常に確認をします．保護者には，ROM運動とともに抗重力運動を中心とした運動を促通するプログラムを実施し，家庭において日々実施できる環境を整えます．また回復の程度の判断により治療方針が変遷するため，発達を含め，状況に応じたアプローチの視点をもった柔軟な対応が必要です．

・手術療法の選択については，神経修復術として神経移植術や神経移行術などが選択され，機能再建術としては，筋解離術や筋腱移行術などが選択されます．

・反対側の手との両手合わせや患側のおしゃぶりなどをとおして視覚によるイメージ統合を，さらに正常な知覚部分への働きかけをとおして感覚の統合を促していきます．

・乳児期後半の発達課題については患肢への働きかけをしっかりと行います．手術療法が行われた場合は1歳6カ月ごろから行います．

(3) 幼児期

・指示動作が年齢的に可能となるため，解剖学的回復から機能的回復へと結びつけていくことが可能となり，具体的活動に合わせた作業療法を始めます．

・ADL上において，患側を補助手として参加させることができるよう，両手活動中心の遊びによる促通を必要とします．

・家庭では，保護者が具体的にどのような活動場

表4 ライフステージに沿った分娩麻痺の作業療法

時期	出生	新生児期 1カ月	3カ月	乳児期 6カ月	1歳	幼児期	6歳	学童期	12歳	青年期
治療方針				完全弛緩麻痺タイプ / 部分回復タイプ / 回復タイプ	(自然回復期)	(神経回復期)	(回復の収束)			
ライフステージ別のリハアプローチの視点 ①心理サポート	患部の安静 / 保護者の精神的サポート	対象児とのラポール形成			保護者への介入量アドバイス					人間関係形成のサポート
②運動機能回復		月齢に合わせた発達援助 / 患側上肢の認識促通 / 拘縮予防		患側上肢の支持性促通		神経修復術 / 骨・関節の二次変形予防 → 機能再建術	両手活動中心の遊びによる促進	遺残麻痺の(健側・患側の役割)分担認識		
③環境調整					可能なADLのアップ		ADL自立援助(就学準備)	苦手動作への工夫 / 苦手科目への対処		
OT基本プログラム	ROM運動 / ストレッチ	抗重力運動の促進						自己管理の指導		
	安静時ポジショニング指導	ポジショニング指導 / 随意運動発現経過観察								
	不安を和らげる具体的育児指導	全身運動発達の促通			認知発達の状況確認	ADL訓練と具体的対策		環境調整のための自助具作成・紹介		ピアグループ活動の提供

面で，どの程度介助をしながら患側上肢を使用させ，両手動作の活動を促していくか指導できるようにしていくことが必要です．
・集団生活開始に伴うADLの自立訓練などをしっかり行っておきます．

(4) 学童期
・拘縮予防も含めた自己管理に向けたトレーニングが必要です．
・音楽や体育など，苦手または困難な動作が多い科目については，代償的取り組みが必要となり，自助具作成や紹介などが重要です．

(5) 青年期
・機能的には大きな変化はあまりありませんが，精神的な面において障害克服の手助けとなるようなピアグループの形成など，必要なときに手を差し伸べてあげられる体制づくりが重要です．

上記ポイントに留意しながら，成人に達するまでの長期にわたり，心理的サポートも含め専門的にかかわることができるOTとしての視点をもったアドバイスが適宜できることが対象児の人生にとって良い結果を生むと考えられます．

骨形成不全症

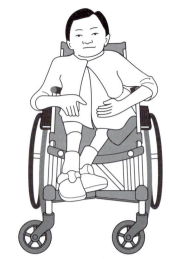

図16 骨形成不全症[17]

●定義
骨形成不全症（osteogenesis imperfecta：OI，図16）[17] は，遺伝子変異により骨が脆弱になり（骨脆弱性），易骨折性や進行性の四肢・体幹部の骨変形を主症状とする疾患です．厚生労働省によって医療費助成の対象となっている小児慢性特定疾患の1つです．

●原因
骨形成不全症の90％以上の症例ではⅠ型コラーゲン遺伝子異常がみられ，常染色体優性遺伝または常染色体劣性遺伝の遺伝形式をとります．Ⅰ型コラーゲンは結合組織の主要な成分であり，骨，皮膚，腱，靱帯，角膜に多く存在するたんぱく質です．したがってⅠ型コラーゲン遺伝子異常は，易骨折性だけでなく，筋膜・腱・靱帯の弛緩や筋緊張の低下も来たします．象牙質の形成不全によって歯牙形成不全がみられます．強膜（いわゆる"白目"の部分）が青く見える青色強膜もみられます．軟部組織の弛緩が原因となって，脱臼や腹部（鼠径，臍，横隔膜）のヘルニアが生じることもあります．小児期ではみられませんが，耳小骨の異常によって伝音性難聴を伴う場合もあります

●分類
Sillenceの分類によるⅠ型（非変形型），Ⅱ型（周産期致死型），Ⅲ型（変形進行型），Ⅳ型（中等症型）に加えて，Coleによってさらに Ⅴ〜Ⅶ型が追加されています（表5）[18]．Ⅴ〜Ⅶ型ではⅠ型コラーゲンの異常は見つかっていません．

●発生率
発生率は1/20,000〜30,000人とされています[19]．

●臨床像
重症度は幅広く，生まれてすぐに死亡する症例，生涯にわたって数回しか骨折しない症例，なかには生涯を通じて明らかな症状がなく偶然発見されるものまであります．運動発達の遅れを認めることもあるため，骨折の頻度が高い重症例ではとくに，保護者を含めたリスク管理が非常に重要になります．また骨折に伴い骨の変形が生じるだけでなく，肋骨骨折や胸郭変形のため呼吸器感染症を発症することもあります．身体的には発育不

表5 骨形成不全症の分類[18]

分類	特徴	亜分類	遺伝形式	遺伝子変異
Ⅰ型	さまざまな程度の骨脆弱性，青色強膜，成人期難聴	A：歯牙正常 B：歯牙形成不全 C*：ⅠBより重症で歯牙正常	AD	COL1A1 COL1A2
Ⅱ型	周産期致死性，最重度の骨脆弱性	A：幅広い長管骨，ビーズ状肋骨 B：幅広い長管骨，正常肋骨 C：細い長管骨，細いビーズ状肋骨 D*：形態は保たれるが重度の骨萎縮，脊椎，骨盤は正常	AD	COL1A1 COL1A2
Ⅲ型	重度骨脆弱性，青色→正常強膜		AD，AR	COL1A1 COL1A2 一部不明
Ⅳ型	中等度骨脆弱性，正常強膜	A：歯牙正常 B：歯牙形成不全	AD	COL1A1 COL1A2
Ⅴ型**	中等度〜重度の骨脆弱性，過剰な仮骨形成，前腕骨間膜石灰化，正常強膜，歯牙正常		AD	不明
Ⅵ型**	中等度〜重度の骨脆弱性，脊椎圧迫骨折，正常〜軽度青色強膜，歯牙正常		不明	不明
Ⅶ型**	中等度〜重度の骨脆弱性，近位肢筋短縮，軽度青色強膜，歯牙正常		AR	CRTAP

*：Cole による改変，**：Glorieux らの追加
青色強膜：先天性の結合組織異常のために，強膜が病的に薄く，毛様体と脈絡膜が透見され，強膜が青色調を帯びた状態．
AD：常染色体優性遺伝（autosomal dominant）
AR：常染色体劣性遺伝（autosomal recessive）
COL1A1，COL1A2：Ⅰ型コラーゲン遺伝子
CRTAP：コラーゲン線維の形成，機能に影響する遺伝子

先輩からのアドバイス

保護者の障害受容：新生児期等においては，保護者が対象児の障害について医師から説明を受けているか否かを確認する必要があります．また，いつ，どのように説明を受けているのかも，十分に情報収集する必要があります．たとえ医師からの説明を受けていたとしても，保護者が対象児の障害を受容しているとは限りません．そのため，OTは対象児や保護者の気持ちを十分に考慮しなければなりません．また，「対象児は何を求めているのか」「保護者は何を一番心配し，OTに何を求めているのか」などの関心事を常に探求しなければなりません．

他職種との連携：対象児が小児整形疾患をもつ場合，発達，筋骨格系，心理的側面から対象児に介入する必要があります．そのため，保護者や養育者だけでなく，小児科医，整形外科医，臨床心理士，チャイルド・ライフ・スペシャリスト等との連携が必要です．

全（低身長）が著明ですが，知的障害はなく，大学への進学率や就職率も高くなります．治療法としては，骨折頻度の減少を目的としたビスフォスフォネート製剤の投与，骨折に対する観血的骨整復術，四肢・脊柱の変形に対する骨切り術・矯正固定術，骨折予防を目的とした髄内釘挿入，リハビリテーションなどが行われます．

● 評価および作業療法

骨折，変形を生じやすいため，ROM測定，MMT，四肢周径や上肢長・下肢長などの評価を行います．骨密度を把握することも重要です．車いすを使用した移動手段を利用している場合でも，ADL練習や環境を整えることでADLは自立することが可能です．就職に際しては，作業スピードの向上，作業耐久性の向上のための動作指導，リスク管理指導を行います．

● ホームプログラム

拘縮予防を含む二次的な機能低下に対する自己管理の指導を行います．また，骨折に対する自己管理が重要です．とくに兄弟がいる家庭では，遊んでいる最中に骨折する危険性があるので注意が必要です．

確認してみよう！

- 二分脊椎は，おもに正常な皮膚に覆われていて髄液の露出がない（ ① ）二分脊椎と，皮膚欠損に伴って脊髄などが体表に露出している（ ② ）二分脊椎に分類されます．発生頻度は，10,000人出生あたり約（ ③ ）人です．その合併症のうち，髄液循環障害に基づく，脳室やくも膜下腔に過剰に髄液が貯留して生じる脳障害の総称を（ ④ ）とよびます．（ ⑤ ）の評価としてHofferの分類，（ ⑥ ）の評価としてSharrardの分類があります．脊髄係留症候群は，成長とともに癒着した脊髄が伸長されるため（ ⑦ ）期に出現します．

- 分娩麻痺は，分娩の際に生じる新生児の（ ⑧ ）の牽引損傷による麻痺のことをいいます．損傷は全型，（ ⑨ ），（ ⑩ ）に分類されます．全型は（ ⑧ ）を構成する第（ ⑪ ）頸椎から第（ ⑫ ）胸椎までの5本の神経根すべてに損傷が及ぶ麻痺で上肢全体が麻痺します．（ ⑧ ）の損傷の様態は（ ⑬ ）位分娩と（ ⑭ ）位分娩により異なります．

- 骨形成不全症のおもな症状は，（ ⑮ ）や（ ⑯ ）の骨変形です．これらに付随して（ ⑰ ）の遅延を認めることがあります．多くは結合組織の主要成分である（ ⑱ ）の遺伝子異常がみられます．

解答

①潜在性　②嚢胞性　③4.7　④水頭症　⑤移動能力　⑥麻痺レベル　⑦成人　⑧腕神経叢　⑨上位型　⑩下位型　⑪5　⑫1　⑬頭　⑭骨盤　⑮易骨折性　⑯四肢・体幹部　⑰運動発達　⑱Ⅰ型コラーゲン

※⑨と⑩，⑬と⑭はそれぞれ順不同

（吉田　彬人，松井　泰行，西川貴久子，辛島千恵子）

引用・参考文献

1) 神経管閉鎖障害の発症リスク低減のための妊娠可能な年齢の女性等に対する葉酸の摂取に係る適切な情報提供の推進について（厚生労働省）．http://www1.mhlw.go.jp/houdou/1212/h1228-1_18.html（2012年10月31日引用）
2) 塩田浩平，才津浩智：二分脊椎の発生機序と胎生病理学から見た病型分類．小児科診療 70(9)：1421-1429, 2007.
3) Oi S, Matsumoto S : A proposed grading and scoring system for spina bifida-Spina Bifida Neurological Scale (SBNS). Childs Nerv Syst 8(6)：337-342, 1992.
4) 芳賀信彦：二分脊椎児に対するリハビリテーションの現状．J Rehabil Med 46(11)：711-720, 2009.
5) Vinck A et al.: Motor profile and cognitive functioning in children with spina bifida. Eur J Paediatr Neurol 14 (1)：86-92, 2010.
6) Gribble N et al.: Predictors of time to complete toileting for children with spina bifida. Aust Occup Ther J 60 (5)：343-349, 2013.
7) Hoffer MM et al.: Functional ambulation in patients with myelomeningocele. J Bone Joint Surg Am 55(1)：137-148, 1973.
8) Sharrard WJ : Posterior illiopsoas transplantation in the treatment of paralytic dislocation of the hip. J Bone Joint Surg Br 46(3)：426-444, 1964.
9) 椎名篤子：二分脊椎（症）の手引き―出生から自立まで．改訂版，日本二分脊椎症協会，2004, p38, pp70-92.
10) 辛島千恵子：二分脊椎．作業療法士 イエロー・ノート 専門編（鷲田孝保編），メジカルビュー社，2007, pp407-409.
11) Soe MM et al.: Health risk behaviors among young adults with spine bifida, Dev Med Child Neurol 54(11)：1057-1064, 2012.
12) 近藤 徹：こどものリハビリテーション（大川嗣雄，陣内一保編）．医学書院，1991, pp209-211.
13) 医療情報科学研究所編：病気がみえる vol.10 産科．メディックメディア，2009, p239.
14) 川端秀彦：分娩麻痺．臨床リハ 19(3)：235-241, 2010.
15) Adler JB, Patterson RL Jr.: Erb's palsy. Long-term results of treatment in eighty-eight cases. J Bone and Joint Surg Am 49(6)：1052-1064, 1967.
16) Brown KLB : Review of obstetrical palsies : nonoperative treatment. Clin Plast Surg 11(1)：181-187, 1984.
17) 上杉雅之監修：イラストでわかる小児理学療法．医歯薬出版，2013.
18) 川口 哲：NEW エッセンシャル整形外科学（星野雄一ほか編）．医歯薬出版，2012, p335.
19) 滝川一晴：骨形成不全．臨床リハ 19(9)：899-901, 2010.

第13章 小児リハビリテーションと支援制度

エッセンス

- 2006年12月の第61回国際連合総会で「**障害者の権利に関する条約（障害者権利条約）**」が全会一致で採択されました．この条約は，障害者が人権・基本的自由を生まれながらにしてもっていることを保障することや，障害者の固有の尊厳を尊重することの促進を目的に，障害者の権利の実現のための措置を規定した初めての国際条約です．わが国は2007年に署名し，2014年に世界で140番目に批准しました．署名から批准までの7年間に，国際条約の締約国に見合う体制を整えるために，障害児・者をめぐるさまざまな法律が改正されて制度が見直され，施策もこのような流れのなかで大きく変化しました．

- 2011年にわが国の障害者分野の憲法ともいえる**障害者基本法**が改正され，それを踏まえて，2012年に**障害者総合支援法**（障害者の日常生活及び社会生活を総合的に支援するための法律）が制定され，それに関連して**児童福祉法**が改正され，障害児支援の強化が図られました．障害児の範囲が，これまでの**身体障害**や**知的障害**に加え，新たに**発達障害**や**難病**も明確に加わりました．

- 改正された児童福祉法では，障害種別による区別がなくなり，入所系と通所系のサービスに大きく分けられました．また「**放課後等デイサービス**」や「**保育所等訪問支援事業**」，「**障害児相談支援事業**」が新たに開始されました．

- 近年のわが国の急速な少子高齢化の流れのなか，児を産み育てることの重要性が再認識され，子育て環境を整えることが重要な課題として取り上げられるようになり，障害児をめぐる支援制度や環境は大きく変化してきています．さらに，**生涯にわたる支援**のために，これまでの**医学モデル**に基づく支援のあり方を**生活モデル**での支援に変換することが大きな変化といえます．障害児の発達と生活を支援する職種の1つである作業療法士（occupational therapist：OT）として，このような変化を認識し，教育や就労支援に至るまで，それぞれの時期，場所で求められる支援のあり方を考えながら，具体的支援を提供することが必要となっていきます．

障害児の育ちと支援制度

●障害児の育ちを支援する制度

国連で採択された「障害者の権利に関する条約（障害者権利条約）」の批准に向けた動きのなかで，2011（平成23）年に障害者基本法が改正されました．この法律は，障害者も障害のない人も同じ基本的人権をもっていることを確認し，障害の有無で分け隔てられることなく共生する社会（インクルーシブ社会）を作ることを目的としています．この改正された障害者基本法は，障害者分野の憲法ともいわれています[1]．この法律を踏まえて2012（平成24）年に障害者総合支援法（「障害者の日常生活及び社会生活を総合的に支援するための法律」の略称）や障害者差別解消法（「障害を理由とする差別の解消の推進に関する法律」の略称）の制定をはじめとして，さまざまな制度改革が図られてきています．

障害者総合支援法は，その名のとおり，障害者の日常生活および社会生活を総合的に支援するためのサービス体系を定めています．図1[2]に示すように，大きく「自立支援給付」「地域生活支援事業」に分けられます．また児童（障害児）に関するサービスは，児童福祉法に基づいて行われることとしています．これを受けて児童福祉法は，2012（平成24）年4月に大きく改正されました．

児童福祉法は，1947（昭和22）年に児童の「健全育成」「生活保障」「愛護」を基本理念として制定された児童の福祉にかかわる総合的法律で

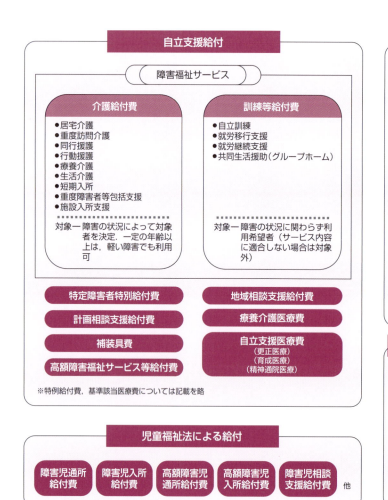

図1　障害者総合支援法のサービス体系[2]

す[3]．基本理念を実現するための国・地方公共団体の責任，児童福祉司・保育士などの専門職員，療育にかかわる施設事業，児童相談所，保育所等の施設，費用の問題等について定めています．この法律で，児童とは満18歳に満たない者をいい，乳児を1歳未満，幼児を1歳から小学校就学まで，少年を小学校就学から18歳未満の者と分けています．また障害児の定義も定めています．2012（平成24）年の改正により，従来の身体障害（肢体不自由・聴覚・視覚・内部障害）児，知的障害児に加え，新たに発達障害児，難病の児童も障害児と定めています．

発達障害とは，2004（平成16）年に制定された発達障害者支援法の第2条において規定されている障害です．つまり，「自閉症，アスペルガー症候群その他の広汎性発達障害，学習障害，注意欠陥多動性障害その他これに類する脳機能の障害であってその症状が通常低年齢において発現するものとして政令で定めるもの」で，「発達障害を有するために日常生活又は社会生活に制限を受ける18歳未満の者」[4]を発達障害児といいます．知的障害はないものの，対人関係や社会のルールの理解といった社会性に大きな問題を有し，そのために社会での生きづらさをもつ児であり，発達障害者支援法ができるまでは，支援が行き届かず，教育や就労などにさまざまな問題がありました．

難病児は，障害者総合支援法の第4条第1項に述べられている「治療方法が確立していない疾病その他の特殊の疾病であって政令で定めるものによる障害の程度が厚生労働大臣が定める程度である」[4]児童をいいます．症状が安定していないために障害認定がなされず，法律に基づく支援を受けることができない人が多くいました．

これら改正された障害者基本法に基づく，障害者総合支援法と児童福祉法によって，障害児の支援制度は定められています．

2012（平成24）年の児童福祉法の改正に伴って，障害児の将来的な発達を視野に入れつつ，障害児をはじめとしてその家族，地域を含めた保健福祉サービスの充実を図るための体制づくりを検討しています．図2[5]に示すように，身近な行政区域である市町村から都道府県が重層的に連携を図りながら，総合的かつ一貫した発達支援を行う体制を作ることが計画において明記されています．

● 障害の発見・気づき

障害児は，出生前，出生直後，また育ちの途上で発見されます．それらの場所は，産科病院や総合病院などの出産前後でかかわる医療機関や，出生後に通う小児科医院・病院，保健師の家庭訪問や乳幼児健康診査（いわゆる健診），保育所，幼稚園などです．

現在，妊娠中・産後のサービスは，母子保健法に基づいて提供されています．「妊娠届」を提出すると，妊婦の健康診査や超音波検査の補助，母親学級などが受けられます．出産後は，先天性代謝異常等検査などが受けられます．公費で行われる健診は自治体によって実施回数や受診時期が大きく異なりますが，必ず実施されています．わが国の健診制度は，乳児死亡率の低減に非常に効果をあげてきました．同時に障害児を発見し，早期に療育につなげるという役目も担ってきました．発達障害者基本法に基づく発達障害児は，その障害の特性から，3歳児健診で気づかれないことも多く，精度を上げる手法の開発や5歳児健診を実施する自治体も増えています[6]．

トピックス

インクルージョン（inclusion）
・障害者権利条約におけるインクルージョンとは，障害のある人を「排除（エクスクルージョン）しない」という意味です．障害者権利条約も改正障害者基本法も障害のあるなしで分け隔てられることなく共生する社会の実現を目指しています．

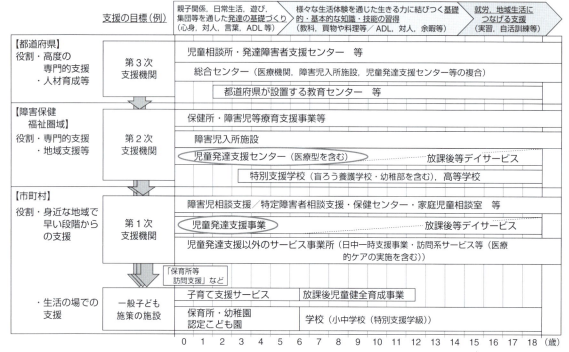

図2 年齢に応じた重層的な支援体制イメージ（案）（厚生労働省）[5]

●障害児の育ちの概略

　障害児も健常児も，児は，保護者やその他の養育者によって育てられ，成長していきます．時間の経過とともに，新生児から，乳児，幼児へ，小学校に入学し，少年，そして青年・成人へと育っていきます．それぞれの時期（ライフステージ）の生活の場は，家庭を中心としたものから，学校そして地域社会へとだんだんと広がっていきます．障害児が，社会的に自立することや保護者の支援なしに生活できるようになることは多くの保護者の願いです．そのために，将来を見据えた計画的な支援が求められます．さまざまなライフステージで個別の支援計画を立てて，それをそれぞれのライフステージにつないでいくことが求められるようになっています．厚生労働省の社会保障審議会障害者部会の今後の障害児支援の在り方に関する検討会が示した報告書[7]では，**図3**[7]に集約するように，乳幼児期から学齢期（少年期），成年期へとライフステージが変化するなかで，本人・家族を囲んで医療・保健・教育・福祉などが横に連携しつつ縦への連携を行い，障害児の育ちを保証するあり方を提案しています．

児童福祉法と関連制度

●改正児童福祉法に基づく支援の概略

　2012（平成24）年の児童福祉法の改正により，従来の支援体制が大きく見直されました．**図4**[8]に示すように，肢体不自由や知的障害といった障害の種類別に分かれていた施設が一元化され，大きく入所系のサービスと通所系のサービスに分けられました．通所系のサービスは，より生活に近い市町村単位での支援に移行しました．また，障害児の施策において「放課後等デイサービス」という初めての放課後活動の支援や，地域で育つ障害児と，診断はついていないものの障害を危ぶまれるグレーゾーンの児への訪問・巡回型支援である「保育所等訪問支援事業」，障害児支援に初めてケアマネジメント手法を取り入れた「障害児相談支援事業」といった新しい取り組みが創設されました[9]．それぞれの事業の概要は**表1**[10]に示します．

　通所サービスの児童発達支援は，医療型とそうでないものに分けられます．児童発達支援は，基

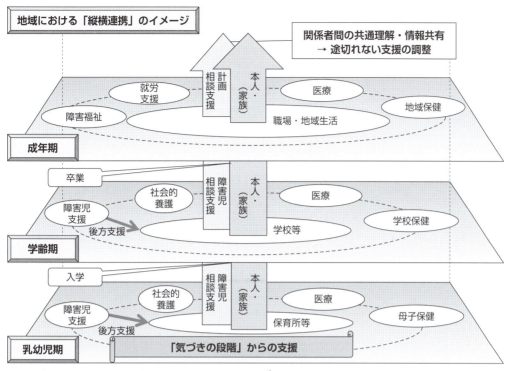

図3 今後の障害児支援の在り方について（報告書）[7]

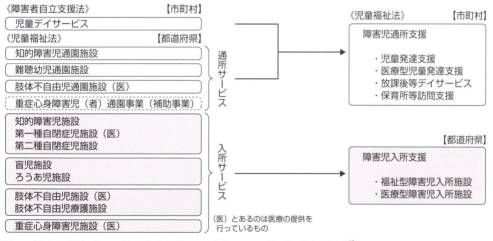

図4 児童福祉法改正に伴う障害児施設・事業の一元化（厚生労働省）[8]

本的に発達支援を要する児に，その時期にしかできない活動をとおして，育ちを支援するとともに，育てにくさを感じる保護者に対して子育て支援を行う事業です．医療型はそれに加え，おもに肢体不自由児を対象に機能訓練等の「治療」を行うものです[11]．

入所サービスは，障害種別に関係なく障害のある児童（重度心身障害児や被虐待児を含む）を入所させて，保護，日常生活の指導および自立に必要な知識や技能の付与を行う施設です．福祉サービスを行う「福祉型」と，福祉サービスに併せて治療を行う「医療型」があります[9,12]．

● 乳幼児期の発達支援

わが国の急速な少子高齢化や社会構造の変化な

表1　障害児支援の体系[10]

概要		支援	事業所数	利用者数	支援の内容
障害児通所支援	(市町村)	児童発達支援	2,623	65,328	日常生活における基本的な動作の指導，知識技能の付与，集団生活への適応訓練，その他必要な支援を行うもの
		医療型児童発達支援	103	2,672	日常生活における基本的な動作の指導，知識技能の付与，集団生活への適応訓練，その他必要な支援及び治療を行うもの
		放課後等デイサービス	4,132	70,955	授業の終了後又は学校の休業日に，生活能力の向上のために必要な訓練，社会との交流の促進その他の必要な支援を行うもの
		保育所等訪問支援	258	1,288	保育所等を訪問し，障害のある児童に対して，集団生活への適応のための専門的な支援その他の必要な支援を行うもの
障害児入所支援	(都道府県)	福祉型障害児入所施設	189	1,908	施設に入所する障害のある児童に対して，保護，日常生活の指導及び独立自活に必要な知識技能の付与を行うもの
		医療型障害児入所施設	182	2,074	施設に入所する障害のある児童に対して，保護，日常生活の指導及び独立自活に必要な知識技能の付与及び治療を行うもの

※事業所数，利用者数については，2014（平成26）年2月の国民健康保険団体連合会による支払いの実績データから，抽出・集計したものである．

どから，近年子育てをめぐる課題が大きく取り上げられるようになりました．さまざまな課題を背景として，児と子育てをめぐる環境の整備を図るための法律（子ども・子育て関連3法＊）が制定され，法律に基づく新しい制度（子ども・子育て新制度）が作られました．この制度では，幼児期の学校教育・保育を総合的に提供（「認定こども園」の普及）し，幼児教育および保育の拡充を図ることや，子育て相談や一時預かりの場を増やすなどの地域の子育て支援の充実を図ること，待機児童を減らす，身近な地域での保育機能の確保を図るなどを中心課題としながら子育て支援の充実を目指しています[13]．障害者権利条約に掲げられているように障害児も健常児もともに育つというインクルーシブの考え方からすると，**合理的配慮**の下，障害児も通常の幼児教育・保育の場での

＊ ①子ども・子育て支援法〔2012（平成24）年法律第65号〕，②就学前の子どもに関する教育，保育等の総合的な提供の推進に関する法律の一部を改正する法律〔2012（平成24）年法律第66号〕，③子ども・子育て支援法及び就学前の子どもに関する教育，保育等の総合的な提供の推進に関する法律の一部を改正する法律の施行に伴う関係法律の整備等に関する法律〔2012（平成24）年法律第67号〕．①は新しく制定された法律，②は2012（平成24）年に制定された認定こども園法の改正法，③は2つの法律の制定に伴う，児童福祉法をはじめとする関連する法律の改正法のこと．

Topics　トピックス

合理的配慮

- 障害者の権利に関する条約第2条においては，「合理的配慮」とは，「障害者が他の者との平等を基礎として全ての人権及び基本的自由を享有し，又は行使することを確保するための必要かつ適当な変更及び調整であって，特定の場合において必要とされるものであり，かつ，均衡を失した又は過度の負担を課さないものをいう」と定義されています．2013（平成25）年6月に制定された障害者差別解消法では，障害を理由とする差別の解消のために，「差別的取扱いの禁止」と「合理的配慮の不提供の禁止」を定めて，国や地方公共団体には法的義務を課しています．合理的配慮をしないことが差別とみなされます．

発達支援がなされることが望まれます．そのためには携わる人の数を増やし（加配）たり，障害児の特性に見合う対応方法や発達支援に精通した人材を配置したり，保育士に専門的な立場から具体的方法を助言・指導するなどの支援が重要です．また，年少の幼児期ではまだ診断はついていないものの，集団生活の場において特徴的な困難さを示す発達障害児およびグレーゾーンの児など，適切な対応で変化しうる児への支援もこの時期には重要です．改正児童福祉法では，新設された「保育所等訪問支援」事業によって，保育士への支援が1つの事業として公に可能になりました[9]．

図2の0歳から小学校入学までの6歳未満の時期までを見てもわかるように，一般の子育ての場から児の障害の種類や重症度を考慮しつつ支援の場が広がっています．また，その児に合った一貫した支援が早い段階から計画的に行われるようにケアマネジメントを行う障害児相談支援事業が市町村の圏域でなされるようになっています．

● 学童期の発達支援

学童期になった児は，昼間の時間のほとんどを"学校"という教育の場で過ごすことになります．障害児にかかわる教育を**特別支援教育**とよびます．特別支援教育については次項で詳細に述べます．放課後や，夏休み，冬休みなどの長期休暇のあいだの支援について，2012（平成24）年の児童福祉法の改正に伴う新たなサービス体系として，「**放課後等デイサービス**」が法律で定められました．障害児が使える放課後や長期休みの支援には，放課後等デイサービスのほか，障害児を含むすべての児童を対象としている「放課後児童クラブ（いわゆる学童保育）」と「放課後子ども教室」，障害者総合支援法に基づく「日中一時支援」や「居宅介護」「行動援護」「移動支援」等の訪問系サービスがあります．

改正児童福祉法で創設された放課後等デイサービスとは，「学校教育法第一条に規定する学校（幼稚園および大学を除く）に就学している障害児につき，授業の終了後または休業日に児童発達支援センターその他の厚生労働省令で定める施設に通わせ，生活能力の向上のために必要な訓練，社会との交流の促進その他の便宜を供与すること」[4]となっています．つまり，小学校から高等学校までを対象とした発達支援の場といえます．学童保育や放課後子ども教室は学童期を対象とする事業のため，おもに小学生が対象となっている点が異なります．総合支援法に基づく訪問系のサービスは，年齢による制限はありません．

放課後等デイサービスは，新しい事業のため，報酬や人の配置や専門性，取り組む活動内容などさまざまな課題が指摘されています[14,15]．児の放課後や長期休みの生活の場であり，小学校から高等学校までの最長で12年間という，心身ともに著しい発達・変化を遂げる年代を過ごすことになります．よりよいあり方を作業療法の立場からも考えていく必要があります．

特別支援教育制度

● 特別支援教育制度とは

2003（平成15）年当時，養護学校に在籍する児童生徒の障害の重度・重複化がみられることや，普通学校において，**学習障害（LD），注意欠陥／多動性障害（ADHD），高機能自閉症**と思われる児童生徒の在籍率を調査し，その教育的対応が求められる状況があるなど，多様な問題が取りざたされていました．文部科学省において，障害の程度等に応じて特別の場で指導を行う「特殊教育」から，障害のある児童・生徒を個々の教育的ニーズに応じて適切な教育的支援を行う「**特別支援教育**」への転換を図ることを基本として制度的見直し等の提言が取りまとめられました[16]．それらの結果を受けて「学校教育法等の一部を改正する法律」が成立し，2007（平成19）年4月施行されました．特別支援教育の理念を**表2**に示します．このような理念の下に，特殊教育からのおもな変更内容として，①盲学校，聾学校，養護学校を，障害種別を超えた**特別支援学校**に一本化する，②特別支援学校においては，在籍児童等の教育を行うほか，小・中学校等に在籍する障害のある児童生徒等の教育について助言援助に努める（特別支援学校のセンター的機能），③幼稚園，

表2 特別支援教育の理念[25]

特別支援教育は，障害のある幼児児童生徒の自立や社会参加に向けた主体的な取組を支援するという視点に立ち，幼児児童生徒一人一人の教育的ニーズを把握し，その持てる力を高め，生活や学習上の困難を改善又は克服するため，適切な指導及び必要な支援を行うものである．

また，特別支援教育は，これまでの特殊教育の対象の障害だけでなく，知的な遅れのない発達障害も含めて，特別な支援を必要とする幼児児童生徒が在籍する全ての学校において実施されるものである．

さらに，特別支援教育は，障害のある幼児児童生徒への教育にとどまらず，障害の有無やその他の個々の違いを認識しつつ様々な人々が生き生きと活躍できる共生社会の形成の基礎となるものであり，我が国の現在及び将来の社会にとって重要な意味を持っている．

特別支援教育の推進について（通知）　文部科学省初等中等教育局長　2007（平成19）年4月1日

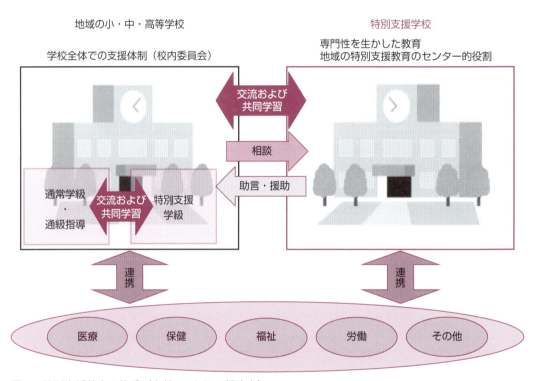

図5　特別支援教育の体系（文献17より一部改変）

小・中学校，高等学校および中等教育学校のいずれの学校においても，LD・AD/HD等を含む障害のある幼児・児童・生徒等に対して適切な教育を行うことの3点があげられます．図5[17]に，特別支援教育の体系を示します．そこに示されるように，普通学校に所属する児童・生徒の支援のあり方が明らかになり，特別支援学校が地域の学校から相談を受け，助言指導を行い，支援の必要な児童・生徒の教育に貢献するという重要な位置づけをもつようになりました．また，外部機関との連携や専門家の活用を行うなど従来の教育制度にはなかった，教育外の人や組織との連携という外部に開かれた教育がなされるようになりました．

さらに，この特別支援教育を具体的に推進するための体制として，すべての学校に特別支援教育のための校内委員会を設け，児の実態把握に努めることになりました．また，この教育のために学校内の関係者や外部の関係機関との連絡調整役となる「特別支援教育コーディネーター」を指名して，保護者に対する相談窓口，担任への支援，校

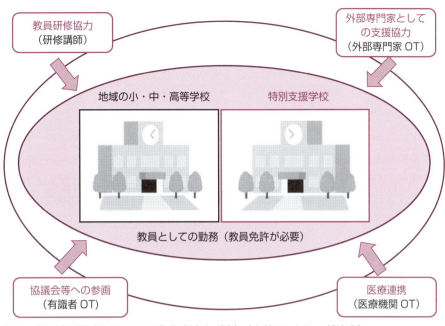

図6 特別支援教育にかかわる作業療法士（案）（文献20より一部改変）

内委員会の運営や推進役といった役割を担ってもらうことになりました．それにより，児童・生徒一人ひとりのために関係諸機関と連携を図りながら，支援を進めていくようになりました．また必要に応じ，おのおののニーズに応じた指導目標や内容，方法等を示した「**個別の指導計画**」を作成して日々の支援に役立て，さらに関係機関の連携による乳幼児期から学校卒業後まで一貫した支援を行うための教育的支援の目標や内容等を盛り込んだ「**個別の教育支援計画**」の作成を行い，次の段階への支援に連携させていく取り組みもできました．

さらに，障害者権利条約締結を受けて**インクルーシブ教育**の推進が図られることになりました．それを受けて2013（平成25）年9月から，学校教育法施行令の一部が改正され，これまで障害の重症度等により特別支援学校への就学が自動的に決まっていた仕組みを，個々に保護者や本人の意向を取り入れつつ市町村の教育委員会で総合的な観点から決定するように変更となり，障害の状態等の変化を踏まえた転学も可能となりました[18]．

●特別支援教育と作業療法

特殊教育から特別支援教育に移行されてから，外部の機関や専門家との連携が事業として進められ，作業療法士（occupational therapist：OT）だけでなく，言語聴覚士，理学療法士などのリハビリテーション専門職が積極的に活用されるようになってきました．OTの職能団体である一般社団法人日本作業療法士協会（OT協会）の調査によると，それぞれの地域でさまざまな形態で特別支援教育に携わるようになってきています[19]．図6[20]にも示すように，有識者として特別支援教育体制を整備・推進するための会議の委員となったり，研修会の講師として教員の研修に携わったりしています．さらに，特別支援学校に常勤で勤務して児童・生徒の支援やクラス支援，地域学校への支援に携わるOTもいます．また病院などの医療機関に所属して関係する障害児の支援をしたり，外部の専門家として支援に携わったりするOTもいます．

OT全体からみると発達障害領域で働くOTの数は少なく，OT協会の会員統計資料によると3.4%程度にしかすぎません[21]．そのため，特別支援教育にOTが参画することを推進するには，

発達障害に携わる人材の育成・専門性の向上などの課題があります．さらに，OTが本来所属する医療と教育とは異なる場所であることから，教育のシステムや学校文化を理解して取り組まなければ，真に児の支援に役立つことは難しい[22]ものです．このように特別支援教育へのOTの参画には課題があります．しかし，児が多くの時間を過ごし，さまざまな生活上の発達課題に取り組む場所である教育の現場でOTが活躍できれば，教員や障害児，保護者にとっても良い影響をもたらすと期待できます．

青年期への移行支援制度

2013（平成25）年度の学校基本調査の結果をみると，特別支援学校の中学部の卒業者の98.2％が特別支援学校高等部や高等学校の通信制課程に進学しています[23]．平成25年版障害者白書によると，特別支援学校高等部の卒業者の進路は，大学や専攻科等への進学者が2.7％，教育訓練機関等への入学者が2.5％，就職者が25.0％，社会福祉施設等入所・通所者が66.6％，その他3.2％となっています[24]．特別支援教育の開始以前は，障害の重度化・重複化という背景のほか，就労につながる教育・指導が不十分なために，一般就労できる生徒は少なく，社会福祉施設に通所・入所していました．さらにそれらの施設では，一般就労につながる支援がなされず，社会的な自立が難しくなっていることが社会福祉施策の課題でもありました．その後，障害者を取り巻く制度も変化し，就労を目指す福祉の強化が図られるようになってきました．就労支援において**ジョブコーチ**（職場適応援助者）などを活用した学校からの移行支援の強化が図られるようになり，知的障害や発達障害の人たちが少しずつ一般の就労につながるようになってきました．図2や図3に示してきたように，児の育ちは連続するものです．社会生活へのスムーズな移行のためには，疾患・障害の予後などを見据えた，早期の発達段階からの意識した働きかけが必要です．また，個別の支援計画を各発達段階で見直しながらの長期的働きかけが必要です．

確認してみよう！

- （ ① ）法は，その名のとおり，障害者の日常生活および社会生活を総合的に支援するためのサービス体系を定めています．大きく分けて（ ② ），（ ③ ）に分けられます．
- 発達障害とは，2004（平成16）年に制定された（ ④ ）の第2条において規定されている障害で，「（ ⑤ ），アスペルガー症候群その他の広汎性発達障害，（ ⑥ ），（ ⑦ ）その他これに類する（ ⑧ ）の障害であってその症状が通常低年齢において発現するものとして政令で定めるもの」をいいます．
- 難病児は，（ ① ）法の第4条第1項に述べられている「治療方法が確立していない疾病その他の（ ⑨ ）の疾病であって政令で定めるものによる障害の程度が厚生労働大臣が定める程度である」児童のことをいいます．
- 2012（平成24）年の（ ⑩ ）の改正により障害の種類別に分かれていた施設が一元化され，大きく（ ⑪ ）と（ ⑫ ）の2つに分けられました．また（ ⑬ ）という初めての放課後活動の支援や，保育所等への訪問・巡回型支援である（ ⑭ ），障害児支援に初めてケアマネジメント手法を取り入れた（ ⑮ ）といった新しい取り組みが創設されました．
- 障害児を対象とする教育を，（ ⑯ ）教育といい，その中核となる学校を（ ⑯ ）学校といいます．

解答

①障害者総合支援　②自立支援給付　③地域生活支援事業　④発達障害者支援法　⑤自閉症　⑥学習障害　⑦注意欠陥多動性障害　⑧脳機能　⑨特殊　⑩児童福祉法　⑪入所系のサービス　⑫通所系のサービス　⑬放課後等デイサービス　⑭保育所等訪問支援事業　⑮障害児相談支援事業　⑯特別支援

※②と③，⑪と⑫はそれぞれ順不同

（本多ふく代）

引用・参考文献

1) DPI日本会議編：最初の一歩だ！改正障害者基本法地域から変えていこう．解放出版社，2012．
2) 東京都社会福祉協議会編：障害者自立支援法とは…─制度を理解するために．東京都社会福祉協議会，2014，pp4-5．
3) 佐藤貢一：子どもの健やかな成長と巣立ち．福祉サービスの基礎知識（三浦文夫，山崎泰彦編）．改訂9版，自由国民社，2014，p108．
4) ミネルヴァ書房編集部：社会福祉小六法2014．ミネルヴァ書房，2014．
5) 厚生労働省：障害者支援の強化について．http://www.mhlw.go.jp/seisakunitsuite/bunya/hukushi_kaigo/shougaishahukushi/kaiseihou/dl/sankou_110926_03_2.pdf
6) 厚生労働省雇用均等・児童家庭局母子保健課：乳幼児健康診査に係る発達障害のスクリーニングと早期支援に関する調査研究成果～関連法令と最近の厚生科学研究等より．2009．
7) 厚生労働省障害児支援の在り方に関する検討会：今後の障害児支援の在り方について（報告書）～「発達支援」が必要な子どもの支援はどうあるべきか～．2014．http://www.mhlw.go.jp/file/05-Shingikai-12201000-Shakaiengokyokushougaihokenfukushibu-Kikakuka/0000051490.pdf
8) 厚生労働省：平成24年版　厚生労働白書　資料編．p225．http://www.mhlw.go.jp/wp/hakusyo/kousei/12-2/dl/09.pdf
9) 安梅勅江：第3章第4節障害児のための福祉サービス，児童家庭福祉論．社会福祉法人全国社会福祉協議会，2014，pp95-107．
10) 厚生労働省：平成26年版　厚生労働白書　資料編．p222．http://www.mhlw.go.jp/wp/hakusyo/kousei/14-2/dl/09.pdf
11) 一般社団法人全国児童発達支援協議会：厚生労働省平成25年度障害者総合福祉推進事業障害児通所支援の今後のあり方に関する調査研究報告書．2014．
12) 厚生労働省：障害児入所支援．http://www.mhlw.go.jp/seisakunitsuite/bunya/hukushi_kaigo/shougaishahukushi/kaiseihou/dl/sankou_111117_01-08.pdf
13) 内閣府子ども・子育て支援新制度施行準備室：すくすくジャパン子ども子育て新制度について，2014．http://www8.cao.go.jp/shoushi/shinseido/outline/pdf/setsumei.pdf
14) 一般社団法人全国児童発達支援協議会：厚生労働省平成24年度障害者総合福祉推進事業児童福祉法改正後の障害児通所支援の実態と今後の在り方に関する調査研究報告書．2013，pp40-43．
15) 丸山啓史：放課後活動の発展に向けて，障害のある子どもの放課後活動ハンドブック（障害のある子どもの放課後保障全国連絡会）．かもがわ出版，2011，pp172-188．
16) 文部科学省特別支援教育の在り方に関する調査研究協力者会議：今後の特別支援教育の在り方について（最終報告）．
17) 文部科学省：パンフレット「特別支援教育」．http://www.mext.go.jp/a_menu/shotou/tokubetu/main/004/001.pdf
18) 文部科学省：共生社会の形成に向けたインクルーシブ教育システム構築のための特別支援教育の推進（報告）．2013．
19) 一般社団法人日本作業療法士協会制度対策部障害保健福祉対策委員会（発達領域チーム）：特別支援教育における作業療法士の参画推進のための調査報告―ヒアリング調査結果―．2014．
20) 一般社団法人日本作業療法士協会：特別支援教育への作業療法士参画モデル案に関する報告～文部科学省が示す発達障害等支援・特別支援教育総合推進事業に沿って～．2011．http://www.jaot.or.jp/wp-content/uploads/2010/08/tokubetsushien-report.pdf
21) 日本作業療法士協会情報統計員会：2013年度会員統計資料．日本作業療法士協会誌，2014．
22) 一般社団法人日本作業療法士協会学術部：作業療法マニュアル40特別支援教育の作業療法士―よりよい実践のために―．日本作業療法士協会，2010．
23) 文部科学省：学校基本調査，平成25年度版．
24) 内閣府：障害者白書，平成25年度版．
25) 文部科学省：特別支援教育の推進について（通知）．http://www.mext.go.jp/b_menu/hakusho/nc/07050101.htm

第14章 障害児の保護者への子育て支援

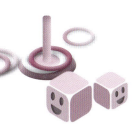

エッセンス

- 作業療法（occupational therapy）の対象となる児の障害は，発症の成因や障害の原因により分類できます．これらの分類により，障害の発見，告知の場所および時期やその後の療育・教育が異なってきます．障害の発見により，保護者は，複雑な心理状況に陥ります．その状況は**障害受容**としてとらえられ，「**段階説**」「**価値転換説**」「**慢性的悲哀説**」などの解釈があります．障害児の保護者は，生活そのものも変化します．また，障害児は**虐待のリスク**にさらされやすい存在です．

- 近年，**障害者権利条約**の批准に伴ってさまざまな法律が改正され，障害児と保護者を支援する体制が整備されてきています．障害児が**合理的配慮**のなされた地域社会へ**インクルージョン**されるために，**ライフステージ**の各段階にわたった縦の連携や，関係者間の横の連携が重要視されています．今後は障害児とその保護者が，健常児とその保護者と同様な**当たり前の生活**が送れるように，**国際生活機能分類（International Classification of Functioning, Disability and Health：ICF）**の視点に立った，**生活モデル**の療育・教育が求められていきます．支援の基礎には，**子どもの権利条約**に示される「**生きる権利**」「**守られる権利**」「**育つ権利**」「**参加する権利**」という4つの権利や保護者の人権を保障する考え方が必要です．

- 障害児の療育・教育に携わる専門職は，情報と専門技術を互いに重ねながら連携する"Transdisciplinary team model，**他職種超越型モデル**"のチームで支援することが大切です．チームの一員として，作業療法士（occupational therapist：OT）はその実践過程において，**障害の分類**に基づく特性や**ライフステージ**を考慮し，保護者からの生活状況の聞き取りをていねいに行いながら，**活動・参加**に重点をおいた支援を展開することが求められます．

児の障害

●障害の分類

作業療法（occupational therapy）の対象となる児の障害は，発症の成因や障害の原因などによって分類できます．成因からみた障害は，表1に示すように大きく4つに分類できます[1]．この分類には，発達障害者支援法で定義される発達障害が含まれていません．発達障害は，原因は明らかではないものの，その定義（第2条）に示されるように脳機能の障害が原因と考えられています．外見上から障害の有無を判断することは難しいため，表1の②に分類される障害といえます．この分類は，児を育てる保護者の障害との出合いや障害に向かう態度を決定づける1つの要因にもなっています．また，この分類が示す障害は，国際生活機能分類（International Classification of Functioning, Disability and Health：ICF）の心身機能・身体構造面の障害を示すものではなく，活動・参加や環境因子，個人因子を示す分類といえます．

表2に示す障害の分類は[2]，心身機能・身体構造面の障害像を示す分類といえます．障害の分類によってそれぞれ，臨床像が異なります．運動障害（筋緊張や関節可動域，随意運動の状況）のタイプ，障害の予後や推移，感覚や認知特性，発達の特徴などを暗示しています．診断名とともに障害の分類を知ることによって，基本的な作業療法の治療的かかわりを予測することが可能です．

●障害の発見

児の障害は，出産や受診した病院や居住する市町村で開催される乳幼児の健康診査，いわゆる健診で見つかります．健診は表3に示すように，母子保健法においてその目的や内容などが定められており，必ず実施されます．発達障害者支援法第5条では，表3に示すように，乳幼児健診における発達障害の早期発見について定められてい

表1　成因からみた障害の分類（文献1を改変）

成因	障害例
①出生時に障害がほぼ完成し，出生直後に「障害」として認識されるもの	四肢先天奇形，先天性多発性関節拘縮症，脊髄髄膜瘤を伴う二分脊椎
②出生前に起因するが，「障害」としての認識には一定の時間を要するもの	脳の先天奇形に伴う脳性麻痺，進行性筋ジストロフィー，血友病などの遺伝子病，染色体異常，先天性代謝異常，風疹・サイトメガロウイルスなどの先天性感染症
③周産期の異常に関連するもの	脳性麻痺の一部，分娩麻痺
④後天的なもの	頭部外傷などの外傷性疾患，腫瘍性疾患，一般の感染症後遺症

表2　障害原因からみた障害の分類（文献2を改変）

分類	障害例
中枢神経系疾患に起因する障害	脳性麻痺，二分脊椎，脳血管障害，てんかん等
末梢神経系疾患に起因する障害	分娩麻痺，単麻痺，末梢神経麻痺等
整形外科的疾患	切断，奇形，関節リウマチ，骨系統疾患等
神経筋疾患	進行性筋ジストロフィー，脊髄小脳変性症等
内科的疾患	呼吸器障害，循環器障害，血友病等
感覚器の障害	視覚障害，聴覚障害
小児精神障害	自閉症スペクトラム障害，精神遅滞，学習障害等
その他	重症心身障害，熱傷，リスク児等

表3 障害児をめぐるおもな法律の条文

母子保健法
第十二条　市町村は，次に掲げる者に対し，厚生労働省令の定めるところにより，健康診査を行わなければならない．
一　満一歳六か月を超え満二歳に達しない幼児
二　満三歳を超え満四歳に達しない幼児

2　前項の厚生労働省令は，健康増進法に規定する健康診査等指針と調和が保たれたものでなければならない．

第十三条　前条の健康診査のほか，市町村は，必要に応じ，妊産婦又は乳児若しくは幼児に対して，健康診査を行い，又は健康診査を受けることを勧奨しなければならない．

発達障害者支援法
第五条　市町村は，母子保健法第十二条及び第十三条に規定する健康診査を行うに当たり，発達障害の早期発見に十分留意しなければならない．

2　市町村の教育委員会は，学校保健安全法第十一条に規定する健康診断を行うに当たり，発達障害の早期発見に十分留意しなければならない．（以下略）

ます．そのため，自治体によっては，臨床心理士を活用したり，M-CHAT日本語版や独自の問診票を作成して用いたりするなどしています．さらに，発達障害の発見の確率を高めるために5歳児健診を行っている自治体もあります[3]．このような健診で障害が疑われた児は，所定の医療機関や保健機関で改めて詳細な検査等を受けて，障害の確定がなされ，保護者へ告知されることになります．

さらに最近では，障害の原因になる**染色体異常**が，出生前の検査でもわかるようになってきました．2013（平成25）年3月に「母体血を用いた新しい出生前遺伝学的検査」に関する指針を厚生労働省が示しました[17]．それにより，母体から採取した20 ml程度の血液で，胎児の染色体異常〔13トリソミー，18トリソミー，21トリソミー（ダウン症候群）〕を高い確率で検出可能とする検査が容易に可能となりました（**トピックス❶**）．このことは，出生前から，障害の恐れを察知し，産む・産まないという厳しい命の選択を，これから親になろうとする夫婦に迫るようになりました．

● 児の障害と保護者の立場
1）保護者の心理（障害受容）

保護者になる人たちの多くは，青年期後期から成人期前期の**ライフステージ**にある20～30歳代の人たちです（**トピックス❷**）．結婚して日が浅く，互いの関係性が十分形成されていない場合もあります．出産は人生における大きなイベントであり，障害の有無に関係なく出産前後で気分障害や不安障害を示す人も少なくありません．さらに親になることで生活も激変し，ストレスも大きくなるものです．このようにさまざまなストレスがあるなかで，自分の児に障害があるとわかったとき，保護者はどのような心理状況になるのでしょうか？　また，それは時間の経過，児の成長とともにどのように変化していくのでしょうか？

「障害」のとらえ方にはさまざまありますが，多くは「**障害受容**」という言葉で表現されます．

トピックス❶

トリソミー
・染色体が1本余分にあるものをトリソミー，1本足りないものをモノソミーといい，染色体の異常を示します．染色体異常は，性染色体を含むすべての染色体で起こります．21番目の染色体がトリソミーの状態を示す染色体異常をとくにダウン症候群とよびます．

トピックス❷

- ライフステージ：新生児期から老年期までの，人生のそれぞれの段階のことです．以下のとおりに分けられます．

  胎生期：受精から出生まで
  新生児期：出生後4週間
  乳児期：出生後1年まで
  幼児期：1〜6歳
  学童期：6〜12歳（小学生）
  青年期：前期（思春期）12〜18歳，後期18〜22歳
  成人期：前期（22〜35歳），中期（35〜50歳），後期（50〜65歳）
  老年期：65歳〜

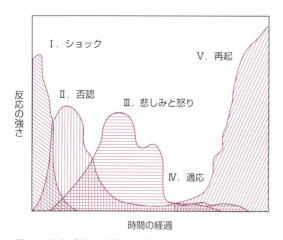

図1　障害受容の段階説の模式図

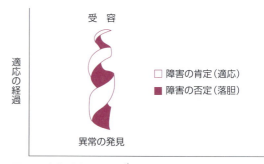

図2　障害受容の過程[4]

障害児の保護者の障害受容については，さまざまな研究があります．中田は，それまでの研究を概観してまとめ，自らの調査結果も含めて考察しています[4,5]．障害児の保護者の障害受容に関しては，障害当事者の障害受容と同様の「段階説」や「価値転換説」があります．段階説は，図1に示すように，「ショック」「否認」「悲しみと怒り」「適応」「再起」と心理状況が段階的に変化していき，児の障害を受け入れていくというとらえ方です．価値転換説は，段階説の適応・再起の段階において，落ち着いた状態に戻るだけでなく，障害を受け入れ，新しい価値を見出し，成長した心の状態に達するというとらえ方です．障害児をもつ家族が人間的に成長するということは，療育の臨床でも多くみられることです．しかし，すべての保護者や家族が時間の経過とともにいずれ落ち着いた状況に達するという平面的な考え方では，保護者の心情を十分には理解しえません．

障害児の保護者の障害受容については，ほかに"慢性的悲哀（chronic sorrow）"[6]という正常な反応として児の障害への悲哀の感情をもち続ける説や，図2に示すような障害の否定と肯定の感情が表裏一体的に内在しつつ，連続的に螺旋的に受容へのプロセスを進めるとする説もあります[4]．

支援者は，児を取り巻く環境因子の1つである保護者がさまざまな心理状況で児の障害と向き合っていることへの理解が大切です．そして，その心理状況は，否定されるものでも，よりよい方向性があるというものでもなく，そういう状況であるということを受け止めて寄り添う姿勢をもつことも大切です．

2）保護者の生活

　健常児の子育てでも，育児に専念することは，さまざまな他の可能性を放棄したり，棚上げにしたりすることでもあります[7]．障害児であれば，保護者にかかる負担はさらに大きいものです．また，健常児は徐々に保護者の手を離れ，いずれは，学校を卒業して就職し，独り立ちしていくものです．それに伴い，保護者の世代は育児から解放され，自らの人生に時間を費やすことができるようになっていきます．それが一般的な**ライフサイクル**です（**トピックス❸**）．しかし，障害児の場合の多くは，保護者が世話をし続けます．ヘルパーの利用，通所やショートステイの施設を利用できるようになっても，基本となるのは家庭であり，さらに福祉全般の利用計画を立てるのも保護者です．**障害者総合支援法**が制定されて児童福祉法が改正され，介護保険と同様な利用体系に移行しつつありますが，まだまだ保護者に掛かる負担が大きいのが現状です．自閉症児の親である福井は，人生を春夏秋冬になぞらえて，自らを"冬のひまわり"とたとえています．老いた人生の冬においても夏（子育て世代）の代名詞のひまわりのように咲いていると述べています[8]．

3）虐待のリスク

　最近の育児全般において，虐待は大きな社会問題になっています．厚生労働省は「子ども虐待対応の手引き」[9]において，**虐待にいたる恐れのある要因（リスク要因）**として，保護者側，児側，養育環境の3つをあげています．保護者側のリスク要因として，望まぬ妊娠や，妊娠中または出産後の長期入院等による児への不十分な愛着形成，保護者自身の性格や精神疾患，保護者自身の被虐待の経験，育児に対する不安やストレスの蓄積などがあげられています．児側の要因には，乳児，未熟児・障害児など育てにくさをもっていることがあげられています．養育環境の要因には，単身家庭，子連れの再婚（または内縁）家庭，人間関係に問題を抱える家庭，経済的不安のある家庭，夫婦の不和などがあげられています．これらの要因からみても，障害児が虐待を受けやすいことが理解できます．障害児は日常生活活動（activities of daily living：ADL）をはじめとして生活全般に育てづらさがあるのは事実です．また，保護者側は育児の困難さのうえに心理的な葛藤も抱えています．支援者はこの事実を受け止め，障害児，保護者の双方の立場を理解して支援しなくてはなり

> **Topics　トピックス❸**
>
> ・**ライフサイクル**：発達心理学者で精神分析家でもあったE.H.エリクソン（1902-1994）は，人間の発達を死を迎えるまで生涯続く過程であると考え，生涯をライフサイクルと提唱して，8つの発達段階に分け，それぞれの段階で獲得すべき課題を設定しました（**表4**）[10]．

表4　エリクソンのライフサイクル[10]

発達段階		獲得すべき課題		
第Ⅰ期	乳児期	信頼	対	不信
第Ⅱ期	幼児前期	自律性	対	恥・疑惑
第Ⅲ期	幼児後期	積極性	対	罪悪感
第Ⅳ期	児童期	勤勉性（生産性）	対	劣等感
第Ⅴ期	青年期	同一性	対	同一性拡散
第Ⅵ期	初期成人期	親密性	対	孤立
第Ⅶ期	成人期	生殖性	対	自己停滞
第Ⅷ期	成熟期	統合性	対	絶望

ません．ADL支援の実際場面で具体的方法を伝えたり，保護者の心情に傾聴する機会を設けたりするなど状況に見合った，より具体的な支援を行うことが必要です．

保護者と障害児のよりよい関係への支援

●保護者の子育てを支援する体制

第13章に詳しく述べましたが，国際条約である障害者権利条約を批准するためにわが国の障害児・者をめぐる支援体制は大きく変化してきました．障害者基本法では，表5に示すように第17条に施策や環境整備の必要性が明記されています．そのために地域での支援の強化に向けた児童福祉法の改正がなされ，さらに子ども・子育て支援法による子育て環境の整備も進められてきています．このような社会で，障害児支援は，ライフステージに応じた切れ目のない縦の連携と関係者間のスムーズな横の連携を図り，合理的配慮がなされたなかで地域社会への参加・包容（インクルージョン）を推進し，障害児本人の最善の利益を保障し，保護者の支援を重視したものでなくてはなりません（第13章図3参照）．今後の障害児支援について宮田は，「当たり前」を当たり前にすることが目標だと述べています[11]．障害があっても保護者と暮らすのが当たり前，保護者が働いていれば保育所に通うのが当たり前，成人になれば保護者を離れて地域で暮らすのが当たり前であり，人として当たり前のライフサイクルを送り，一般の子育て支援の後方支援としての障害児支援であるべきだとしています．これからは，機能障害を改善して能力障害を軽減し，社会的不利を克服しようとするICIDH（国際障害分類）の考え方に基づく医学モデルの療育から，活動・参加を重視するICF（国際生活機能分類）の考え方に立つ生活モデルの療育へと進んで行くことになります．

いずれにせよ，この世に生まれ，育つ児は，障害のあるなしにかかわらず大切な存在です．「児童の権利に関する条約（子どもの権利条約）」に示されるように，どの児にも「生きる権利」「守られる権利」「育つ権利」「参加する権利」が保障されなくてはなりません．そして，その児を育てる保護者の人権を保障し，当たり前の生活を保障するものでなくてはなりません．

●子育て支援のための専門職連携

一般の子育て支援の後方支援としての障害児支援，すなわち「生活モデル」に基づく支援が，改正された児童福祉法に基づく療育体制や特別支援教育の場で求められていきます．

宮田の提唱する「生活モデルの療育」とは，保育機能を基盤に据え，相談機能を充実させて児を取り巻く家庭・社会環境を整備したうえで，練習や医療を的確に過不足なくそして継続的に提供するものです[12]．具体的にいうと，保護者の育児を援助し，児の育とうとする意欲を育て，生活に必要な体験を提供する保育機能を中心にして，保護者に寄り添いながら，家庭・社会環境調整のための相談機能，児の能力上の問題を改善し，生活場面に適応しやすくするための練習機能，経管栄養・導尿などの医療的問題に対応する練習機能を提供するものです．

「生活モデル」で療育を提供するためには，さまざまな職種の連携が重要です．図3に示すような"トランスディシプリナリー・チーム・モデ

表5　障害者基本法

療育

第十七条　国及び地方公共団体は，障害者である子どもが可能な限りその身近な場所において療育その他これに関連する支援を受けられるよう必要な施策を講じなければならない．
2　国及び地方公共団体は，療育に関し，研究，開発及び普及の促進，専門的知識又は技能を有する職員の育成その他の環境の整備を促進しなければならない．

ル（Transdisciplinary team model，他職種超越型モデル）"が望ましいといえます（**トピックス❹**）。専門家が専門技術をもってそれぞれにかかわるのではなく、お互いの専門分野を意図的に超えた平等な関係となり、メンバーがチーム内のさまざまな情報と専門技術を互いに重ねながら課題達成に向けて活動する[13]というものです。このような連携の下に協働することで、対象児・者の問題解決に対して、知恵が集まって創造的な計画が立てられ、情報が行き渡って迅速な実施につながり、多くの資源や人材を最大限に利用でき、その実践を通して専門職の能力向上、人格発達の機会になるという利点が指摘されています。一方でチームが立派すぎると依存性が高まり、非効率で意見調整に手間暇がかかる、専門職の役割の混乱や葛藤が生じうる欠点も指摘されています[14]。

● 作業療法過程における子育て支援

障害児を支援するチームの一員である作業療法士（occupational therapist：OT）には、運動機能や感覚統合機能等の専門知識を基にした心身機能・身体構造面の評価を行い、活動・参加を具体的に支援する技術の提供が求められます。また、同時に児の活動・参加をよりよい状態にするためには、取り巻くさまざまな環境を評価し、調整する知識・技術も求められます。

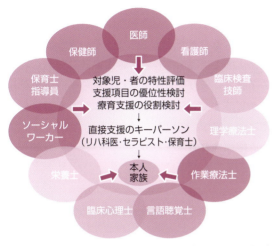

図3　Transdisciplinary team model（文献13を改変）

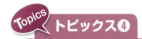

トピックス❹

他職種連携のモデル[15]

・マルチディシプリナリー・チーム・モデル（Multidisciplinary team model，他職種並立型モデル）
　このモデルは、評価・支援計画作成そしてサービスの提供などが個別に行われ、チームとしての協働・連携が十分には行われていません（**図4**）。

・インターディシプリナリー・チーム・モデル（Interdisciplinary team model，他職種協働型モデル）
　このモデルは、他の専門職とのコミュニケーションに重点がおかれ、評価・支援計画そしてサービスの提供などに多職種による協働・連携が行われています（**図5**）。

・トランスディシプリナリー・チーム・モデル（Transdisciplinary team model，他職種超越型モデル）
　このモデルは、多職種による協働・連携に加えて、"role release，役割解放"とよばれる、意図的な専門職間の役割の横断的共有の概念が含まれるとされています（図3）。

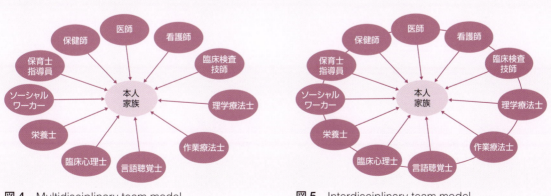

図4　Multidisciplinary team model　　　図5　Interdisciplinary team model

障害児の状況を理解するためには，**障害の分類**に基づく，**障害特性**や**発達特性**を理解しておかなければなりません．そのうえで，現状を把握し，将来を予測することが大切です．また，同時に環境因子の1つである，児を取り巻く保護者の理解も大切です．保護者も1人の人間として発達し，おのおののライフステージを歩んでいることへの理解がよりよい子育ての環境作りにつながります．

　「**生活モデル**」での作業療法実践は，児の育ちと保護者の子育て支援に主眼をおいて進めていきます．障害児のライフステージでの発達課題も基本的には健常児と同じです．よりよい育ちのためには，児自身の「やってみよう」「やってみたい」という意欲と関心をもった自発性を育んでいく姿勢が求められます．それがその後の育ちを促進する大切な個人因子となっていきます．

　そのための子育て支援におけるOTの役割は，子育て場面を保護者からていねいに聞き取り（傾聴），児と保護者間で快情動のコミュニケーションが図れるように伝え，児の自発性が促されるようなプランを立て，日々の生活に取り入れられるようにすることです．さらに，その実践は，作業療法場面で保護者と行ってみて確認してから日々の子育てに取り入れてもらい，その生活場面を写真やビデオで記録したもので確認しあうことが大切になります[16]．児の育ちをともに悩み，喜び合う関係性が基本となります．

> **確認してみよう！**
>
> - 障害受容については，「（ ① ）説」や「（ ② ）説」があります．（ ① ）説は，「（ ③ ）」「（ ④ ）」「（ ⑤ ）」「（ ⑥ ）」「（ ⑦ ）」と心理状況が段階的に変化していき，障害を受け入れていくというとらえ方です．（ ② ）説は，落ち着いた状態に戻るだけでなく，障害を受け入れ，新しい価値を見出し，成長した心の状態に達するというとらえ方です．一方で，悲哀の感情をもち続けるとする「（ ⑧ ）説」というとらえ方もあります．
> - 「児童の権利に関する条約（子どもの権利条約）」は，どの児にも「（ ⑨ ）権利」「（ ⑩ ）権利」「（ ⑪ ）権利」「（ ⑫ ）権利」を保障しています．
> - 生活モデルは，（ ⑬ ）（国際生活機能分類）の考え方であり，医学モデルは（ ⑭ ）（国際障害分類）の考え方です．

解答

①段階 ②価値転換 ③ショック ④否認 ⑤悲しみと怒り ⑥適応 ⑦再起 ⑧慢性的悲哀 ⑨生きる ⑩守られる ⑪育つ ⑫参加する ⑬ICF ⑭ICIDH
※⑨〜⑫は順不同

(本多ふく代)

引用・参考文献

1) 陣内一保:こどもの「障害学」.こどものリハビリテーション医学(伊藤利之ほか編)第2版,医学書院,2008,pp2-3.
2) 田村良子:発達障害に対する作業療法の理念と役割.発達障害(田村良子編,日本作業療法士協会監修)改訂3版,協同医書出版社,2010,p13.
3) 厚生労働省雇用均等・児童家庭母子保健課:乳幼児健康診査に係る発達障害のスクリーニングと早期支援に関する研究成果~関連法令と最近の厚生労働科学研究等より.2009.
4) 中田洋二郎:親の障害の認識と受容に関する考察―受容の段階説と慢性的悲哀.早稲田心理学年報 27:83-92,1995.
5) 中田洋二郎:子どもの障害をどう受容するか―家族支援と援助者の役割.大月書店,2002.
6) Olshansky S:Chronic sorrow:A response to having a mentally defective child. Social Casework 43:190-193,1962.
7) 氏家達夫:親になること親であること.社会と家族の心理学(東 洋,柏木恵子編),ミネルヴァ書房,1999,pp137-162.
8) 福井公子:障害のある子の親である私たち~その解き放ちのために.生活書院,2013.
9) 厚生労働省雇用均等・児童家庭局総務課:子ども虐待対応の手引き(平成25年8月改正版)http://www.mhlw.go.jp/seisakunitsuite/bunya/kodomo/kodomo_kosodate/dv/dl/130823-01c.pdf
10) E.H.エリクソンほか(村瀬孝雄,近藤邦夫訳):ライフサイクル,その完結.みすず書房,2001.
11) 宮田広善:障害児通園施設の児童発達支援センターへの一元化―「生活モデル」の発達支援とは.福祉と労働 144:18-26,2014.
12) 宮田広善:8章「保育を基盤とする療育」を創り出す.子育てを支える療育<医療モデル>から<生活モデル>への転換を.ぶどう社,2001,pp154-173.
13) 日原信彦:包括発達支援チームの中でリハビリテーション科医の果たすべき役割.リハ医学 49:885-890,2012.
14) 野中 猛:1.なぜ連携なのか.他職種連携の技術,中央法規出版,2014,pp9-15.
15) 菊地和則:多職種チームの3つのモデル―チーム研究のための基本的概念整理―.社会福祉学 39(2):273-290,1999.
16) 辛島千恵子:第1章 子どもと家族の生活とADL.発達障害をもつ子どもと成人,家族のためのADL,三輪書店,2008,pp1-43.
17) http://www.jsog.or.jp/news/pdf/20130313_kourousyo_tuuti.pdf

索 引

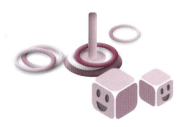

和文

あ

アーノルド・キアリ奇形　193, 194
アームサポート　185, 186
愛着（アタッチメント）行動　13
　　――の発達過程　15
愛着（アタッチメント）理論　14
相手の反応　71
アキレス腱のストレッチ　185, 188
アスペルガー障害　64
遊ばせ方　142
遊び　1, 4, 63, 67
　　――の発達　20
　　――の類型　20, 22
　　――をとおした姿勢コントロール　197, 198
遊び・活動　150
頭に働く体の立ち直り反応　50
当たり前の生活　223
アテトーゼ型（異常運動型）　104, 127, 128
アナルプラグ　199
アフォーダンス理論　26
安定した座位　152
安定した対称的な姿勢　134
暗黙の了解　71

い

医学的定義　92
医学モデル　211
　　――の療育　228
生きる権利　223, 228
易骨折性　206
意思疎通を促す方法　155
意思伝達装置　187
胃食道逆流現象　151
椅子型便器　151
一次強化子　28
遺伝性・進行性の筋疾患　177
遺伝性疾患・染色体異常により知的障害を示す疾患　161
移動　55, 186
移動支援　217

移動能力　196
移動能力低下によるストレス軽減　189
移動補助具　120
意図の検出　15
医療型　215
医療型障害児入所施設　148
医療連携　219
因果関係の理解　56
インクルーシブ　216
インクルーシブ教育　219
インクルージョン　213, 223, 228
インターディシプリナリー・チーム・モデル　229
インテーク面接のコツ　8

う

ヴィゴツキー　18
ウインドスエプト変形　109, 131, 150, 151
ウェクスラー式知能検査　110, 134
ウェクスラー式の各種検査　34
運動遊び　167, 168
運動学習　25
運動企画能力　53
運動機能　1, 4
　　――の維持・改善　184
　　――の発達　40
　　――の発達理論　8
運動機能維持　185
運動機能障害　178
運動制御理論　24
運動発達検査　32, 132
運動発達の遅れ　170, 206
運動麻痺　193, 201

え

エアーズ　8, 27, 52, 91, 95
エアハルト　8
エアハルト発達学的視覚評価　111
エアハルト発達学的把持能力評価　133, 172
エアプレーン肢位　41
絵カード　70
エクスナー　55

エリクソン　3, 17, 227
　　――の自我の発達段階　17
　　――のライフサイクル　227
遠位筋ジストロフィー（三好型）　178
エングラム　25
嚥下造影検査　134, 150
遠城寺式・乳幼児分析的発達検査　29, 30, 66, 110, 134

お

応用行動分析学　86
応用行動分析理論　28
大島の分類　149
奥行き知覚　54
押しつぶし嚥下　58
オルソチェア　142
音韻処理障害説　94
音読検査　94

か

下位型　200
下位型麻痺　200
外言　18
外語　18
外肛門括約筋麻痺　197
外傷　107
快情動のコミュニケーション　230
介助型の車いす　137
介助機器　152
階層理論　13, 24
改訂ウェクスラー成人知能検査　73
改訂日本版デンバー式発達スクリーニング検査　30, 31
改訂版随意運動発達検査　32
外転パット　136
快反応　153
外部専門家としての支援協力　219
カイヨワ　20
蛙様肢位　131
学業　1, 4, 63
学習　24, 67
　　――の基礎となるスキルの指導　198

学習課題に応じたスキルの促進 199
学習症 91
学習障害 1, 64, 91, 92, 213, 217
学習評価 35
学童期 4, 8
　　——の発達支援 217
学力の特異的発達障害 92
過誤神経支配による協調運動・分離運動障害 201
下肢の分離性や交互性 117
下肢の麻痺 193
臥床期 177, 179
過剰な援助 188
過剰な相反神経支配 129
数の基本理解の段階 23
仮性肥大 179, 180
片麻痺 103, 105
片麻痺児 103
価値転換説 223, 226
学校 70
学校教育法等の一部を改正する法律 217
カットアウトテーブル 116
活動 147
活動・参加 223
滑動性眼球運動 111
滑脳症 127, 128
合併症 151
　　——への配慮 121
合併症状 171
悲しみと怒り 226
カナダ作業遂行測定 196
かぶり型のシャツ 186
過用症候群 121
体に働く体の立ち直り反応 50, 51
体に働く頸の立ち直り反応 50, 51
ガラント反射 47
感化 24
感覚 13, 18, 26, 153
　　——の過敏 107
感覚・知覚 151
　　——の問題 151
感覚・知覚機能の発達理論 8
感覚・知覚検査 111
感覚-運動機能の改善 68
感覚-運動経験 68
感覚-運動面 65
感覚-知覚-認知機能 1, 4
感覚-知覚-認知検査 32, 133
感覚-知覚障害 112
感覚-認知機能の促進 197
感覚運動機能 163
　　——の発達 159, 165, 171
感覚運動機能評価 84

感覚運動体験 56
感覚過敏 150
感覚器の障害 1
感覚検査 203
感覚刺激調整 154
感覚障害 71
感覚処理機能 65, 68
　　——の偏り 64
感覚統合機能 39, 52
感覚統合行為検査 95
感覚統合の発達と最終産物 27
感覚統合療法 85, 91
感覚統合理論 27, 91
感覚入力 153
感覚発達チェックリスト 65
感覚欲求 68, 85
眼球運動 111
　　——の評価 96
眼球の輻輳運動 54
環境因子 2, 6
環境設定 115
環境調整 87, 154
環境適応（姿勢・道具の操作） 115, 118, 120
環境面 73
環境を整える 147
観血的骨整復術 208
間欠的自己導尿 198, 199
間欠的スパズム 129
観察 7, 64, 72, 164, 172
　　——および面接 194, 203
環軸椎の亜脱臼 170
関節可動域 110, 131, 165, 180, 193, 196
関節可動域測定 150
関節拘縮 178, 181
関節拘縮・変形 193, 202
関節拘縮予防 189
顔面肩甲上腕型筋ジストロフィー 178

き

キーボードカバー 138
奇形 1
輝度 26
機能再建術 205
機能障害度分類 181, 182
基本的信頼関係の獲得 4
基本的生活活動の自立 4
逆 ATNR 姿勢 96
虐待にいたる恐れのある要因 227
虐待のリスク 223, 227
臼蓋形成不全 122
急速聴覚処理障害説 94
吸啜-嚥下反射 39, 40, 48, 58

吸啜能力 58
教育的定義 92
教員研修協力 219
橋・延髄レベル 48
強化 28
教科学習の習得に遅れ 164
胸郭運動制限 151
胸郭変形 180, 206
強化子 87
協議会等への参画 219
強剛 150
矯正固定術 208
行政的な用語 147, 148
協働 72
共同注意 13, 15
強度行動障害 164
居宅介護 217
起立台 187
キルフォフナー 29
筋・腱の短縮 178
筋萎縮 184
筋強直性ジストロフィー 178
筋緊張 110
　　——の異常 149
　　——の低下 163, 170, 171, 206
　　——の動揺 128, 129
　　——の分布状態 150
筋緊張亢進 103
筋腱移行術 204
筋原線維の萎縮 177, 178
均衡化 18, 19
筋ジストロフィー機能障害度の厚生省（現・厚生労働省）研究班の分類 177, 179
筋ジストロフィーの分類 178
緊張性迷路反射 49, 132
筋膜・腱・靱帯の弛緩 206
筋力維持 189
筋力検査 203
筋力測定 110
筋力低下 177, 178, 184
筋力評価 181

##

空間知覚 106
空間認知機能 57
空間表象メカニズム 16
空中シーソー 86
具体的で簡潔な話し方 72
屈筋逃避反射 46
クッション等の使用 135
車いす期 177, 178, 185
薫化 24

け

計画的無視　87
継次処理尺度　33
傾斜台　116
傾斜反応　52
痙性　103, 150
　　——を伴うアテトーゼ型　127, 128
形態認知　23
傾聴　65, 230
痙直型　103, 104
痙直型片麻痺　107, 116
痙直型四肢麻痺　108, 118
痙直型両麻痺　105, 113
頸椎症の二次障害　129
経皮的動脈血酸素飽和度　134
頸部過伸展　106
ゲゼル　3, 25, 29
血清クレアチンキナーゼ　178
欠損モデル　97
限局性学習症　1, 93
　　——における読字や書字の特徴　95
限局性学習症／限局性学習障害　92
限局性学習症／限局性学習障害診断基準　92
肩甲帯と体幹部の分節的な運動　117
言語学習年齢　33
言語機能　127
言語理解の発達に遅れ　163
検査　165, 172
検査・測定　64, 73, 196, 203
原始反射　39, 46, 150
　　——と姿勢反射　150
　　——の残存　132
原始歩行　47
健診　224
腱反射の低下　178

こ

語彙爆発　13, 18
行為　147
更衣　186
更衣・整容・入浴　150
行為検査　67
構音障害　129
効果判定　7
高機能広汎性発達障害　72
高機能自閉症　217
後弓反張　135
交叉性伸展反射　46
抗重力運動　204
抗重力姿勢・運動の獲得の遅れ　171
抗重力伸展活動　106, 113
拘縮　103
口唇（探索）反射　39, 40, 48, 58
後続刺激　28
拘束性の呼吸障害　182
肯定的側面　6
行動援護　217
行動観察表　166
行動特性との関係　72
行動の強化　87
行動背景　84
広汎性発達障害児　9
高ビリルビン血症　105
　　——による核黄疸後遺症　127, 128
後方支持型歩行器　115
合理的配慮　216, 223
股関節異常　150
股関節外転・外旋位　122
股関節脱臼　116
股関節内転・内旋　103
呼吸・嚥下機能評価　134
呼吸器感染症　206
呼吸器障害　1
呼吸機能　127, 150
呼吸循環機能評価　182
国際障害分類　228
国際生活機能分類　1, 6, 223, 224, 228
極低出生体重児群　40
心の理論　15
五十音ボード　187
固縮型　104
個人因子　6
誤信念　16
子育て支援のための専門職連携　228
こだわり　73
骨切り術　208
骨形成不全症　206
　　——の分類　207
骨脆弱性　193, 206
骨粗鬆症　121
骨の脆弱化　121
骨の変形　206
骨盤位分娩　200
　　——の種類と分娩麻痺の危険度　201
骨盤ベルト　136
固定視　57
言葉　53
子ども・子育て関連3法　216
子ども・子育て支援法　228
子どもの遊び　22
子どもの権利条約　223, 228
こどものための機能的自立度評価法　111, 133, 165, 196
コナーズの評定尺度　84
個別の教育支援計画　219
個別の指導計画　219
コミュニケーション　72, 138
　　——の障害　66, 71
　　——の発達　18
　　——や作業への取り組み方の特徴　72
コミュニケーション・社会性　134
コミュニケーションエイド　138
コミュニケーション能力　65
コミュニケーションボード　187
固有感覚　153
コラムサッケード　99

さ

再起　226
座位姿勢のポジショニング　189
再評価　1
座位保持　152
座位保持装置　118, 119, 120, 136, 152
さかさま動作　182
作業活動における社会生活の体験とフィードバック　74
作業遂行課題　1, 2, 4, 5, 6
　　——の検査・測定　66
作業遂行要素　1, 2, 4, 5, 6
　　——の検査・測定　67
作業療法　67, 73, 96, 112, 134, 147, 151, 184, 197, 204, 208
　　——の目的　7
　　——の有効なアプローチ　74
作業療法過程における子育て支援　229
作業療法実施期間　1
作業療法実施内容の変更　8
作業療法実践　165, 172
作業療法評価　64
錯画期　20
左右の機能分化　53
参加する権利　223, 228
三間表　111, 112, 149
三項関係　13, 16, 18
　　——の成立過程　16
三肢麻痺　105
算数の障害　93
残存機能　177, 184

し

シート　153
シェマ　3

シェリントン　24
支援の程度による分類　161
支援のモデル　97
支援費制度　148
自我　4
視覚　153
視覚機能　39
　──の発達　57
視覚障害　1
視覚障害説　94
視覚性立ち直り反応　41, 50
視覚定位反射　57
歯牙形成不全　206
弛緩型　104
弛緩性の麻痺　201
視空間認知＋巧緻動作　23
嗜好性　150
自己管理　208
自己効力感　112
自己主張　4
仕事　1, 4
自己統制　4
自己有能感　53
自在に姿勢を変える　44
四肢・体幹部の骨変形　206
四肢周径　208
四肢麻痺　103, 105, 127
四肢麻痺児　103
糸状段階　23
システム理論　13, 25
ジストニック型　127, 128
姿勢　150
　──および運動の分析　110
姿勢・運動の非対称性　107
姿勢・運動発達　150
姿勢・動作の評価　203
姿勢・動作の分析　133
姿勢筋緊張　110, 131, 150
　──の動揺　127
姿勢コントロール　69, 135, 136
姿勢調整機能　64
姿勢背景運動　54
姿勢反射　132, 150
姿勢反応　49
姿勢変換の指導　122
姿勢保持　186
指尖つまみ　55
視線の検出　15
自尊感情　70, 103, 156
肢帯型筋ジストロフィー　178
視知覚　156
視知覚スキル検査-改訂版　94
実際の症状に対する評価　94
実施　7
実践過程　1

失調型　104
質問表の項目一覧　165
自転車　121
自動運動促進　197
児童相談所　148
児童の権利に関する条約　228
児童福祉法　148, 211, 212, 228
　──の改正　214
児童福祉法改正に伴う障害児施設・事業の一元化　215
自動歩行　47
シナジー　25
児の自発性　230
自発運動　118
　──の有無　150
自発運動評価　196
自発的な移動　156
自発的な動き　152
市販のチャイルドシート　141
指腹つまみ　54, 55
シフト　55
自閉症　1, 64, 213
自閉症スペクトラム障害　14, 64
自閉スペクトラム症　64, 65
社会化の諸形態　24
社会機能　1, 4
社会コミュニケーション障害　14
社会参加　113
　──の適応　2
社会性　57, 65
　──の障害　64, 66
　──の発達　16, 17
社会性・コミュニケーションの発達　14
社会生活指数　34
社会生活年齢　34
社会成熟度　34
社会的スキル　24
社会的適応の支援　3
社会的な活動　188
社会的なルール　71
社会福祉基礎構造改革　148
ジャクソン　25
尺取虫様の動き　182
ジャコモ・リゾラッティ　27
弱化　28
シャワーチェア　152, 186
ジャングルジム　98
シャント手術　194
ジャンプ遊び　86
手圧排尿　198
就学前の自己導尿指導　198
就学までの排泄行為の自立　197
住環境への配慮　123
習慣的な姿勢　150

重症仮死　127, 128
重症心身障害　147, 148
習得できない状態　91
重度の肢体不自由　147, 149
重度の精神薄弱（知的障害）　149
重度の知的障害　147
手掌体重支持　42
手掌での握り　54
手掌把握反射　47, 48, 54
主体的に参加　112
手段的生活活動の自立　4
手段・方法　7, 197
手内操作　55
趣味・余暇活動　187
循環器障害　1
馴（順）化　14
馴（順）化・脱馴（順）化　13
順序性の認識　23
純粋なアテトーゼ型　127, 128
上位型　200
上位型麻痺　200, 201
上位頸椎症性脊髄症　127, 131
障害原因からみた障害の分類　224
障害児支援の体系　216
障害児相談支援事業　211, 214
障害児の育ちの概略　214
障害児の育ちを支援する制度　212
障害者基本法　211, 212, 228
障害者権利条約　211, 212, 223, 228
障害者差別解消法　212
障害者自立支援法改正案　148
障害者総合支援法　211, 212, 213, 227
　──のサービス体系　212
障害者の権利に関する条約　211, 212
障害者の日常生活及び社会生活を総合的に支援するための法律　211, 212
障害受容　223, 225
　──の過程　226
　──の段階説の模式図　226
障害特性　230
生涯にわたる支援　211
障害の発見　224
障害の発見・気づき　213
障害の分類　223, 224, 230
障害を理由とする差別の解消の推進に関する法律　212
小学生の読み書きスクリーニング検査　94
上気道閉塞　151
昇降機能付座位保持装置　152
上肢運動機能障害度分類（9段階法）

183
上肢機能　39, 110, 151, 182
　——の発達　53
上肢機能テスト　204
上肢近位筋の筋力維持　189
上肢筋力の増強　197, 198
上肢操作性の向上　197, 198
上肢長・下肢長　208
上肢長・周径の測定　203
上肢のROM検査　203
上肢のW肢位　109, 131
上肢の正中位指向の向上　135
上肢の引き込み　106
症状の背景にある能力をみるための評価　95
象徴期　22
象徴的活動　18
衝動性　81, 82, 83, 84
衝動性眼球運動　111
小児精神疾患　1
小児の作業療法の実践過程　7
小児慢性特定疾患　194, 206
小脳障害説　94
情報収集　1, 64, 72, 110, 130, 149, 164, 172, 181, 194, 203
初期歩行　45
触圧覚　52
食具食べ　59
食事　150, 185
褥瘡　151
職場・社会生活で起こりやすい問題点　72
職場適応援助者　76, 220
初語　18
書字表出の障害　93
触覚　153
食器・食具　151
ショック　226
ジョブコーチ　76, 220
自立支援給付　212
自立度　156
神経・筋疾患　1
神経炎　1
神経管閉鎖障害　194
神経根引き抜き損傷　200
神経修復術　204, 205
神経伝達物質　83
神経発達障害　82
人工呼吸管理　187
進行性筋ジストロフィー　1
侵襲的陽圧換気療法　187
伸縮性に富んだ素材　186
心身機能の評価　110
新生児期　40
身体障害　211

身体障害（肢体不自由・聴覚・視覚・内部障害）児　213
身体症状　163, 170
身体図式の獲得　53
身体を使った遊び　167
人的な直接的介入　154
新版K式発達検査　32, 66, 110, 134, 196
新版S-M社会生活能力検査　34, 110, 134
人物画　21
身辺動作の練習　123
心理・社会機能検査　34
心理・社会的機能　164
　——の発達　169
心理機能　1, 4
心理教育的アプローチ　75
心理的サポート　177
心理的不安　185
診療機能　228

す

随意運動　149
推測する力　4
スイッチ　119, 187
　——の工夫・改造　189
水頭症　193, 194
数概念の発達　23
数詞の系列段階　23
数詞の系列の分割段階　23
数唱　23
数量化段階　23
頭蓋内出血　107
すくいやすい皿　140
スクリブル　20
図式期　22
ステッピング反応　52
スプーン・フォーク　169
スプーン各種　140
スペクトル　26
滑り止めシート　140
滑り止めマット　67, 168
すりつぶし機能　58
スローモーション　96

せ

成因からみた障害の分類　224
生活介助における指導　122
生活機能　6
　——の改善　2
生活支援に基づいたアプローチ　97
生活支援の考え方（欠損モデル）　97
生活指導　185
生活習慣病　171

生活場面に汎化　121
生活モデル　211, 223, 228, 230
　——の療育　228
整形外科疾患　1
成功体験　103
成熟嚥下　58
青色強膜　193, 206
精神疾患の診断・統計マニュアル　第5版　14, 82
精神的自立　4
　——の準備　4
精神療法　76
正中位指向　41, 57, 134
正中位での片手動作　137
正中位での両手動作　138
正中線定位　41
正中線を越えて片手動作　138
成長障害　202
青年期　4, 8
　——における作業療法　73
整容　185
生理的屈曲優位　40
生理的微笑　15
生理的満足　4
脊髄空洞症　194
脊髄係留症候群　194
脊髄髄膜瘤　194
脊髄レベル　46
脊柱側弯　131
脊柱側弯・前弯・後弯　150
脊柱変形　178, 180, 181
脊椎と脊髄の先天的な形成不全と異常　194
摂食機能　39, 58, 127, 150
　——の発達　57
摂食動作　138
摂食能力　58
切断　1
セラピーのモデル　97
全型　200
全型麻痺　200, 201
先行刺激　28
選好注視　13, 14
選好注視法　14
センサー式自動水栓　185
潜在性SB　194, 195
染色体異常　160, 170, 178, 225
全身性屈曲様式　151
全身性伸展様式　151
尖足位　103
全体握り　54
洗体用のストレッチャー　186
前庭感覚　153
全脳胞症　127, 128
全般的発達検査　29

前方支持型歩行器　115
前腕体重支持　41

そ

早期老化　171
象牙質形成不全　193
想像の世界の広がり　4
想像力の障害　66
相談機能　228
ソーシャルサポート　24
ソーシャルスキルトレーニング　75
属性の把握　54
足底把握反射　47, 48
側方への保護伸展反応　43
側弯　109
咀嚼機能　58
粗大–微細方向　40
粗大運動　39
　　──と身辺動作の獲得　113, 116
　　──を中心とした活動　74
粗大運動能力尺度　32, 110, 132
粗大運動能力分類システム　110, 132
育つ権利　223, 228
措置から契約へ　148
措置制度　148

た

ターンテーブル　185
対応すべき課題の焦点化　7
対応方法の教示　88
大細胞障害説　94
胎児期　40
体軸内回旋　106
対称性緊張性頸反射　49, 132
対称性にしゃがむ　45
対称的な姿勢の保持　141
代償動作　181, 182, 185, 189
　　──の様式と例　184
対人–コミュニケーション能力　70
大脳基底核　128
　　──の病変に基づく不随意運動　128
大脳皮質レベル　51
台のせ反射　47
代表的な変形・拘縮　112
ダウン症候群　159, 170
他者との意思疎通　153
他者との協働が少ない活動　74
他職種協働型モデル　229
他職種超越型モデル　223, 229
他職種との連携　207
他職種並立型モデル　229
多層指導モデル MIM　100
立ち直り反応　39, 50, 127, 150

抱っこ　141
　　──の指導　122
脱馴（順）化　14
多動　84, 118
多動性　81, 82, 83
田中ビネー知能検査V　34, 110
食べ方の例　140
多様性のある運動　112
単一要因説　29
段階説　223, 226
段階づけ　154
短下肢装具　107, 115, 117
短期目標　7
単純回転　55
単純で短時間で終了できる活動　74
単麻痺　105

ち

地域社会への参加・包容　228
地域社会への働きかけ　3
地域生活支援事業　212
知覚　13, 18, 26
知覚–認知モデル　26
知覚障害　193, 202, 203
遅滞モデル　97
知的機能　184
　　──を含む認知機能に遅れ　163
知的障害　1, 159, 160, 211
　　──に対する作業療法評価に利用されるおもな検査　167
　　──の原因　160
　　──の知的能力による分類　162
知的障害児　9, 213
知的能力障害　1
知的能力による分類　161
注意欠陥／多動性障害　217
注意欠陥多動性障害　64, 213
注意欠如（欠陥）・多動性障害　82, 81
　　──の診断基準　82
注意欠如・多動症　81, 82
　　──の診断基準　82
注視　57
抽象化　57
中枢–末梢方向　40
中枢神経系障害　194
中枢神経系の問題　91
中枢神経疾患　1
中脳レベル　49
チューブスイング　86
聴覚　153
聴覚過敏　64
聴覚障害　1
長下肢装具　186, 187
長期目標　7

腸脛靱帯のストレッチ　185, 188
調整　13, 19
超低出生体重児　40
腸腰筋のストレッチ　188

つ

通所系のサービス　214
杖での歩行　105
つかまり立ち　43

て

定位反応　153
定頸　39, 41
定型的な運動様式　112
低酸素性虚血性脳症　105
低反発のクッション　67
定量的な評価　150
適応　226
適応反応　155
手順表　87
手すり　186
手づかみ食べ　59
デュシャンヌ型筋ジストロフィー　177, 178
てんかん　1
転座型　170
天使のほほえみ　15
電動車いす　120, 121, 187
　　──の改良　156
電動車いす操作のためのジョイスティック　187
電動歯ブラシ　185

と

トイレットチェア　143
頭位分娩　200
同化　13, 19
　　──と調整　18
頭蓋内出血　107
動機づけが未発達　164
統合と解釈　67, 73, 151
同時収縮能力の検査　96
同時処理尺度　33
橈側手掌握り　54
登はん性起立　177, 180
頭部–脚部方向　40
頭部の立ち直り反応　41
動揺性歩行　177, 180, 181
トークンシステム　87
ドーパミン　83
特異な運動様式　150
特異な立位姿勢　177, 179, 180
読字の障害　93
特殊教育　217
特殊の疾病　213

徳大式バネ付長下肢装具　186
特徴的な顔貌　170
特別支援学校　217, 218, 219
特別支援教育　217
　　——と作業療法　219
　　——にかかわる作業療法士（案）　219
　　——の体系　218
　　——の理念　218
特別支援教育コーディネーター　218
特別支援教育制度　217
徒手筋力検査　203
ドッヅ　30
突発性過緊張　129
ドライタイム　197
トランスディシプリナリー・チーム・モデル　228
トリソミー　225
トリソミー型（標準型）　170
ドル　34
鈍麻　107

な

内科疾患　1
内言　18
内語　18
内発的微笑　15
内部モデル　13, 25
喃語　15
難病　211
　　——の児童　213

に

二項関係　15
二次強化子　28
二次障害　184
　　——への配慮　121
二重障害説　94
日常生活　63, 67
　　——の姿勢管理　135
日常生活活動　1, 20, 65, 106, 127, 133, 149, 159, 161, 181, 193, 227
日中一時支援　217
二分脊椎　1, 194
二分脊椎神経学的スケール　194
日本感覚インベントリー　84
日本版 K-ABC Ⅱ　84
日本版 K-ABC 心理・教育アセスメントバッテリー　32, 33
日本版ミラー幼児発達スクリーニング検査　32, 33, 67, 84, 95
乳児嚥下　58
乳児期　4

入所系のサービス　214
乳幼児期　7
　　——の発達支援　215
乳幼児健康診査　213
入浴　186
尿器　186
人間一輪車　85
人間作業モデル　29
認知　13, 18, 26, 56
　　——の発達　18
認知機能　39, 163
　　——の発達　56, 169
認知機能・感覚運動機能　170
認知機能障害　71

ね

寝返り　39, 42, 109
年齢に応じた重層的な支援体制イメージ（案）　214

の

脳炎　107
脳炎後遺症　1
脳機能　213
脳室周囲白質軟化症　105
脳性麻痺　1, 103, 104, 127, 128
　　——の定義　104
脳性麻痺児　9
囊胞性 SB　194, 195
ノルアドレナリン　83

は

パーソンズ　24
パーテン　20
ハートウォーカー　121
パーナー　16
ハイガード　46
背景因子　6
排泄　150, 186
排泄ケア　199
排泄ケア自立の準備　197
排泄障害　193, 194
廃用性の筋萎縮　121
破壊的行動障害　82
はさみ　168
はさみ脚肢位　103, 107, 122
パソコン入力の機器　187
バックサポート　153
発生的認識論　19
発達課題　1, 4
発達経過・予後　171
発達検査　66, 110
発達支援に基づいたアプローチ　97
発達支援の考え方（遅滞モデル）　97

発達障害　1, 63, 64, 211
　　——の作業療法　2
発達障害児　213
発達障害者支援法　64, 213, 224
発達性協調運動症　64
発達性協調運動障害　64
発達段階　1, 4
発達遅滞　1
発達特性　230
発達の原則　40
発達の順序性　40
発達の相互作用性　40
発達の方向性　40
発達評価　29
発達理論　3
発達レベル　152
場の状況　71
ハムストリングスのストレッチ　188
パラシュート反応　51
パラレルな場を用いた作業療法　74
バランス機能　64
バランス反応　113
　　——の練習　136
パルスオキシメーター　138
反射・反応　110
　　——の中枢　46
反射理論　13, 24
反張膝　108
ハンドトライク　121

ひ

ピアグループの形成　206
ピアサポート　188
ピアジェ　3, 13, 18
　　——の認知的発達段階　19
引き起こし反射　48, 49
飛行機肢位　41
非侵襲的陽圧換気療法　187
ビスフォスフォネート製剤の投与　208
非対称指数計測法　151
非対称性緊張性頸反射　49, 96, 109, 132
非対称性指数　131
非対称的な姿勢　151
否定的側面　6
否認　226
ビネー式検査　34
ピボットターン　42
肥満　171
評価　1, 8
評価実施計画　7
描画・書字　20

ふ

不安　70
ファンツ　14
フィードバック　13, 25
フィードバック誤差学習理論　25
フィードフォワード　13, 25
フォーク　121
フォローアップ期間　1
不快感　155
腹圧排尿　198
複雑回転　55
福祉型　215
福祉型障害児入所施設　148
福祉機器　135
　　──の導入　123
福祉サービス　156
福山型先天性筋ジストロフィー　178
不随意運動　127, 128, 151
不注意　81, 82, 83, 84
フットサポート　153
不適応から引き起こされる精神症状に対する対応　76
不動姿勢　151
舞踏様アテトーゼ型　127, 128
負の感情コントロール　70
フュソン　23
フランケンバーグ　30
ブリッジ姿勢　42
フレクサースイング　98
フロイト　4
プログラム立案　85, 112, 197
フロスティッグ視知覚発達検査　32, 67, 94, 111, 133
雰囲気　71
分娩麻痺　1, 200
分離運動　114
分離運動障害　202
分離不安　15
分類　23

へ

ペアレントトレーニング　87
平衡反応　41, 51, 110, 127, 150
米国精神医学会　82, 92
米国精神遅滞学会の支援の程度による分類　162
ベッカー型筋ジストロフィー　178
ヘッドサポート　136, 153
ヘッドスティック　138
ベルンシュタイン　25
変形　103, 193, 194
変形・拘縮　9, 118, 120, 131, 150, 185

変形性股関節症　127, 131
扁平胸郭　131

ほ

保育機能　228
保育所等訪問支援　217
保育所等訪問支援事業　211, 214
ホイジンガ　20
ボイタ法　122
放課後子ども教室　217
放課後児童クラブ　217
放課後等デイサービス　211, 214, 217
膀胱尿管逆流現象　198
報酬系　83
棒引き　85
ボウルビィ　14
ホームプログラム　68, 76, 87, 98, 122, 141, 156, 188, 208
ボキャブラリー・スパート　13, 18
歩行　39
歩行介助　118
歩行器　105, 121
歩行期　177, 178, 184
歩行機能の獲得　115
補高便座　186
保護者・職場へのアプローチ　75
保護者の子育てを支援する体制　228
保護者の障害受容　207
保護者の心理　225
保護者の生活　227
保護者への心理的なサポート　172
保護伸展反応　51
保護的な対応　188
ポジショニング　118, 119, 120, 197
母子のアタッチメント　14
母子保健法　213, 224
ボツリヌス療法　123
ボディーイメージ　152
　　──の形成障害　203
ボトムリフティング　42
ポニースイング　98
哺乳から離乳へ　58
哺乳機能　58
ボバース　8
ボバース法　122
本人ができること　151

ま

マイルストーン　46
マウスの工夫　138
松家らの9段階法　182
マックグロー　8

マッサージ　122
末梢神経疾患　1
麻痺側上肢に対する拘束運動療法　123
麻痺側の参加　103, 118
麻痺レベル　196
守られる権利　223, 228
マルチディシプリナリー・チーム・モデル　229
慢性的悲哀　226
慢性的悲哀説　223

み

右上肢分娩麻痺　202, 203
ミシガントラッキング　99
見立て遊び　18
南カリフォルニア感覚統合検査　33, 95
ミラー　33
ミラーニューロン　27

む

無意識の世界　4
胸ベルト　136

め

迷路性立ち直り反応　41, 50
目と手の協調　53
目と手の協調性　135
面接　7, 64, 65, 164, 172

も

毛布そり遊び　85
目標　197
目標修正的協調性　15
目標設定　85
モザイク型　170
模倣　24
もやもや病　105, 107
モロー反射　40, 48

や

薬物療法　76, 87

ゆ

融合運動　111
指差し　18

よ

葉酸　194
　　──の摂取量不足　194
幼児期後期　4
幼児期前期　4
陽性支持反応　47
腰椎症の二次障害　129

余暇　1, 4
横抱き　141
予測的姿勢調節　110
四つ這い移動　39

ら

ライフサイクル　16, 227
ライフステージ　223, 225, 226, 228
　——に沿った分娩麻痺の作業療法　205
ラポール形成　204, 205
ラムダモデル　13, 25
ランドウ反応　41, 49, 50

り

リスク要因　227
立位・歩行方法の指導　122
立位の促し　120
立位保持能力　189
リットル　104
離乳期　58
離乳後期　58
離乳初期　58
離乳中期　58
リハビリテーションのための子どもの能力低下評価法　32, 67, 111, 133, 165, 196
リフト　152
両眼視　57
利用契約制度　148
両側間の統合　53
両側性の運動　116
両側の協調性　53
両手活動　103
両手動作　117
両麻痺　103, 105
両麻痺児　103
リングロック装具　186
臨床観察　65, 67, 95
臨床像　6

れ

レッグサポート　153
連携　228
連合反応　103, 105, 117, 118
練習機能　228

ろ

ロッキング　43
肋骨骨折　206
ロフストランド杖　115

わ

ワイドベース　45

ワイマー　16
ワトソン　29
割り座　106, 113, 114
腕神経叢の牽引損傷　193, 200

ギリシャ文字

λモデル　13, 25

数字　欧文

数字

1対1対応　23
1日のスケジュール　70
1日の生活の流れの把握　111
4点支持杖　115
21番染色体の過剰あるいは異常　170
180°追視　57
Ⅰ型コラーゲン遺伝子異常　206

A

ABA　28
activities of daily living　20, 65, 106, 127, 133, 149, 159, 161, 181, 193, 227
AD/HD　81, 82
ADHD　217
ADHD評定尺度　84
ADL　4, 20, 65, 106, 127, 133, 142, 149, 159, 161, 164, 181, 182, 193, 204, 227
　——の獲得　169
ADL評価　111
AFO　107
Applied Behavior Analysis　28
ASA旭出式社会適応スキル検査　35
asymmetrical tonic neck reflex　49, 96, 109, 132
AT　127, 128
athetosis　127, 128
ATNR　49, 96, 109, 132
attention deficit/hyperactivity disorder　81, 82
AT型の分類　128
AT児の治療原則　134
Autism Spectrum Disorder　14, 64
automatic walking reflex　47
Ayres　27, 52, 91, 95

B

Baron-Cohen　15
Barthel index　111

Bernstein, N.　25
BI　111
BOB　50
body righting reaction acting on the body　50
body righting reaction acting on the head　50
BOH　50
Bowlby, John　14
Brazelton新生児行動評価　196

C

Caillois, R.　20
Canadian occupational performance measure　196
cerebellar deficit theory　94
cerebral palsy　103, 104, 127, 128
chronic sorrow　226
CI療法　123
CK　178
Cobb角　131
Constraint Induced Movement Therapy　123
COPM　196
CP　103, 104, 127, 128
crossed extension reflex　46

D

DAISY教科書　97
DAMグッドイナフ人物画知能検査　133
Danielsによる徒手筋力検査　181
Danielsの変法　181
DCD　64
DEM　94
DENVER Ⅱ-デンバー発達判定法　30
DENVER Ⅱ記録表　31
developmental coordination disorder　64
developmental disabilities　2
Developmental Eye Movement Test　94
Developmental Test of Visual Perception　67
Diagnostic and statistical manual of mental disorders 5th edition　82
Digital Accessible Information SYstem　97
diplegia　105
disruptive behavior disorders　82
DMD　177, 178
　——に適したROM測定法　181
DMD児のADL　182
Dodds, J. B.　30

Doll, E. A.　34
double deficit theory　94
Down syndrome　159, 170
DS　159, 170
DSM-5　14, 64, 82, 92
DTVP　67, 111, 133
Dubowitz 新生児神経学的評価　196
Dubowitz 法　196
Duchenne muscular dystrophy　177, 178

E

EDPA　133, 172
ego　4
equilibrium reaction　51
Erb 型　200
Erhardt developmental prehension assessment　133
Erikson, Erik Homburger　3, 17
Exner, C. E.　55

F

Fantz, R. L.　14
flexor withdrawal reflex　46
foot placement reflex　47
Frankenburg, W. K.　30
Freud, Sigmund　4
functional independence measure for children　111, 133, 196
Fuson, K.　23

G

galant reflex　47
general movements　196
Gesell, Arnold　3, 25
GMFCS　110, 132
GMFM　32, 110, 132
GMs　196
Goldsmith　151
Goldsmith 指数　131
Gowers 徴候　180
gross motor function classification system　110, 132
gross motor function measure　110, 132

H

heel sitting　106
hemiplegia　105
high guard　46
Hoffer の分類　196
Huizing, J.　20

I

ICF　1, 6, 223, 224, 228
ICIDH　228
Illinois Test of Psycholinguistic Abilities　32
in hand manipulation　55
inclusion　213
Interdisciplinary team model　229
International Classification of Functioning, Disability and Health　1, 6, 223, 224
invasive positive pressure ventilation　187
IPPV　187
ITPA　32, 33

J

Jackson, H.　25
Japanese assessment set of paediatric extensive rehabilitation　132
Japanese Kaufman Assessment Battery for Children　33
Japanese Playful Assessment for Neuropsychological Abilities　95
Japanese Sensory Inventory Revised　66, 84
Japanese Version of Miller Assessment for Preschoolers　33, 67, 84, 95
JASPER　132
JDDST-R　30
JMAP　33, 67, 84, 95
JPAN 感覚処理・行為機能検査　67, 95
JSI-R　66, 67, 84

K

Kawato　25
　――のフィードバック誤差学習理論　26
KIDS（キッズ）乳幼児発達スケール　30
Kielhofner, G.　29
Kinder Infant Development Scale　30
K-ABC　33
Klumpke 型　200

L

labyrinthine righting reaction　41, 50
Landau reaction　41, 49
LD　91, 92, 217
Learning Disabilities　92
Learning Disorder　92
Learning Disorder/Disabilities　91
Little, WJ　104

M

magnocellular deficit theory　94
manual muscle testing　181, 203
midline orientation　41
Miller, L. J.　33
Mirror neuron　27
MMT　181, 203, 208
monoplegia　105
Moro reflex　40, 48
Multidisciplinary team model　229
Multilayer Instruction Model　100

N

NBAS　196
NDT　122
neck righting reaction acting on the body　50
neonatal behavioral assessment scale　196
NOB　50
non-invasive positive pressure ventilation　187
NPPV　187
nuerodevelopmental disorders　82

O

occupational therapy　147
OI　206
on elbows　41
on hands　42
optical righting reaction　41, 50
osteogenesis imperfecta　206

P

palmar grasp reflex　47
Parsons, T.　24
Parten, M. B.　20
PCW　115
PEDI　32, 67, 111, 133, 165, 196
Pediatric Evaluation of Disability Inventory　67, 133, 196
Pediatric Evaluations of Disability Inventory　111
periventricular leukomalacia　105
Perner, J.　16
phonological deficit theory　94
Piaget, Jean　3, 13, 18
PIMD　147, 148
　――の原因　148
plantar grasp reflex　47
positive supporting reflex　47
postural reaction　49
posture control walker　115
primitive reflex　46

profound intellectual and multiple disabilities 147, 148
protective extension reaction 51
PVL 105

Q

quadriplegia 105

R

range of motion 110, 131, 165, 180, 193, 196
rapid auditory processing deficit theory 94
Revised Japanese Version of Denver Developmental Screening Test 30
Rey の複雑図形課題 94
righting reaction 50
rigidity 150
Rizzolatti, Giacomo 27
ROCFT 94
ROM 110, 131, 165, 180, 193, 196
ROM 制限 122
ROM 測定 181, 208
root avulsion injury 200
rooting reflex 48

S

saccadic eye movement 111
SB 194
　——の分類 195
　——の臨床像 195
schema 3
scissors position 107
Screening Test of Reading and Writing for Japanese Primary school children 94
SCSIT 33, 95
SD 105
Sensory Integration and Praxis Test 95
sensory need 68, 85
SH 107
Sharrard の分類 196
Sherrington, C. S. 24
SIPT 95
smooth pursuit eye movement 111
Social Communication Disorder 14
social maturity 34
Social Skills Training 75
Southern California Sensory Integration Tests 33, 95
spastic diplegia 105
spastic hemiplegia 107
spastic quadriplegia 108
spasticity 103, 150
Specific developmental disorders of scholastic skills 92
Specific Learning Disorder 92
spina bifida 194
spina bifida neurological scale 194
SpO_2 134
SQ 108
SRC ウォーカー 115
SST 75
stepping reaction 52
STNR 49, 132
STRAW 94
sucking-swallowing reflex 48
symmetrical tonic neck reflex 49, 132
synergy 25

T

Theory of mind 15
tilt a board reaction 52
TLR 49, 132
tonic labyrinthine reflex 49, 132
traction reflex 48
Transdisciplinary team model 223, 229
triplegia 105
TVPS-R 94

V

VF 134, 150
video fluoroscopic examination of swallowing 134, 150
visual deficit theory 94
vocabulary spurt 13, 18
Vygotsky, L. S. 18

W

WAIS-R 73
Watson, J. B. 29
Wechsler Adult Intelligence Scale-Revised 73
WeeFIM 111, 133, 165, 196
wide base 45
Wimmer, H. 16
WISC-IV 84, 134
WISC-Ⅲ 34
WISC-Ⅳ 34, 110
WPPSI 84, 110
W-sitting 106

X

X 連鎖（性染色体）優性遺伝 178
X 連鎖（性染色体）劣性遺伝 178

【監修者略歴】
上杉雅之

1988年　行岡医学技術専門学校（現・大阪行岡医療大学）卒業
　同　年　高槻市立療育園勤務
2001年　佛教大学社会学部卒業
2006年　神戸大学大学院博士課程前期課程修了
2009年　神戸大学大学院博士課程後期課程修了
　同　年　神戸国際大学リハビリテーション学部教授

【編集者略歴】
辛島千恵子

1978年　国立療養所近畿中央病院付属リハビリテーション学院作業療法学科卒業
1978～1997年　吹田療育園，石川整肢学園勤務
1998～2007年　YMCA米子医療福祉専門学校，金沢大学医学部保健学科助手，
　　　　　　　四条畷学園大学教授
2001年　佛教大学社会学部卒業
2003年　金沢大学大学院医学系研究科保健学専攻（前期課程）修了
2006年　金沢大学大学院医学系研究科保健学専攻（後期課程）修了（保健学博士）
2007年　名古屋大学医学部保健学科作業療法学専攻教授
2012年　名古屋大学大学院医学系研究科リハビリテーション療法学専攻作業療法学
　　　　講座教授
2021年　名古屋大学名誉教授
　同　年　びわこリハビリテーション専門職大学リハビリテーション学部作業療法学
　　　　科教授

イラストでわかる発達障害の作業療法　　ISBN978-4-263-21717-7

2016年 2月25日　第1版第1刷発行
2023年 1月10日　第1版第8刷発行

監修者　上　杉　雅　之
編集者　辛　島　千恵子
発行者　白　石　泰　夫
発行所　医歯薬出版株式会社
〒113-8612　東京都文京区本駒込1-7-10
TEL.（03）5395-7628（編集）・7616（販売）
FAX.（03）5395-7609（編集）・8563（販売）
https://www.ishiyaku.co.jp/
郵便振替番号 00190-5-13816

乱丁，落丁の際はお取り替えいたします　　印刷・あづま堂印刷／製本・皆川製本所
© Ishiyaku Publishers, Inc., 2016. Printed in Japan

本書の複製権・翻訳権・翻案権・上映権・譲渡権・貸与権・公衆送信権（送信可能化権を含む）・口述権は，医歯薬出版（株）が保有します．
本書を無断で複製する行為（コピー，スキャン，デジタルデータ化など）は，「私的使用のための複製」などの著作権法上の限られた例外を除き禁じられています．また私的使用に該当する場合であっても，請負業者等の第三者に依頼し上記の行為を行うことは違法となります．

JCOPY ＜出版者著作権管理機構 委託出版物＞
本書をコピーやスキャン等により複製される場合は，そのつど事前に出版者著作権管理機構（電話 03-5244-5088，FAX 03-5244-5089，e-mail : info@jcopy.or.jp）の許諾を得てください．

「学びやすさ」と「教えやすさ」がひとつに！

だから好評 イラストでわかるシリーズ

- ●〈わかりやすい〉〈興味がもてる〉〈ポイントを絞った〉三大要素を叶える構成！
- ● 豊富なイラストや写真からイメージが湧いて学習意欲が高まる！
- ● 国試に出題される重要な用語を〈赤文字〉にするなど読みやすさにも一工夫！
- ● 冒頭の「エッセンス」から，その章で学ぶことの概要を理解しイメージづくりを促す！
- ●「先輩からのアドバイス」で臨床実践の勘どころやポイントがわかる！
- ● 章末の「確認してみよう！」でおさらいすることで，知識の整理までカンペキ！

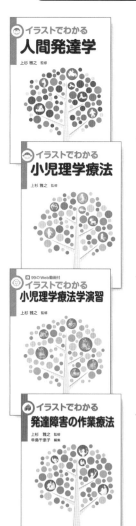

イラストでわかる 人間発達学

上杉雅之　監修
B5判　292頁　定価4,620円（本体4,200円＋税10%）　ISBN978-4-263-21945-4

イラストでわかる 小児理学療法

上杉雅之　監修
B5判　280頁　定価4,620円（本体4,200円＋税10%）　ISBN978-4-263-21425-1

イラストでわかる 小児理学療法学演習　99のWeb動画付

上杉雅之　監修
B5判　136頁　定価3,960円（本体3,600円＋税10%）　ISBN978-4-263-26557-4

イラストでわかる 発達障害の作業療法

上杉雅之　監修／辛島千恵子　編著
B5判　256頁　定価4,400円（本体4,000円＋税10%）　ISBN978-4-263-21717-7

医歯薬出版株式会社　〒113-8612 東京都文京区本駒込1-7-10　TEL03-5395-7610　FAX03-5395-7611　https://www.ishiyaku.co.jp/